関連図の書き方をマスターしよう

編著
蔵谷範子
元・湘南鎌倉医療大学看護学部教授

編者
蔵谷　範子　元・湘南鎌倉医療大学看護学部　教授

執筆者一覧（執筆順）
蔵谷　範子　（前掲）
平井　由佳　島根県立大学看護栄養学部看護学科　准教授
谷村　千華　鳥取大学医学部保健学科　教授
藤脇　明子　元・鳥取大学医学部保健学科　講師
牛尾　陽子　川崎市立看護大学　准教授
樋口　友紀　群馬県立県民健康科学大学看護学部看護学科　講師
田村　文子　群馬県立県民健康科学大学　名誉教授
滝島　紀子　川崎市立看護大学　名誉教授
青山みどり　足利工業大学看護学部　教授
二渡　玉江　元・群馬大学大学院保健学研究科　教授
豊嶋三枝子　大東文化大学スポーツ・健康科学部看護学科　特任教授
矢代　実希　国際医療福祉大学成田看護学部　講師
間瀬　由記　神奈川県立保健福祉大学保健福祉学部看護学科　教授
北林　司　秀明大学看護学部　教授
中西　陽子　元・群馬県立県民健康科学大学看護学部看護学科　教授
廣瀬規代美　群馬県立県民健康科学大学看護学部看護学科　教授
鹿村眞理子　元・和歌山県立医科大学大学院保健看護学研究科　非常勤講師
村上　礼子　自治医科大学看護師特定行為研修センター兼看護学部　教授
小川久貴子　東京女子医科大学看護学部　教授
山田　智美　元・国際医療福祉大学小田原保健医療学部看護学科　講師
白井　瑞子　穴吹医療大学校看護学科非常勤講師
内藤　直子　岐阜保健大学大学院看護学研究科　教授
井關　敦子　岐阜大学医学部看護学科　教授
南前　恵子　鳥取大学医学部保健学科　教授
伊藤　順子　鳥取看護大学看護学部看護学科　助教
高木　初子　聖徳大学看護学部看護学科　教授
末永　弥生　元・日本医療科学大学保健医療学部看護学科　教授

はじめに

　日々生活していくなかで、たとえば仕事のことと家族の問題と自分の健康と、といったように、いくつかの事柄が絡み合ってちょっと困ったなという経験はありませんか。そのようなときに皆さんはどのように解決されましたか。「問題を整理しよう」とメモに書きだしたり、状況を図式化したり、また、それらをもとに関係者で話し合ったりして解決されたのではないでしょうか。

　看護においても、その患者様を理解し看護上の問題を抽出していくに当たっては複雑な状況が絡み合い困ることが多々あります。自分ではない他者の健康に関することを専門家として整理していくのですから、その難しさや責任は自分のこと以上に感じるものです。そのようなとき、状況を整理し、からんだ糸をほどく助けをしてくれるものの1つが関連図なのです。

　しかしながら、実際には「関連図は苦手」「面倒くさい」「大変」といった声を耳にします。それはどうしてでしょう。「難しく考えすぎている」「書かねばならない」「書いても役に立った感じがしない」など、といった理由でしょうか。そう思われているのなら、それはとても残念なことです。なぜなら、関連図は、先にも述べたように私たちが思考の整理をすることを助けてくれる有能な道具だからです。

　本書はNCスペシャル『関連図の書き方をマスターしよう』(医学芸術社)をもとに新訂版として作り直したものです。そこには、諸事情で出版が止まっているものを、活用してくださっている皆様に一層使っていただけるようにしたいとの本出版者の方々の意思があります。そのようなお気持ちをかたちにしていく手助けになればという思いと、前述の苦手意識や面倒くささを少しでも解消し興味をもって取り組んでいくための発信ができればという思いから、執筆に加えていただきました。

　作成に当たって、総論は新たに書き直しています。紹介した20事例のうち4つの事例については、新たな事例として書き直しました。また、残りの16事例については、医療事情の変化に合わせて見直しをしていただいています。

　関連図自体はさまざまな考え方、書き方がありますから、本書においても統一はしていません。それぞれの執筆者の関連図に対する理解や考えを大事にして残しています。読者の皆様にそれらをご覧いただき、ご自分に合うものを見つけて参考にしていただいたり、また、ご覧いただいたなかで気づかれたことをもとに、そこから活用法など発展させていっていただければと思っています。

　道具は使うたびに手入れをして、それらを繰り返し使い込んでいくことで、その人になじんだ使いやすいものになっていきます。ぜひそのような道具を手に入れていただきたいと思います。本書がそのための一助になれば幸です。

2015年10月

蔵谷範子

関連図の書き方をマスターしよう
CONTENTS

本当に役立つ関連図を書こう

蔵谷範子……8

疾患・事例別で学ぶ関連図の書き方

①肺炎患者の関連図の書き方
平井由佳／谷村千華／藤脇明子……16

②慢性閉塞性肺疾患患者の関連図の書き方
牛尾陽子……26

③心筋梗塞患者の関連図の書き方
樋口友紀／田村文子……38

④脳腫瘍患者の関連図の書き方
滝島紀子……48

⑤ **クモ膜下出血患者**の関連図の書き方
　　　　　　　　　　　　　　青山みどり／二渡玉江……62

⑥ **バセドウ病患者**の関連図の書き方
　　　　　　　　　　　　　　　　　　豊嶋三枝子……72

⑦ **急性骨髄性白血病患者**の関連図の書き方
　　　　　　　　　　　　　　　　　　矢代実希……82

⑧ **胃癌患者**の関連図の書き方
　　　　　　　　　　　　　　　　　　蔵谷範子……94

⑨ **肝硬変患者**の関連図の書き方
　　　　　　　　　　　　　　　　　　間瀬由記……106

⑩ **直腸癌患者**の関連図の書き方
　　　　　　　　　　　　　　　　　　北林　司……118

⑪ **慢性腎不全患者**の関連図の書き方
　　　　　　　　　　　　　中西陽子／廣瀬規代美……128

⑫ **糖尿病患者**の関連図の書き方
　　　　　　　　　　　　　鹿村眞理子／村上礼子……138

⑬ **妊娠末期に妊娠高血圧症候群を伴った褥婦**の関連図の書き方
　　　　　　　　　　　　　　　　　　小川久貴子……150

⑭ 子宮癌患者の関連図の書き方
………………………………………………………山田智美…162

⑮ 正常分娩後の褥婦の関連図の書き方
………………………………………白井瑞子／内藤直子／井關敦子…174

⑯ ネフローゼ症候群患児の関連図の書き方
………………………………………………南前恵子／伊藤順子…190

⑰ 大腿骨頸部骨折患者の関連図の書き方
………………………………………………………高木初子…200

⑱ 高齢肺炎患者の関連図の書き方
………………………………………………廣瀬規代美／二渡玉江…208

⑲ 関節リウマチ患者の関連図の書き方
………………………………………………………末永弥生…220

⑳ 統合失調症患者の関連図の書き方
………………………………………………田村文子／樋口友紀…230

練習問題………………………………………………………243
索引……………………………………………………………254

総論

本当に役立つ関連図を書こう

ここでは、関連図とは何か、関連図にはどんなものがあるのか、といった関連図についての基本的な考え方を学びます。

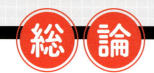
本当に役立つ関連図を書こう

① 関連図とは何か

　関連図という言葉は、看護に携わっていらっしゃる方ならどなたもお聞きになったことがある言葉だろうと思います。

　関連図とは何でしょうか。「関連」とは、何かと何かがかかわり、つながることを意味します。そして、図とは、「①描いた形。絵。絵画。②様子。光景。数学では、面・線・点などの、ある集合からなる形。（一部省略）」（広辞苑）とあります。①は表現されたもの、そのもののことです。同様に調べてみると、様子は、「ありさま。状況。気配やきざし。事情」、光景というのは、「そこに見えるありさま。様子。景色」とあります。

　つまり、関連図とは、目の前に起こっていることや、起こりそうな気配の全体を誰が見てもわかるように形や線などを用いて表現したものといえます。

　筆者が初めて「関連図」に触れたのは、POSの研修で出会ったsequence of events（一連の出来事：病態相互の関係図）でした。病態に基づくいろいろな症状や治療、看護、それらのつながりが予測までも含めて1枚の紙に示された、それはとても「新鮮で、ひと目でわかる」と驚いたことを覚えています。まさに、「目の前に起こっていることや起こりそうな気配の全体を誰が見てもわかるように表現したもの」になっていたのだと思います。

② 看護と関連図

　sequence of eventsについては、日野原重明先生他が書かれた『POSの基礎と実践』[1]のなかで紹介されています。

　そのなかで、岩井はsequence of eventsについて、『sequence of eventsとは「一連の出来事」を図式化してみる作業である。すなわち、主な症状、異常な身体所見や検査データ、治療などの相互関係を病態生理と結びつけて考察し、簡潔に図式化することである』[2]と説明しています。

　さらに、「患者の全体像や患者の反応（言語によるもの、行動）も記入すると、患者の全体像の把握が容易となり援助の方向性もみえてくる」[2]と述べています。このsequence of eventsが看護界に広く普及し、ときに形や活用方法を変化させながら「関連図」として発展していったと考えられます。そして、sequence of eventsの説明にもあるように、関連図は、対象者の全体像を把握し看護を導き出すことを容易にしてくれるものなのです。

　少し戻りますが、POS（problem oriented system：問題志向型システム）とは、「患者の問題を明確にとらえ、その問題解決を論理的に進めていく1つの体系（system）」[3]です。「患者の全人的ケアをめざして、患者のために、患者の問題を、患者の側に立って、患者とともに医療従事者が作業するシステム、言い換えれば、患者の問題点を論理的に考え、分析し、総合し、計画し、実行する、そしてそれを科学的に監査できるようにするシステム」[4]と説明されています。

ですから、POSの書籍で紹介されているsequence of eventsについても、看護職にかぎらず医療従事者間で共有・活用できるものだと思います。患者にいちばん長く、深くかかわる看護職にとって、「患者の全体像の把握」は、重要で、それなしには適切な看護は提供できません。だからこそ看護界において「関連図」が受け入れられ、その価値が認められているのだろうと推測します。

③ 関連図とアセスメント

身体を構成している細胞や組織、器官が正常な形態を保ち、正常に（的確に）生理機能を果たすことで、私たちは健康な生活を営んでいます[5]。そして、これらの形態や生理機能に異常をきたしたとき、さまざまな症状や状態が引き起こされます。

本来の（正常な）身体の形態や生理機能が、どのように、なぜ、本来とは異なる形態や機能に変化したのか、その結果どのような症状や所見が生じたのか、を示したものが関連図です。そこには○○だから□□になるというように、原因と結果の関係（因果関係）が明確になっています。このプロセスをメカニズム（機序）を明らかにするともいいますね。そして、そこからさらに、「患者の全体像を把握し、援助の方向性を導き出す」ことにつなげます。

ここまでお読みいただいて、何か思い浮かんだ言葉がありませんか。そうです。看護過程の構成要素の1つである「アセスメント」という言葉です。

私たちは患者の全体像を把握するために、得られた情報をアセスメント（解釈・分析・判断）します。アセスメントは使用するアセスメントの枠組みに基づいて行い、その結果から看護上の問題を導き出します。

一方、関連図はその患者の病態をもとに、患者の全体像をとらえて看護上の問題を導き出します。どのような方法で何を手掛かりに患者理解を深めるかというところが異なるだけで、アセスメントも関連図も同じものなのです。

したがって、実際に患者の全体像を理解するプロセスにおいては、アセスメントを先にやろうが関連図を先にやろうが構わないのです。

では、どちらか一方だけでもよいでしょうか。それでも構いません。アセスメントや関連図に対する看護者の得手不得手も正直なところあると思うので、その状況に合わせて、使い分けてもよいと思います。ただ、1人の人の看護上の問題を異なる方法で明確化していくことによって、その妥当性を確認することができるので、両方行うこと意義も大きいことをお伝えしておきます。

看護の対象は"その人"であり、看護の目的は「人々が健康的に生活を営み、その人らしく生きることを支援すること」[6]です。アセスメントや関連図を書くことが目的にならないように、くれぐれも本来の目的を忘れないで、取り組んでください。

④ 病態関連図と情報関連図

関連図とひと口に言っても、その実際は一様ではありません。どの範囲を書くかによって、全体関連図と部分関連図があります。

全体関連図とは、対象の全体像の把握のために書く関連図で、部分関連図は、たとえば、呼吸障害のところを、とかADLの障害のところを、というように特定の状況や問題に特化して部分的に書いてみる関連図のことです。

　また、どのような関連図を書くかによって、病態関連図、情報関連図などがあります。

　病態関連図とは、その患者の病態を手掛かりに患者の全体像をとらえていこうとするものです。これについては、前述しましたが、ここでもう一度説明したいと思います。

　病態関連図は、疾患に特徴的な症状などを並べていくことではありません。本来の正常な形態や機能がどのように変化したのかをその程度とともにとらえていきます。さらに、その変化はどのような性質のものなのかを重ねていきます。

　つまり、解剖学と生理学と病理学を組み合わせて展開していくのです。たとえば、心筋梗塞とは、心臓の栄養血管である冠動脈（解剖学）に、狭窄や閉塞（梗塞：病理学）が生じたことで血流量が下がり、心筋が虚血状態になり壊死し、心臓が働かなくなった状態（生理学：心臓の働きの低下）ですから、これにその人の狭窄や閉塞の部位や程度、血流量の程度、壊死の範囲などを加味して、展開します。

　肝炎の場合は、肝臓（解剖学）に炎症（病理学）が生じ、その結果、物質代謝や解毒作用といった肝機能（生理学）が低下した状態について展開するといった具合です。その人の身体に生じた変化に基づき、健康上の問題を明らかにしていきます。

　看護の目的が健康であることに戻ると、まず最初に患者の身体の状況に着目してとらえていく病態関連図は、看護を行ううえで非常に重要な視点だと思います。病態関連図を書くためには上記のようなしっかりとした専門基礎科目の知識が必要になりますから、それらを確認していくだけでも、自分の知識の確認や不足の補充の機会になります。

　上記のような理由から、私は病態関連図を書くことをいつも勧めています。

　以下に示した図は、気管支喘息で発作を起こした場合の関連図の一部です。最初の 図1 では、アレルゲンの体内への侵入から呼吸困難までの身体の変化（成り行き）が根拠とともに示されていて、誰が見ても納得できる図になっています。つまり、→が「こうだから」というつなぎの役割をしっかり果たしています。もう一方の 図2 は、気管支喘息と呼吸困難が単に矢印でつながれてい

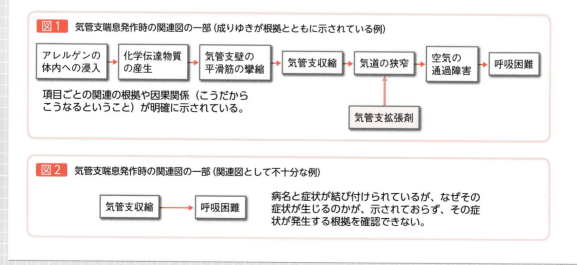

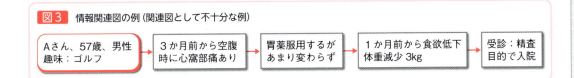

図3 情報関連図の例（関連図として不十分な例）

るだけで、なぜそうなるのかということが全く示されていないので、呼吸困難の原因も成り行きも推測することができず、関連図とはいえません。

もう一つの関連図として、情報関連図というものがあります。情報関連図という言葉から、皆さんはどのような関連図を想像なさいますか。最近よく見かけるものに次の 図3 のようなものがあります。この図を皆さんはどのように思われますか。

このような図を「関連図」という名前のもと、見かけることがありますが、これは関連図ではありません。その理由は、この図は、ただ単に入院までの経過を健康に関することに特化したわけでもなく並べたに過ぎないからです。

矢印の前後の内容にも、因果関係は認められません。このような図を書いてはいけません。

とはいえ、情報関連図というとこのような図が示されやすいのです。とても残念です。では、どうしてこのような図になってしまいやすいのでしょう。それは、情報という意味を取り違えているからです。そして、それらの情報についての解釈や分析がなされないまま取り扱われているからです。

「情報」ということをどのように理解するかによって、それを図にしたときには全く異なったものになります。情報となる事実は無限にあります。看護における情報はその無限にある事実のなかから、対象に必要な看護を判断していく過程で看護の目的に照らして選択（収集）されるものです。そして得られた情報をもとにその先を推測したり、分析を加えたり、判断したり、解釈したり、統合したりしていきます。

つまり、そのような情報は、分析や判断、解釈、統合などに耐えうる情報でなければならないということです。それが看護における情報なのです。

分析とは、それぞれの情報の因果関係を調べることであり、解釈は前提となる知識や理論を用いて行うものです。

統合とは、部分を合わせて全体を眺め、その全体のなかで何が起こっているのか、そのなかで重要なものは何かを考えていくことです[7]。この意味で書かれた情報関連図であれば、それは前述の病態関連図と同様に活用できるものになります 図4 。

しかし、ただ単に情報となる事実を吟味することなく収集しても、それは一つひとつばらばらの事実以上にはなり得ません。そして、情報関連図として示されるものには先に見たような情報の羅列で終わっているものが非常に多いのです。 図5 もやはり情報だけを並べた状態にとどまっているので関連図とはいいにくい状況です。

情報は、適切に扱えばその人の状況を反映して非常に有効なものになります。しかし、情報だけで関連図にしようと思うと思いのほか難しいものです。

それぞれの考え方があるので一概にはいえませんが、私自身は情報関連図はお勧めしません。で

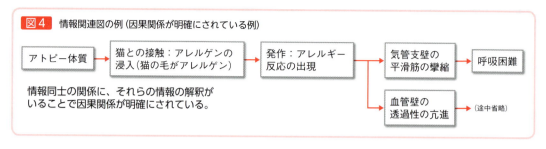

図4 情報関連図の例（因果関係が明確にされている例）

情報同士の関係に、それらの情報の解釈がいることで因果関係が明確にされている。

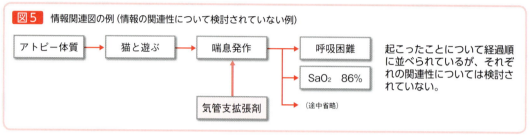

図5 情報関連図の例（情報の関連性について検討されていない例）

起こったことについて経過順に並べられているが、それぞれの関連性については検討されていない。

きれば病態関連図をしっかり書いて、適切なところに患者の「情報」を添えてその人の全体像を充実させていただきたいと思っています。合わせて、情報ということの意味をもう一度とらえ直しておいてください。

その他に、問題間の関連図とよばれているものを見かけることがありますが、たくさんの看護上の問題があがったときや、問題同士で同じ原因があがっているときなど、それらを整理するため、また、問題同士が原因と結果になっているためにそれを整理するなどに用いられている図がほとんどのように感じます。本来の関連図とは異なるものと考えてよいでしょう。

⑤ 関連図作成に当たって気をつけたいこと

❶ いつの関連図を書くのか、いつまでの状況を見通して書くのかを明確にする

関連図は、「患者の全体像を把握し、援助の方向性を導き出す」ものでした。患者の状態は常に変化しています。得られる情報も日々増加し、変化していきます。

そこで、関連図を書く際には、○月○日の時点での関連図、今後1週間くらい先までを見とおしての関連図というように、いつの時点での関連図か、いつまでを見とおした関連図かを明確にしておくことが必要です。

見とおしについては、患者の状態によって異なります。手術後の患者や急性期の患者の場合は、毎日状況が変わりますから、それに合わせてその日だけの関連図が毎日必要になることもあります。

逆に、慢性期の患者の場合は、1週間先くらいまでを見とおしたものがよい場合もあるでしょう。いづれにしても、いま、そのときの患者の状況を関連図内に反映できているかどうか、を確認し、反映できていないと思ったときには、いさぎよく書き直しましょう。

❷ その人の病態を関連図に反映させる

今回は主として、病態関連図について話を進めてきました。病態関連図というと、病態は皆同じ

だから患者の個別性が出せない、という人もいます。病態は皆同じでしょうか。病態における個別性とはなんでしょうか。

　同じ診断名でも、一人ひとりの状況は異なります。たとえば、障害の部位や程度によって、身体組織や器官の形態や機能の変化は異なります。治療方法も化学療法なのか放射線療法なのか、それとも手術療法なのか、によって、その結果としての組織や器官の形態や機能は変わってきます。これらはその方の個別的な病態なのです。そこを関連図に反映させていきましょう。

　具体的には、障害の部位や範囲、程度、などを正確につかむことです。また、検査データなどにはその病態の程度や範囲が反映されています。それらを図内に記載し、活用することでより個別の関連図になります。もちろん、さらには年齢や個人の背景を示す情報などを加えることについても検討してみてください。

❸ 経過（期）を踏まえて書く

　❶に状況変化の時間的見とおしをもつことについて述べました。そのとき、どのように変化するのか、という変化の方向性を理解しておくことが必要です。変化の方向性をとらえるいちばんの情報が経過（期）です。この患者の状態は、急性期にあるのか、回復期にあるのか、それとも慢性期にあるのか、いや終末期にあるのか、ということです。

　急性期であれば、状況は刻々と変化していきますから、先にも述べたように、関連図は次々と新しいものになることでしょう。もちろん看護上の問題も変わっていきます。

　回復期にある方では、変化の方向が健康の障害（形態の変化、機能の障害）→健康障害の程度の改善・解決（形態や機能の回復）ですから、変化の方向性は病状の改善、問題の解決の方向へと続くでしょう。関連図自体もシンプルなものになってくるはずです。

　慢性期や終末期の方の場合は、変化が乏しかったり、変化のしかたが一様でなかったりと、なかなか予測が難しくなります。また、このような場合、変化がなく看護の効果が直接的にみえてこないため、看護者自身が不安になることもあるようです。病状の経過を理解することで、病状に変化がないこと自体が看護の成果であることをしっかりと受け止められ、何をすべきか、どこに向かっていくのかを見失うことなくかかわることができると思います。

❹ 因果関係をつなぐ

・矢印の向きと位置を考える（「成り行き」と「成り行かないための介入」を区別する）。
・起こっていることと予測を区別する。

　この2つは実際に書くときの約束事と、留意事項です。因果関係については前述しました。次は矢印の向きです。

　矢印の矢の方向は成り行きを示しています。矢の向きに留意して書いていくことが大切です。たとえば、「長期臥床→筋力低下→リハビリ→転倒」といった図です。この図を解釈すると、リハビリをやるから転倒する、ということになります。それはおかしいですね。筋力低下に対して、それを緩和するためにリハビリをしているわけです。ですから、この図を書き直すと、 図6 のようになります。

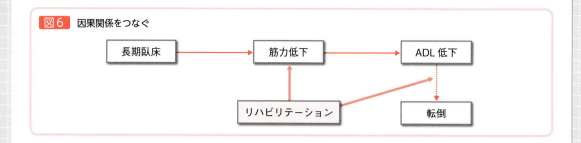

図6 因果関係をつなぐ

　また、「いますでに起こっていること」と「まだ起こっていないがこれから起こる可能性があること」とは区別して書きます。矢印や線の種類を実線や、点線、二重線などにして区別します。これらも含めて、図内の囲みなどについても、凡例をつけて誰が見てもわかりやすくしておきましょう。

おわりに

　いまこのページを見ていらっしゃる方はどのような状況の方でしょうか。実習中の看護学生で受け持ち患者さんの関連図を書こうとされている方、看護師で研修の課題で関連図を書く必要が生じている方などでしょうか。

　「関連図を書く」というと、まず「大変だ！」ということが浮かんでくることが多いように感じますが、その目的に返ってみると、患者さんにとっても、自分自身にとっても役に立つ、看護に活きる、ものだということを思い書いていただきたいなと思っています。

　完全な関連図はありえません。また、その必要もないと思います。自分自身が困ったときにちょっと書いて困難が軽減する、そのような使い方ができるための一助になればと考えています。

● 引用文献
1）日野原重明：POSの基礎と実践、医学書院、1980
2）岩井郁子：第2章　POSによる内科看護記録、POSの基礎と実践、p.46、医学書院、1980
3）日野原重明：POSの基礎と実践、p.1、医学書院、1980
4）日野原重明監修、井部俊子：看護にいかすPOS、p.7、JJNスペシャルNo.10、医学書院1989
5）田中越郎：系統看護学講座 専門基礎分野 疾病の成り立ちと回復の促進2、病態生理学、p.1、医学書院、2011
6）志自岐康子、松尾ミヨ子、習田明裕：ナーシング・グラフィカ基礎看護学①、看護学概論、p.18、メディカ出版、2015
7）齋藤悦子監修：看護過程学習ガイド―思考プロセスからのアプローチ、p.20〜24、学習研究社、1999

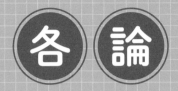

疾患・事例別で学ぶ
関連図の書き方

本書の使い方

① 事例を展開しながら図の書き方を学ぶ
　　ここでは、授業や実習、看護師国家試験などで、看護学生が出会う頻度の高い20の疾患を取り上げ、事例を展開しながら関連図の書き方を解説します。

② ステップを踏みながら図をつくる
　　「情報収集とアセスメント」から関連図の作成まで、事例に沿って実際に展開しながら作成して行く構成になっています。情報のどのようにアセスメントしていけばよいか、それによって関連図はどう変化していくのかを、ステップごとに図をみながら、考えていきしょう。

③ 事例ならではの特徴やポイントを把握する
　　事例を展開していくうえで、領域別に特徴を把握しながら、どこの留意して関連図を書いていけばよいかというポイントを加えています。

④ 本書を活用する一例
　　巻末に練習問題として、2つの事例を取り上げました。まずは事例の紹介と患者の情報から模範解答なった関連図を作り上げてみてください。「情報収集とアセスメント」がどのように関連図に反映されているのかを感じてみてください。
　　さらに、事例の紹介と患者の情報を参考にしながら、あなたなりの関連図を書いてみてください。書き終わったら、全体関連図や解説を読んで、自分にはどの要素が足りなかったのか、どうすればもっとよい関連図になるのかを考えてみましょう。
　　ただし、押さえておいてほしいのは、ここにある"関連図はあくまでも1例に過ぎない"ということです。ここのあげたさまざまなアドバイスから、自分が関連図を書くうえで役立つものをプラスして、あなたオリジナルの関連図を作り上げていってください。

❶ 肺炎患者の関連図の書き方

◎関連図の書き方のポイント

関連図を書くためには、次の点がポイントになります。

①患者の背景をとらえる

発達段階課題（年齢、性別、役割、職業、既往歴など）に関すること、日常生活習慣、家族構成、家族のサポート体制、性格特性をとらえることが重要です。

②疾病の状態を把握する

慢性気管支炎、気管支拡張症、肺炎の発生機序や呼吸機能の状態や、症状が起こってくる機序を把握するようにします。また、急性期、発熱や炎症症状の改善した回復期、退院前などの健康段階を把握することが重要です。

③日常生活動作への影響をアセスメントする

疾病から生じる症状（呼吸困難・倦怠感など）や治療が患者の生活にどのような影響を与えているのかをアセスメントします。

④心理面・社会面のアセスメントする

疾病の予後や症状についての不安や社会的役割への影響、自己概念の障害などにも注意が必要です。また、慢性閉塞性肺疾患の重症化や肺炎の再発予防のためにも、患者のセルフケア能力や病識、療養行動（セルフケア行動）についてアセスメントします。

◎事例紹介

❶患者紹介

【患　者】　I氏、60歳、男性
【職　業】　会社役員、職場までは電車と徒歩で約1時間かかる
【家族歴】　57歳の妻と2人暮らし、長男（29歳）と長女（27歳）は仕事の都合上離れて暮らしている
【診断名】　気管支拡張症、慢性気管支炎、細菌性肺炎
【喫煙歴】　5〜10本/日吸っている

❷経過

▶入院までの経過

10年ほど前から咳嗽・喀痰が多くなり、気管支拡張症、慢性気管支炎と診断され、外来通院していた。2〜3か月前から、何度も風邪を引いて、咳・痰が多くなり、通勤や階段の昇り降りに息

切れと呼吸困難感を感じることがあった。しかし、風邪の影響と仕事の疲れ、年齢による体力の衰えと思い、妻に受診を勧められていたが仕事の都合で受診していなかった。数日前より、呼吸困難が強くなり、安静時にも息切れがみられるようになった。また、ほとんど食事も食べられなくなったため、受診して入院となった。

▶入院後の経過

入院時のバイタルサインは、体温38.2℃、脈拍96/分（整）、呼吸数26回/分、血圧140/76mmHgであった。体動時の呼吸困難があり室内気で動脈血ガス分析値は、PaO_2：56.6mmHg、$PaCO_2$：48.5mmHgのため、酸素1L/分を経鼻カニューレで開始された。その後の動脈血ガス分析値はPaO_2：65.2mmHg、$PaCO_2$：50.2mmHgであった。

【治療方針】

入院時の喀痰の培養検査で、肺炎球菌が検出され、抗生物質の点滴静注が開始となった。外来時からの去痰剤、気管支拡張剤の内服薬はそのまま服用続行の指示が出た。トイレ歩行時以外は床上安静の指示がでた。

その後、呼吸困難は軽減したが、38.7℃の発熱がみられ、CRP：8.8mg/dL、WBC：10700/μLであった。

【現在の症状】

咳嗽、喀痰、呼吸困難、体動時の胸痛、発熱、疲労感、倦怠感、食欲不振

◎情報収集とアセスメント

項　目	情　報	アセスメント
生理的様式 ①酸素摂取	・安静時にも息切れ、呼吸困難を感じている。「息苦しい」「胸が苦しい」 ・咳嗽、顔色やや不良、手足に冷感あり。Hb：12.0g/dL ・風邪を引いて以来、白色から黄色の痰が増強した。喀痰培養にて肺炎球菌検出。去痰剤服用中。 ・体温38.2℃、脈拍96回/分、呼吸数26回/分（会話や労作により呼吸数が32回/分に増加）、努力様呼吸。 ・動脈血液ガス分析値（入院時） 　PaO_2：56.6mmHg 　$PaCO_2$：48.5mmHg ・現在、1L/分、経鼻カニューレで酸素投与中。 ・「気管支拡張症・慢性気管支炎と診断されてから、タバコは先生に止めたほうがよいといわれているけど、どうしても止められなくてね、仕事の付き合いもあるし……」 ・「風邪を引かないように気をつけるよう言われていたけど、うがいとか手洗いとか忙しいし面倒でできない」	●痰の性状や喀痰培養の結果より、慢性閉塞性肺疾患の急性増悪から細菌性肺炎を引き起こしたと判断できる。気道分泌物の増加や炎症による換気量の減少や拡散障害が起きている。 ●入院時、低酸素血症であり、顔面蒼白、四肢冷感など末梢組織の低酸素状態がみられる。また、$PaCO_2$も増加しており、換気量の減少が予測される。そのため、引き続き動脈血ガス分析値を観察し、$PaCO_2$の増加に注意しながら酸素投与を行っていく必要がある。 ●安静時にも息切れや呼吸困難を感じているため、労作によって呼吸困難や苦痛が増強すると考えられる。発熱も酸素消費量を増大し、苦痛を増強していると考えられ、日常生活動作への支障が予測される。 ●ヘモグロビン値がやや低いので、栄養状態と合わせてアセスメントしていく必要がある。 ●慢性閉塞性肺疾患の既往があり、風邪に罹患しやすいうえ、病気を進行させる因子を減らすための行動をとることができないと表出されている。生活習慣を改善できないことが急性増悪の起因になったと考えられる。今後、ライフスタイルの変容のために必要な知識、スキルを習得し、日常生活に取り込めるよう学習支援を行う必要がある。

項目	情　報	アセスメント
		#ガス交換障害 #非効果的自己健康管理
②栄養	・身長165cm 体重45kg ・食欲不振であり、1か月で5kgの体重減少がある。 ・病院食は（粥食、軟菜1800kcal）を半分摂取するのがやっとの状況である。 ・TP：6.4g/dL、Alb：3.4g/dL	●BMIが16.5、肥満度－24.9%（標準体重59.9kg）であり痩せている。 ●TP、Alb値がやや基準値を逸脱し、体重減少がみられる。感染症による消費エネルギーの増大や蛋白異化亢進が起こっていると考えられる。また、食欲不振があることから、経口摂取が不十分と考えられる。 ●発熱や倦怠感に伴い、さらに食欲低下や食事量低下となることが予測される。また栄養状態の低下から感染増悪のリスクが高くなる可能性がある。
		#栄養摂取消費バランス異常：必要量以下
③排泄	・排尿：5～6回/日 ・排便：普段はほぼ毎日あったが、4日間排便なし。 ・BUN：22mg/dL、Cr：0.8mg/dL	●食事、水分摂取が不十分であり、「脱水」と「便秘」傾向にある。安静指示により不活動であることから、腸蠕動運動の低下も考えられる。また、水分摂取不十分や脱水により硬便となり便の排出がさらに困難になると考えられる。 ●便秘による怒責は呼吸困難を増強させる因子ともなるため注意が必要である。
		#便秘
④活動と休息	・現在、トイレ歩行時以外は床上安静である。 ・夜間は、自分の咳嗽のため眠りは浅く頻回に目が覚める。 ・「動きたいのに動くと息苦しいし動かないよう言われているからね。ストレスもたまるよ」 ・汗をかいたらすぐにシャワーを浴びていた。気持ちが悪い。	●発熱や倦怠感や呼吸困難から、日常生活動作に支障をきたし、介助を要する状態である。また、安静指示が不活動を助長するため、筋力低下や意欲の低下を予防することが必要である。 ●ベッド上での生活を余儀なくされており、活動制限がある状態に対してストレスを感じており、「気分転換活動不足」が考えられる。 ●夜間、咳嗽のため、睡眠が中断され熟眠感が得られず、睡眠不足となっている ●不眠による生活リズムの変調、易疲労、倦怠感が生じている。 ●発熱による発汗が多く、身体の清潔が保たれないが、息苦しさのため自分で清潔行動をとることができない。
		#セルフケア不足：清潔 #睡眠パターン混乱 #気分転換活動不足
⑤防衛	・検査所見CRP：8.8mg/dL、WBC：10700/μL ・喀痰から肺炎球菌検出。 ・38℃台の発熱がある。	●呼吸器感染をきたしている状態。栄養不良と衰弱があり、防衛力が低下している。発熱による疲労感がある。 ●二次感染、合併症の予防、炎症症状の再燃の予防が重要であり、経過観察を行っていく。

項目	情報	アセスメント
⑦体液、電解質、酸塩基平衡	・発熱のため発汗が多い。 ・食欲不振のため、満足に食事、飲水ができていない。皮膚のツルゴールは低下、発汗のため湿潤している。 ・Na：140mEq/L、K：4.0mEq/L、Cl：102mEq/L、BUN：22mg/dL、Cr：0.8mg/dL	●経口摂取が不十分なため、脱水傾向にある。 ●発熱による発汗が多く、身体の清潔が保たれないが、息苦しさのため自分で清潔行動をとることができない。
⑥感覚 ⑧神経機能 ⑨内分泌機能	特記すべき事項なし。	
自己概念	・「早く職場復帰をしたい。会社の今後を左右する重要なプロジェクトを任されて、これが自分の会社人生の集大成だと思ったのに……、3月のイベントにもしも間に合わなくなるようなことがあったら、何のためにこれまでやってきたのかわからない…」 ・「何としてもプロジェクトを成功させなくてはならない」 ・「治療に専念しようと思うが、気になって不安。部下に任せているけど、やっぱり自分の目で確認したい」 ・「入院したときに比べれば、呼吸も苦しくないし、もう大丈夫だと思うのになぜ熱やCRPや白血球が下がらないのだろ……3月に間に合うかな」	●現在の会社に40年間勤務し会社を発展させてきたI氏にとって、仕事は自分が生きてきた証と言える程重要なものである。とくに、今回のプロジェクトは会社人生の集大成となるものであるため、必ず3月までに職場復帰をすることをめざし、そのことが闘病の励みにもなっている。しかし、CRPやWBCの回復が思わしくないことから、職場復帰の見通しが立たないことで、自分が担っている会社での役割を果たせないことに対するもどかしさやいらだちを感じていると思われる。社会的統合が脅かされている状態であると考えられる。 #非効果的役割遂行
役割機能	一次的役割・二次的役割 ・妻と息子、娘の4人家族。現在は妻と2人暮らし。 ・長男（29歳）会社員、長女（27歳）会社員 ・「子どもたちは2人とも自立しているから心配はいらない。保険もしっかり入っているから経済的なことは何も心配はいらない」 三次的役割（病人役割） ・「ここ数週間無理をしたからこんな事になった……だけど、病気を抱えているから無理はしてはいけないと思ってはいても、仕事は頑張るしかない。痰が絡むな、おかしいなと思って、疲れかなとは思った。でも仕事が忙しいから病院にはなかなか行けない」	●息子2人がすでに自立していることや、保険の適応があることから、現在のところ経済的に問題はないと考えられる。父親役割、夫役割は適応状態であると考えられる。 ●病人役割として、慢性閉塞性肺疾患の増悪の予防、肺炎の再発防止のための知識とスキルの習得、行動変容が必要となる。しかし、感染予防行動や体調調整、セルフモニタリングなどのマネジメントを日常生活のなかに組み込むことに困難を感じておられる。I氏が今後、病気と上手く付き合っていくための支援が必要となる。 ●無理はしてはいけないと思っていること、自己の身体の脆弱性に気づいていること、家族のサポートがあることはI氏のストレングスであるととらえることができる。 #非効果的自己健康管理
相互依存	・「自分が仕事に打ち込めるように、妻が身のまわりのことをすべてやってくれていたからここまでやってこられたのだと思う。妻には心から感謝している。今回も、妻が何度も無理をするなと言っていたのに無理をしたからこうなったんだ……心配をかけて申し訳なく思う。これからはきちんと言うことを聞こうと思う」	●今回、妻の言うことを聞かず無理をしたため病状が悪化したことから、妻に対し申し訳なく思い、何とか早く回復しようという気持ちを強く抱いている。

全体関連図

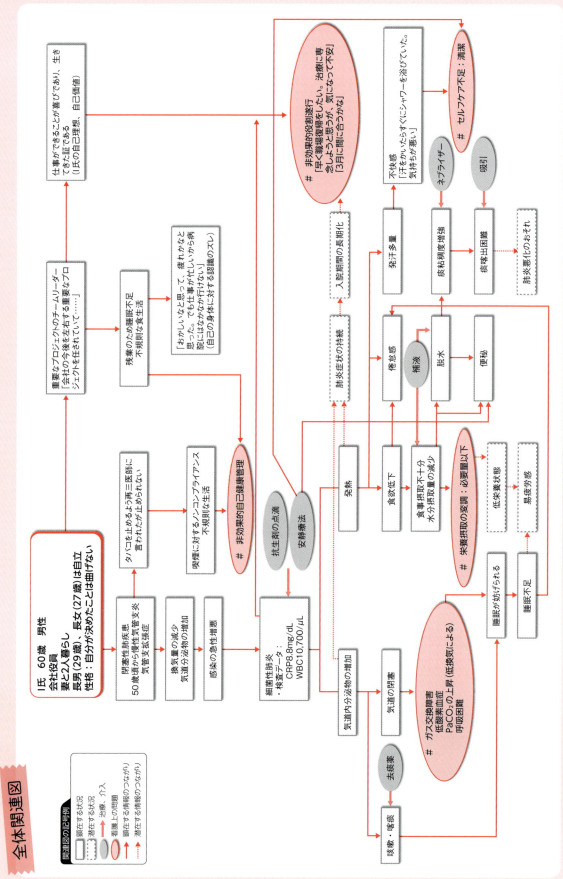

◎関連図の書き方の解説

●ガス交換障害の関連図

　I氏は、閉塞性肺疾患である気管支拡張症、慢性気管支炎の既往があります。今回I氏は、感染による急性増悪を繰り返し、細菌性肺炎に罹患しました。そこで、I氏に生じている問題を理解して行くためには、細菌性肺炎や気管支拡張症、慢性気管支炎の病態生理学的状況や、これらの疾患に影響をもたらしているI氏の生活状況を把握し、問題を引き起こしている原因をアセスメントすることが必要です。

　ここでは、身体面、とくに呼吸器系に焦点をおいた関連図を作成していきます。

STEP 1

　まず、慢性の経過をたどる疾患（閉塞性肺疾患）を抱えたI氏の病状の変化や症状の程度を記載します。閉塞性肺疾患である気管支拡張症は、気管支が非可逆的な拡張を起こした病態です。気管支が拡張すると、気管支の浄化作用が低下するため、痰がたまりやすくなります。

　また、慢性気管支炎とは、気管支内での持続性あるいは反復性の粘液分泌の過剰状態です。ここでは、気道分泌物の増加、換気量の低下を起こる機序を理解しておく必要があります 図1 。

STEP 2

　次に、生活習慣の影響を含めて記載します。I氏の場合、喫煙や不規則な生活によって感染の急性増悪が起こり、細菌性肺炎を引き起こしていたと考えられます。これらの情報から、I氏は閉塞性肺疾患の急性憎悪を予防するための治療プログラムや、ライフスタイルの変更を日常的に取り組むことが困難であると判断でき、「#　非効果的自己健康管理」が看護診断として立案されます 図2 。細菌性肺炎の治療後も、日常生活で従うべき複雑な治療計画をI氏がうまく管理できるように、感染予防、効果的な肺理学療法などの指導が必要と考えられます。

STEP 3

　さらに、細菌性肺炎による気道分泌物の増加は、咳嗽や喀痰症状を引き起こす原因となります。

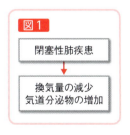

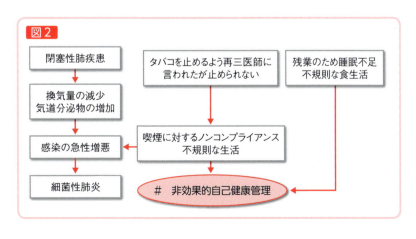

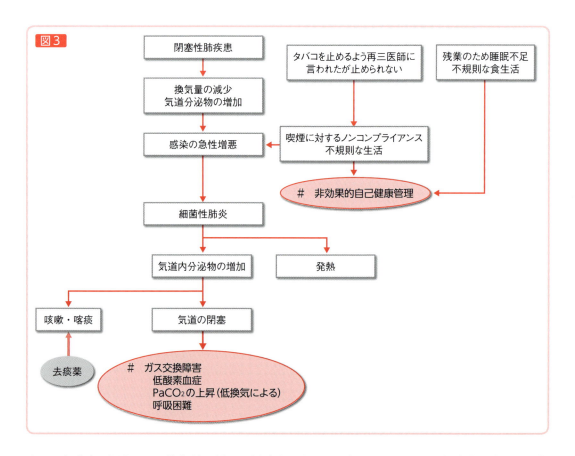

また、気道内の閉塞による換気量の低下は低酸素血症を引き起こします。細菌性肺炎の多くは過換気状態となり$PaCO_2$の低下を引き起こすことがありますが、閉塞性肺疾患を基礎にもつⅠ氏の場合は換気の低下が起こり、$PaCO_2$が上昇していることにも注意する必要があります。

これらのことから、呼吸困難、低酸素血症、炭酸ガスの上昇などを診断指標とする、「#　ガス交換障害」が看護診断として立案されます 図3 。

もう一度、全体関連図をみてください。疾患や症状への治療的アプローチを把握し、関連図に記載することが大切です。Ⅰ氏の場合、細菌性肺炎の治療に抗生剤投与と安静療法が行われています。また、気道分泌物の増加による症状には、去痰薬投与、ネブライザー、吸引などが行われていました。

●非効果的役割遂行の関連図

Ⅰ氏は細菌性肺炎に罹患し、治療目的のため入院生活を送ることになりました。つまり、細菌性肺炎罹患による入院のために、いままで送っていた生活は何らかの変化を受けざるをえない状況になったのです。

そこで、心理・社会面を理解していくためには、細菌性肺炎罹患による入院でⅠ氏の生活がどのように変化しているのか、また変化したことに対してⅠ氏がどのような思いを抱いているのかということを知る必要があります。

ここでは、「#　非効果的役割遂行」の関連図を作成していきます。

STEP 1

まず、I氏は、入院前はどのような生活を送っていたのかという情報を書きます。このとき、I氏にとって仕事をすることがどういう意味をもつかという情報を合わせて書くことで個別性を大切にした関連図を書いていくことができます 図4 。

STEP 2

現在、I氏は療養生活に専念しています。しかし、「早く職場復帰をしたい。会社の今後を左右する重要なプロジェクトを任されて、これが自分の会社人生の集大成だと思ったのに……。3月のイベントにもしも間に合わなくなるようなことがあったら、何のためにこれまでやってきたのかわからない。治療に専念しようと思うが、気になり不安」と話しています。この言葉は、いまは治療に専念して早く肺炎を治そうという思いはありますが、同時に会社で担っている役割を果たせないことに、もどかしさやいらだちを感じていると考えられます。

I氏にとって最も大切な、仕事をすることができるという価値や自己理想を脅かしているものは、「細菌性肺炎」という疾患であるため、「細菌性肺炎」から矢印を引き、看護上の問題として、役割遂行に関連した葛藤を診断指標とする「#　非効果的役割遂行」があげられます 図5 。

STEP 3

さらに、I氏は自己の回復状態を、気道内分泌物の状態や発熱、検査データなどから判断をしています。つまり、身体症状の回復が思わしくない場合や増悪した場合、I氏は回復を実感できず退

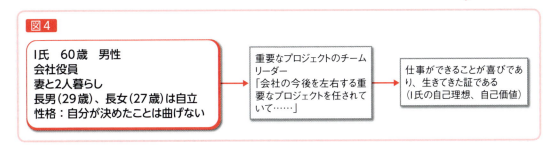

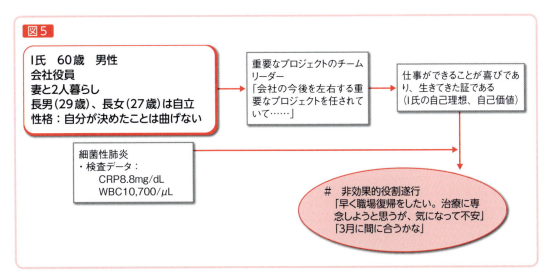

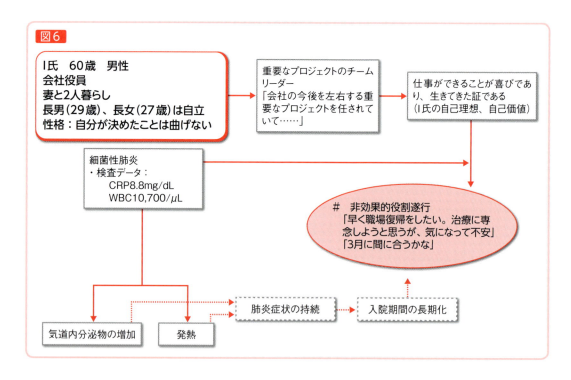

図6

院の見通しを立てることができません。そのため、気道内分泌物や発熱、検査データなどの情報も、「#非効果的役割遂行」への影響要因として矢印がつながります 図6 。

◎性別、症状、社会的役割などが異なる場合

　人は生活をしていくなかでさまざまな役割を担っています。たとえば、60歳女性であれば、家庭では母親、妻、祖母、娘、などの役割があります。また、町内会やサークルなど、地域社会における役割や、職場における役割などさまざまな役割も果たしています。これらの役割が、疾患に罹患し入院することにより一時的に果たせなくなります。

　そこで、常にその人がその人の生活においてどのような役割を果たしているのか、そしてそのことについてどのような思いを抱いているのかを理解していくことが重要となります。個別性のある関連図を書いていくためには、この点を十分にアセスメントできる力が必要です。

　なお、心理・社会面においては、あまり抽象的な言葉を用いるのではなく、患者が語った言葉を大切にすることが非常に重要となります。

●参考文献
1）黒田裕子監修：臨床看護学セミナー3　呼吸機能障害をもつ人の看護、メヂカルフレンド、1999
2）リンダ J．カルペニート＝モイエ著、新道幸恵監訳：看護診断ハンドブック、第9版、医学書院、2010
3）小板橋喜久代ほか編：エビデンスに基づく症状別看護ケア関連図、中央法規出版、2001
4）高谷真由美：肺気腫患者の看護、疾患理解とケアプランのための看護過程セミナー、ナーシングカレッジ、6（11）：82～95、2002
5）中野栄子：疾患理解の基礎知識　アトピー性皮膚炎患者の看護、ナーシングカレッジ、6（19）：18～37、2002

① 肺炎患者

② 慢性閉塞性肺疾患患者の関連図の書き方

◎関連図の書き方のポイント

　慢性閉塞性肺疾患（COPD：chronic obstructive pulmonary disease）は、主に喫煙などで有害物質を長期に吸入することによって、気道に炎症が生じ、肺胞組織が徐々に破壊されて呼吸機能障害を起こす疾患です。障害された肺胞は治療しても完全に正常化することはなく、炎症を繰り返すびに、徐々に障害が進行していきます。代表的な症状は、労作時の息切れ・慢性的な咳嗽・喀痰で、進行すると慢性呼吸不全の状態に移行します。

　労作時の息切れは、活動を制限しADLの低下をもたらします。また呼吸困難感は精神的な不安につながり、それが息苦しさを助長させることもあります。そのため看護としては、呼吸機能障害によって生じるADLへの影響を考慮し、それを最小限にするとともに、精神面の援助を行っていく必要があります。また不可逆的な疾患であることを理解し、残存する呼吸機能を有効に活用し、症状を悪化させないことが非常に重要です。

　関連図を書くにあたっては、病態を理解し、呼吸機能障害の程度を把握するとともに、呼吸機能障害がもたらす生活への影響を考えることが重要です。以下の点を情報収集し、患者さんの現在の様子をしっかりととらえましょう。

●病態を理解する

　COPDは肺に炎症が生じることにより、気流閉塞（空気の通り道が狭くなり、うまく息を吐き出すことができなくなること）が生じる疾患です。COPDのなかには、肺気腫や慢性気管支炎、気管支喘息などが含まれますが、気流閉塞を伴わないものは、COPDには含まれません。

●呼吸機能検査の結果を理解する（呼吸機能障害の程度の評価）

　呼吸機能検査（スパイロメトリー）で1秒率が70％未満であればCOPDと診断されます。1秒率とは、肺活量のうち1秒間にどれくらいの量を吐き出すことができるかをパーセンテージで表した量です。70％以上が正常で、この値が低ければ低いほど、気流閉塞の程度が重く、呼吸機能障害も重いと考えることができます。

　息切れや呼吸困難の状態については、ヒュー・ジョーンズ（Fletcher-Hugh-Jones）分類やmMRC（modified British Medical Research Council）息切れスケールなどを利用しましょう（呼吸困難は主観的な症状なので、治療効果や経過を知るうえでも、患者の生活を考えるうえでも、客観的指標に基づいて症状を共通理解できることが重要です）。

●疾患や症状が生活に及ぼしている影響をとらえる

呼吸機能障害は、ただ単に息が苦しいという問題だけでなく、身体組織の酸素化に影響します。すべての身体組織は酸素を使用し、それをエネルギーに変換して活動しているため、酸素化が妨げられると、各組織のエネルギー生産が低下し、身体組織の活動に影響が出ます。筋肉組織であれば身体活動や疲労度といった部分で症状が現れてきますし、消化管組織であれば食欲の低下や栄養吸収といった部分で症状が現れます。

●患者の病識や生活上の制限の受け止め方をとらえる

症状を悪化させないために、禁煙指導や呼吸法の習得などが大切になります。患者自身の疾病に対する認識がどの程度かによって、指導内容や生活改善の実行度が変わります。また、呼吸困難に対する不安や恐怖、生活に対する苦痛や心配事など、患者のさまざまな思いを知ることが、どのように援助するかにつながっていきます。

●患者を支援するサポート体制をとらえる

疾患の進行とともに、呼吸困難が増強するため、日常生活援助や在宅酸素療法などの支援をする必要が出てきます。日常生活を支援できるのは誰か、在宅酸素療法などの管理は誰と行えるのかなど、周囲のサポート体制をとらえましょう。同時に患者の家族や周囲の人々の思いや不安などを知っておくことも大切です。

◎事例紹介

❶患者紹介

【患　　者】　A氏、75歳、男性
【職　　業】　無職（70歳まで、事務関係の仕事に従事）
【家族構成】　1人暮らし。長男（40歳）は車で30分程度のところに在住。
【診　断　名】　肺気腫（細菌性肺炎による急性増悪）
【喫　煙　歴】　70歳まで1日25本程度喫煙していた。

❷経過

▶入院までの経過

5年前、労作時の呼吸困難（ヒュー・ジョーンズ分類：Ⅱ度）を自覚して受診し、肺気腫と診断された。その後、感染を契機に呼吸困難が増悪し、年に1～2回の頻度で入退院を繰り返していた。1年前から安静時にも息苦しさを感じるようになり、在宅酸素療法（HOT：home oxygen therapy）を導入した（1.0L/分で使用中）。

今回は、1週間前から微熱があり、徐々に咳嗽の回数と痰の量が増加した。自宅で様子をみていたが、症状は改善せず、食事もあまり取れなかった。2日前より呼吸困難感が増強し、トイレに行

くために歩行することも困難になったため、救急外来を受診し入院となった。

▶ 入院時後の経過

【入院時のバイタルサイン】

・体温37.8℃、脈拍102回/分、呼吸36回/分（努力呼吸）、血圧144/78mmHg、SpO₂86％
・WBC13000/μL、CRP 5.8mg/dL、Hb13.7g/dL
・PaO_2 58mmHg、$PaCO_2$ 60mmHg（酸素1.0L/分投与下）
・意識レベル清明、咳嗽あり、黄色粘調痰の喀出あり。
・胸部レントゲン所見：右肺野中葉〜下葉に肺炎所見あり。

上記結果から、酸素2.0L/分に増量して投与を開始した。治療として点滴療法（抗生剤）、吸入療法（ステロイド剤、気管支拡張剤）を開始した。

現在、呼吸26回/分、PaO_2 80mmHg、$PaCO_2$ 52mmHg（酸素1.5L/分投与下）、SpO₂88〜92％。ヒュー・ジョーンズ分類Ⅴ度。胸部レントゲン上肺炎所見の改善がみられるが、咳嗽と痰の喀出は続いている。

MEMO

ヒュー・ジョーンズ分類

Ⅰ	同年齢の健康者と同様の労作ができ、歩行、階段昇降も健康者なみにできる
Ⅱ	同年齢の健康者と同様に歩行できるが、坂道・階段は健康者並には出来ない
Ⅲ	平地でも健康者並に歩けないが、自分のペースなら1マイル（1.6km）以上歩ける
Ⅳ	休み休みでなければ50m以上歩けない
Ⅴ	会話・着替えにも息切れがする。息切れの為外出できない

◎ 情報収集とアセスメント

情報収集とアセスメントは、ロイ適応看護モデルの枠組みを用いています。

項目	情報	アセスメント
酸素摂取	・呼吸26回/分　努力呼吸 ・PaO_2 80mmHg、$PaCO_2$ 52mmHg（酸素1.5L/分投与下） ・SpO₂ 88〜92％ ・血圧136/76mmHg、脈拍98回/分 ・2年前よりHOT導入（1.5L/分） ・1秒率55.4％ ・黄色粘調痰あり ・「痰が多くてつらい。出せない」 ・「動くと苦しい、動きたくない」 ・ヒュー・ジョーンズ分類Ⅴ度 ・胸部レントゲン所見：右肺野中〜下葉肺炎所見あり（改善傾向）	● 気道感染によってCOPDが急性増悪し、ガス交換障害が増悪している状態である。PaO_2が低値であるが、$PaCO_2$が高値であるため、高濃度の酸素投与を行うとCO_2ナルコーシスを生じる可能性がある。自覚症状や血液ガス分析のデータを観察しながら、呼吸管理をしていく必要がある。 ● 肺炎に関しては改善傾向である。しかし気道分泌物の増加と不十分な喀出によって、気道の浄化が図れていない。分泌物が貯留は呼吸苦を増強させるだけでなく、無気肺などの二次的な換気面積の低下を引き起こす可能性があり、酸素摂取に悪影響を与えるため、排痰の援助を行う必要がある。 ● 労作による負荷で顕著に息切れなどが出現しており、呼吸状態が変化しやすい。過度の負荷はガス交換障害による低酸素血症を助長させ、肺性心・右心不全の原因にもつながる。現在、心不全徴候はみられていないが、観察を行っていく必要がある。 （＃　ガス交換障害） ＃　非効果的気道浄化 （＃　心拍出量の減少）

項目	情報	アセスメント
栄養	・「1週間前くらいからあまり食事がとれなかった」 ・「咳や痰で食べるのがおっくう」 ・「いまもあまり食べたいとは思わない」 ・食事は常食を1/2程度摂取 ・水分摂取量は500mL/日程度 ・TP 6.2g/dL、Alb 3.4g/dL、Hb 12.7g/dL ・身長169cm、体重50kg	●咳嗽や努力呼吸などにより身体のエネルギー消費量は増大傾向にあるものの、呼吸苦の持続や食欲の低下などがあり、十分な栄養が摂取できておらず、この状態が持続すると栄養状態のさらなる低下が考えられる。 ●BMI17.51で肥満度は低体重に分類される。入院前からTPやAlbの値が基準値よりも低く、今回の入院で著明な低下がみられているわけではないが、今後も継続して食事摂取量および血液データの推移を観察していく必要がある。
		# 栄養摂取消費バランス異常:必要量以下
排泄	・排尿:5〜7回/日 ・BUN 18mg/dL、Cr 0.6mg/dL ・排便:1回/3〜4日 ・定期的に下剤を内服している。 ・腸蠕動音弱め「少しお腹が張る」 ・排尿時は看護師の見守りの元、病室トイレへ	●排泄機能に問題はないが、もともと活動量が少なく、便秘傾向であり定期的に下剤を服用していた。1週間前からは呼吸苦などでさらに活動量が減り、臥床傾向にあった。そのため腸蠕動音が低下し、食事摂取量や水分量も減少しているため、さらに便秘傾向にあると考える。 ●現在も腹満感を訴えており、腸蠕動音は低下したままである。腹満が増強すると横隔膜を圧迫し、換気面積を減少させるだけでなく、怒責による負荷などが呼吸困難を増強させる可能性があるため、排便コントロールが必要である。
		# 便秘のリスク
活動と休息	・「動くと苦しいから動きたくない」 ・ヒュー・ジョーンズ分類Ⅴ度 ・ほぼベッドで臥床している ・入浴、更衣、排泄時には援助が必要。時間をかければできなくはないが、疲労が強い。 ・「夜間、咳でよく目が覚めてしまう」 ・「熟眠感がない」 ・就寝23時、1〜2時間に1度は目が覚める。 ・「いろいろ不安があって夜になると考えてしまって眠れない」 ・「家にいるときもソファーにいて、用事がないときは動かなかった」	●労作時の呼吸困難(ヒュー・ジョーンズ分類Ⅴ度)があり、呼吸機能の低下により活動が制限されているため、日常生活全般において援助が必要である。また動くと苦しくなるという心理からも活動が制限されている。 ●呼吸苦に伴う苦痛や恐怖を最小限とするよう考慮しつつ、必要な活動ができるよう援助する必要がある。 ●日常生活動作については、入浴、更衣、排泄、移動の際に援助が必要となる。呼吸状態と自覚症状を観察しながら、本人ができる部分を見極め、セルフケアを確立していく必要がある。
		# 活動耐性の低下 # セルフケア不足
		●咳嗽や痰貯留に伴い、夜間頻回に覚醒している。そのため睡眠時間は確保されているが、熟眠感がなく、これが疲労の増強にもつながっている。また夜間になると不安が増強し、これも不眠の原因になっているため、睡眠のための援助が必要である。
		# 不眠

項目	情報	アセスメント
防衛	・体温37.2℃ ・WBC 9700/μL、CRP 2.2 mg/dL ・仙骨部・背面に発赤あり。	●やせ形で仙骨部や背面の骨突出がみられている。現在はベッドでほとんど動かず臥床していることが多いため、皮膚の同一部位が圧迫されやすい状態にあり、時折仙骨部や背面に発赤がみられている。 ●栄養状態も基準値より低い状態のため、褥瘡などが出現しないよう、適宜体位変換を促す必要がある。
		# 皮膚統合性障害のリスク状態
神経機能	・「入院しているとボケそうで嫌だ」 ・失見当識なし。	●75歳であるが認知力はしっかりしており、入院に伴う環境変化に対しても適応できている。低酸素血症などせん妄の要因はあるものの現在は問題なし。
自己概念様式	・「人には頼りたくない。迷惑をかけたくない。いままで何だって自分で解決してきた」 ・「入院するたびに悪くなっている気がする」	●問題に対して1人で考え、解決するという対処をしてきている。呼吸苦の持続により活動が制限され、1人で解決するという対処方法に不安を感じている。 ●また病気については、入退院の繰り返しが続き、疾患や予後への不安がある。
		# 不安
役割機能様式	・「これ(COPD)がどんな病気かっていうのは知ってるんだ」 ・「無理はいけないって思うんだけど、1人だからつい無理をして、風邪を引いてしまう」 ・「今度はもっと気をつけなくては」 ・HOTの管理、禁煙、呼吸法の習得はできている。	●疾患についての理解があり、HOTの管理や生活上の注意点についても理解し、感冒にも気をつけて生活しようと努めている。 ●しかしちょっとした無理が積み重なり、急性増悪を起こしているため、どのような無理が上気道感染等を引き起こすのかを一緒に考え、改善していく必要があると考える。いままでの健康管理を尊重しつつ、さらなる管理が行えるようかかわる必要がある。 ●入院中に関しては、治療をきちんと受け、自ら早く改善しようという気持ちがみられている。
相互依存様式	・「1人暮らしだから何でも1人でやらなくちゃならない。何かあったら1人で対処せざるをえない」 ・「きちんと対処できるのか心配」 ・「長男に頼るのは申し訳ない」	●妻と死別し、現在1人暮らしである。長男が近距離に在住しているが、仕事が忙しく面会にはほとんど来ていない状態である。Aさん自身も長男に負担をかけたくないという気持ちがある一方、1人での対処に不安や限界を感じている様子が見受けられる。週末には長男が面会に来る予定なので、今後の健康管理や生活について、話し合いの場がもてるようにしていく。

＊「感覚」「体液と電解質」「内分泌」の項目に関しては、省略します。

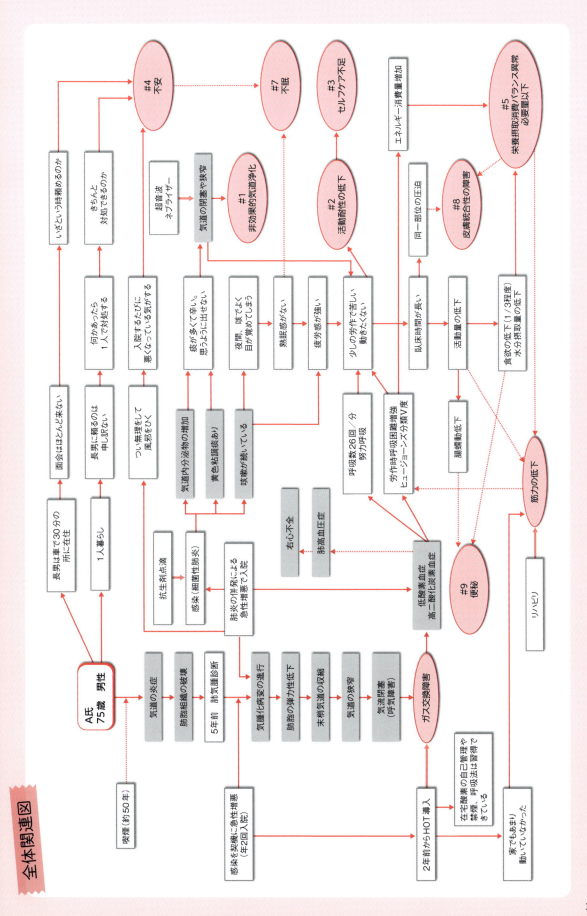

全体関連図 ② 慢性閉塞性肺疾患患者

◎関連図の書き方のポイント

　事例は、5年前に肺気腫と診断されてから、気道感染によってCOPDの急性増悪を繰り返している患者です。まずはCOPDの病態と、残存している呼吸機能を把握し、身体面の影響をしっかりと考えましょう。そして身体面の影響から起こってくる心理的・社会的側面の影響について考えましょう。

STEP 1　COPDの病態の理解　図1

　長期間に及ぶ有害物質の吸入により、気道は炎症を起こし、肺胞組織の破壊が起こった結果、5年前に肺気腫であると診断されました。その後、肺炎などを繰り返すことによって、肺気腫（気腫化病変）は徐々に進行し、肺の弾力性も徐々に失われてきました。肺の弾力性が失われると、肺胞内のガスを十分に排出することが困難になるため、肺が過膨張の状態を起こします。過膨張した肺は気道を圧迫するため、末梢の気道を収縮させ、気道の狭窄を起こします。その結果、気流の閉塞が起こり、**ガス交換障害**を引き起こし、息切れなどの症状につながります。今回の入院の理由は、肺炎の併発によるCOPDの急性増悪です。

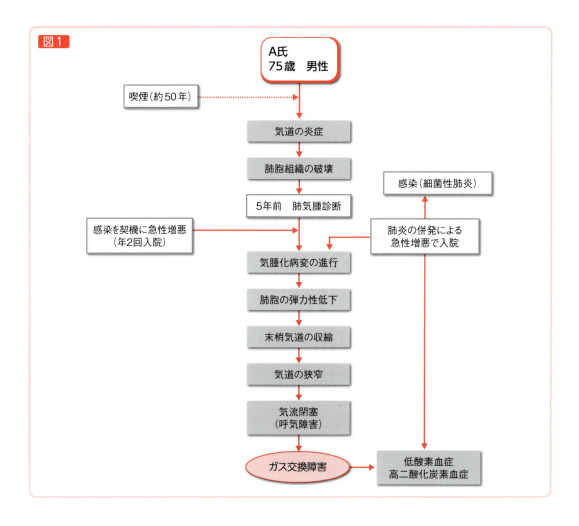

STEP 2 現在の活動の状態を加える 図2

入院までの状態に現在の身体面の状態を整理して加えましょう。A氏は「痰が多く、つらくて出せない」と訴えています。COPDによってもともとガス交換障害が存在することに加え、細菌の感染による肺の炎症（細菌性肺炎）が起こり、分泌物が増え、それをうまく喀出することができていません。そのため、「#1 非効果的気道浄化」という看護問題があがります。肺炎自体は改善傾向にありますが、十分な気道浄化がはかられないと気道の閉塞や狭窄によって低換気が起こり、息苦しさを助長することになります。息苦しさが強くなれば、活動にも影響を及ぼします。

また、A氏は「動くと苦しい、動きたくない」と訴えています。ヒュー・ジョーンズの分類はⅤ度なので、『会話や少しの労作でも息切れが強い』状態であると判断できます。このことから「活動耐性の低下」の看護問題が上がります。加えて、分泌物の増加により咳嗽が続くことや、熟眠感がないことが疲労感を増加させ、より一層活動の意欲を低下させます。

「#2 活動耐性の低下」するため、A氏は自分の身のまわりのことを行うことが困難になり、「セルフケア不足」という看護問題が上がります。A氏には入浴・更衣・排泄時などに援助が必要となります。

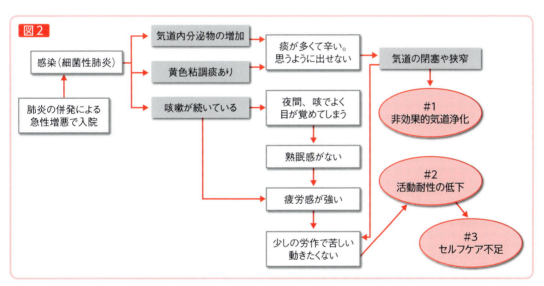

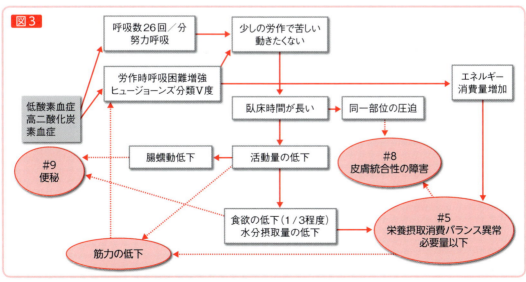

STEP 3　栄養面の状態を加える　図3

　次に栄養面の状態を考えてみましょう。呼吸回数の増加や咳嗽はエネルギー消費量を増加させます。そのため十分なエネルギー摂取が望まれますが、呼吸苦や労作時の息切れなどにより、食欲の低下が起こり、食事摂取量も減少しています。活動量の低下も食欲の低下につながり、食事摂取量をエネルギー消費量が上回る結果、「＃5　栄養摂取消費バランス異常：必要量以下」という問題につながります。A氏はもともとBMIも低く、TPやAlb値も基準値以下でした。現在の摂取量も1/3程度であり、今後さらなる栄養状態の低下が考えられます。

　また活動量が低下しているため、臥床時間が長い状態です。栄養状態の低下は皮膚の状態にも影響を与えるため、同一部位の圧迫は「＃8　皮膚統合性の障害」のリスクを増加させます。さらに食事摂取量の低下は消化管にも影響を与え、「＃9　便秘」を引き起こしやすくなります。便秘により腹部の膨満感や横隔膜の圧迫が起これば、呼吸や活動に影響が及ぶことがわかります。

STEP 4　呼吸と活動と栄養の状態の関連を加える　図3

　ここで呼吸と活動と栄養の状態の関連について考えてみましょう。低酸素血症や高二酸化炭素血症により、労作時の呼吸困難が増強します。呼吸数の増加や努力呼吸は、エネルギー消費量を増加させるため、「＃5　栄養摂取消費バランス異常：必要量以下」という問題を引き起こします。栄養状態の低下は筋力（呼吸筋も含む）を低下させ、活動量の低下も同時に筋力を低下させます。筋力の低下が起こると、労作の負荷はより大きくなり、さらに労作時の呼吸困難を増強させる結果につながります。労作時の呼吸困難が強くなれば、当然、活動量の低下が起こり、さらなる筋力の低下につながります。また食事摂取量にも影響を及ぼし、さらに栄養状態を低下させるという悪循環になってしまいます。これを断ち切るためにも看護援助が必要となります。

STEP 5　家族背景を整理　図4

　次に家族背景を整理してみましょう。A氏は独り暮らしであり、長男は仕事をもっているため面会は多くありません。「長男に頼るのは申し訳ない」と思っている一方で、「何かあったら1人できちんと対処できるのか」「長男はいざというときに助けてくれるのか」といった不安をもっていることがわかります。また、長男に頼れないという思いがAさんに無理をさせ、上気道感染を引き起こす原因になっており、A氏の不安を高めています。不安な状態は、不眠の原因となり、さらに不安を助長する可能性があります。

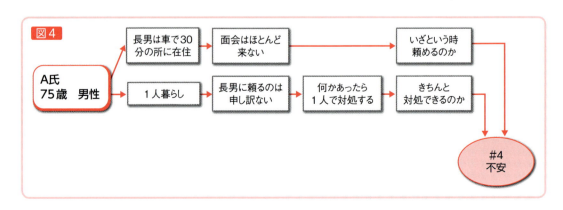

図4

STEP 6　関連図の全体を見直す

　A氏にかぎらず慢性疾患の事例では、疾患そのものだけでなく、二次的に生じる問題が多くなります。また今回の入院だけ（現在）だけを考えるのではなく、現在に至る経過を考えて、「なぜ、いまこのような状態になっているのか」をよく考える必要があります。

　関連図には実際の検査値などは記載していませんが、患者さんの栄養状態のデータ、炎症所見にするデータ、バイタルサイン、呼吸機能のデータなどを記載すると、より具体的な患者像がみえてくると思います。

STEP 7　看護問題の優先順位を決定する

　看護問題の優先順位は、①生命に直結する問題、②顕在化している問題、③潜在化している問題という順序で考えるとよいと思います。

　事例のA氏の場合は、①として呼吸機能の問題があります。そのため「非効果的気道浄化」の解決が優先順位としては高くなります。また労作に伴う息切れも呼吸機能の問題であり、「活動耐性の低下」の解決も同様に優先順位としては高くなります。

　次に②として日常生活を営むうえで大切な「#3　セルフケア不足」、呼吸状態に影響を与える要因となる「#4　不安」、「#5　栄養摂取消費バランス異常：必要量以下」の優先順位が高くなります。

　ただし、実際の患者の身体面の状態やニードによって優先順位は変化し、このかぎりではありません。目の前の患者さんをしっかりと観察し、そこから「いま、いちばん必要なケアは何なのか」ということを常に考えて優先順位を決定していきましょう。

STEP 8　実際の患者さんのデータを書き込む

　関連図のなかに、実際の患者さんのデータを書き込みましょう。「低酸素血症・高二酸化炭素血症」という部分に実際の検査値などの客観的な指標が入ると、患者さんの個別的な特徴が関連図に現れるようになります。ただ単に「低栄養」と書かれるよりも、TPやAlbの検査値が記載されているほうが客観的です。他者が全体関連図をみて、「患者さんはいま、こんな状態なのね」と納得できるようにするためにも、客観的な指標や実際の言動などを入れていきましょう。

◎条件が変わる場合の関連図の書き方

● 呼吸機能障害の程度

　COPDに伴う高度な低酸素血症・高二酸化炭素血症が高度な場合は、生命の維持が最優先されます。呼吸機能改善のために人工呼吸器による呼吸管理が行われたり、集中治療室での治療となる場合もあります。ここまで重症な状態でなかったとしても、生命の維持を第一優先で援助していく場合には、全身状態をしっかりアセスメントし、呼吸状態の観察とともに循環動態の観察等にも努める必要があります。

● 初回診断の場合

　COPDの診断がなされて間もない場合は、患者自身の病識が乏しく、自分の状態をしっかり理解できていない場合があります。この場合、禁煙の必要性、呼吸法の必要性等が理解できず、無理をしたりすることで、COPDを悪化させるような生活習慣を改善できない可能性があります。そのため疾患に対する正しい認識が持てるよう、患者の思いを傾聴しながら、患者に合わせた指導を行う必要があります。

● 自覚症状が乏しい場合

　慢性的な低酸素血症・高二酸化炭素血症の場合、自覚症状が乏しく、息切れや呼吸苦をほとんど感じないことがあります。そのため酸素を外してしまったり、安静が守れないなどの問題が生じます。自覚症状がなかったとしても、身体のなかでは酸素不足が起こり組織の活動が低下したり、突然意識を消失してしまったりといった危険もあります。患者の自覚症状だけを指標にするのではなく、客観的なデータなどと合わせて、総合的に患者の状態を判断する必要があります。

● 参考文献
1）浅野浩一郎他著：呼吸器、系統看護学講座専門分野Ⅱ成人看護学2、医学書院、2011
2）日本呼吸器学会COPDガイドライン第2版制作委員会編：COPD（慢性閉塞性肺疾患）診断と治療のためのガイドライン第4版、メディカルレビュー社、2004
3）山口瑞穂子他編：疾患別看護過程の展開、第3版、学習研究社、2008
4）菱沼典子編：ケーススタディ看護形態機能学、南江堂、2010

② 慢性閉塞性肺疾患患者

③ 心筋梗塞患者の関連図の書き方

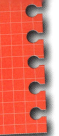

◎関連図の書き方のポイント

　心筋梗塞の関連図を書くためには、まず心筋梗塞の病態について理解することが重要です。

　心筋梗塞（Myocardial Infarction：MI）は、心筋の栄養血管である冠状動脈の血流が、動脈硬化などを原因に途絶えることで、心筋細胞に酸素や栄養が供給されず細胞が壊死する病態です[1]。

　発症時には、①前胸部が絞められる、②押さえつけられる、③焼けつくような感じの苦しさ、などと表現される痛みを伴い、死の恐怖感を体験することが多いといわれています。診断は、心電図変化や血液生化学的変化、超音波検査などにより総合的に行われ、また冠状動脈造影検査では、冠状動脈のどの部分に梗塞があるのかを確認し、治療方針が判断されます。

　心筋梗塞により心筋細胞が壊死すると、血液を全身に送る心臓のポンプ機能が低下し、不整脈や心不全、心破裂などの合併症の危険性が高くなります。治療は、心筋の壊死による合併症の予防と心筋壊死の進行を阻止するための原因治療（再還流療法）が優先されます。

　心筋梗塞は、50〜70歳が好発年齢といわれ、職場や家庭において果たす役割が大きい時期に突然発症する疾患です。そのため、疾患が対象の日常生活に及ぼす影響や家族の心理状態・疾病の理解度などを把握し、対象の全体像をとらえることが必要です。

　関連図は、対象の全体像をとらえ、情報間の関連性を整理しながら看護問題を導き出す１つの方法です。ここでは、心筋梗塞を発症した対象の情報から関連図を書くときのポイントを説明します。

　最初に、①対象の情報を一般的な病態と照らし合わせ、基準値や一般像から外れているものは何かを把握します。次に②症状や病像が日常生活に与える影響やそれに対する対象の認識、反応を押さえます。そして、対象の諸症状や現在の状況から、③存在する看護問題や予測される看護問題を導き出し、そのプロセスを矢印（→）でつないでいきます。

　関連図を作成する過程では、対象を身体的・心理的・社会的側面から総合的にとらえることにより、対象の全体像がイメージできると思います。

　では、一緒に関連図の書き方を考えてみましょう。

◎事例紹介

❶対象紹介

【患　　者】　Y氏、54歳、男性
【診 断 名】　急性心筋梗塞
【既 往 歴】　３年前に会社の健康診断で、血圧が高いと指摘されたが、受診はせずに経過している。

その他の既往疾患はない。

【家族構成】 母親（75歳）、妻、子ども・長女（27歳）と次女（25歳）の5人暮らし。三女（20歳）は県外の大学に通うため、1人暮らしをしている。

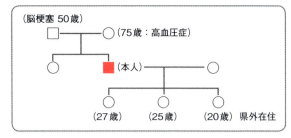

【職　　業】 会社員、会社の総務課長を務めている。
【性　　格】 几帳面であり、責任感が強い。短気な面もある。
【生活背景】 8年前にマイホームを購入した。そのため、会社への通勤には片道1時間30分かかるようになった。朝は5時30分に起床し、帰宅は22～23時頃であった。帰宅後は自宅での晩酌（ビール2本前後）をするのが日課であった。

❷経過

▶入院までの経過

【現病歴】 12月1日17時頃、休日を利用してゴルフの練習をしていたところ、急に左胸を締め付けられるような強い痛みが出現した。左胸を叩きながらソファーに横になるものの痛みは軽減せず、多量の発汗もみられた。一緒にゴルフに来ていた友人が、持っていたニトログリセリン錠を舌下させたが、痛みは改善せず、19時30分救急車で搬送され、緊急入院となった。

▶入院後の経過

来院後、心電図検査においてⅡ，Ⅲ，aVFでST上昇が認められた。ただちに冠動脈造影検査（CAG）が行われ、右冠状動脈（♯1）の100％閉塞病変が確認された。閉塞病変に対してはPCI（経皮的冠状動脈インターベンション）が施行され、バルーンによる冠状動脈の拡張とともに冠状動脈内にステントが留置された。これにより、完全閉塞であった右冠状動脈は0％に拡張し、再還流が図れた。

PCI施行後はCCUへ入室となった。入室時のバイタルサインは、体温36.8℃、脈拍92回/分、血圧124/76mmHgであり、心電図モニターは洞調律であった。

表1にはY氏の血液検査結果の経時的変化を示した。

表1　Y氏の血液検査結果

	12/1 入院時	12/2 8時	12/2 20時
AST (IU/L)	34	620	232
ALT (IU/L)	—	80	—
LDH (IU/L)	138	686	1400
CK (CPK) (IU/L)	680	3500	1585
CK－MB (IU/L)	81	388	112
白血球数 (/μL)	12500	—	—

AST：アスパラギン酸アミノトランスフェラーゼ、ALT：アラニンアミノトランスフェラーゼ、LDH：乳酸脱水素酵素、CK：クレアチンキナーゼ、CK－MB：クレアチンキナーゼMB分画

CCUでは、安静、酸素吸入、薬剤による循環管理が行われた。Y氏は「痛みがなくなって、生き返った気分ですよ」と話し、指示された安静度を守り、PCIの合併症もなく経過できた。入室2日目からは心臓リハビリテーションが開始された。循環動態に注意しながらリハビリテーションを進め、胸部症状や不整脈などの心電図変化、心不全や再梗塞の徴候などを認めることなく経過できた。

12月4日（発症4日目）には、循環動態も安定し、CCUから一般病棟に転出となった。学生は、Y氏が一般病棟へ転出した2日目（発症5日目）から受け持った。

◎情報収集とアセスメント

Y氏の情報収集には、ゴードンの機能的健康パターンを活用したデータベースを用いて整理した。

項　目	情　報	アセスメント
健康認識 －健康管理 パターン	S（患者の主観的情報）： ・「50歳を過ぎると、身体もガタがきますね。家のローンもあるから、まだ死ぬわけにはいかない」 ・「血圧が高いといわれて、気にはしていたんですけど、仕事が忙しくて……」 ・「先生にお任せするしかないが、1か月も会社を休んだらリストラされるかもしれない」 ・「タバコの1本くらいならいいでしょう」 ・「タバコが唯一のストレス解消法です」 O（客観的情報）： ・医師からは約1か月の入院治療が必要であると説明を受け、同意している。 ・医師や看護師の説明をよく聞き、自ら質問することもある。 ・毎日の血圧や脈拍値をノートにメモしている。 ・喫煙習慣1〜2箱/日，喫煙歴34年 ・毎晩、350mLの缶ビールを2〜3本飲む習慣がある。外で飲食することはほとんどない。 ・性格：几帳面，責任感が強い，短気な面もある。	● Y氏は、3年前に健康診断で血圧が高いと指摘されていたが、受診行動にはつながらず、仕事に追われる多忙な日々を過ごしていた。また40本/日前後の長い喫煙歴があり、喫煙がストレス解消の手段となっていた。以上のことから入院前のY氏は、仕事中心の生活のために、自分の健康管理に対する意識が不足し、健康行動につながらなかったことが考えられる。 ● 現在Y氏は、心筋梗塞の発症と入院治療をきっかけに、自分の健康に関心を示しているが、一方では「タバコの1本くらいならいいでしょう」と喫煙欲求も示している。いままで喫煙が唯一のストレス解消法であったY氏は、禁煙の必要性の理解や喫煙に代わるストレス解消法を見出せずにいることが考えられる。 ● 高血圧や喫煙は心筋梗塞の危険因子であり、再発を予防するためにも生涯にわたるコントロールが求められる。そのため、Y氏が疾患の正しい知識と対処方法を習得し、意識的な健康行動が図れるような支援が必要である。 ● またY氏は、几帳面で短気といったA型行動パターンの性格傾向を示しており、こうした行動パターンは再発のリスクが高める要因の1つと考えられる。そのため、少しずつでも自分の行動の傾向を理解し、ライフスタイルに反映できるような教育的支援が必要である。
	看護問題　#　疾患や治療に対する知識不足に関連した非効果的自己健康管理リスク状態	
栄養－代謝 パターン	S： ・「薄味は苦手なんです。味気なくて」 ・「食事すると汗が出るんです。胸はなんともないんですけどね」 ・「動いていないし、食欲があまりなくて」 O： ・食事形態は減塩食（塩分7g）の全粥食。 ・毎食1/3〜1/2量を摂取している。食事は自分で摂取できる。 ・食事時、漬物や梅干を食べている。 ・妻が「塩分は心臓に悪い」と何度も説明するが、「少しくらい大丈夫」と聞き入れない。 ・飲水制限800mL/日 ・身長：172cm、体重：78kg、BMI＝26.4 ・検査データ（12/5）：総タンパク7.4g/dL、アルブミン4.0g/dL	● 入院後Y氏は、減塩の治療食に対して、「薄味は苦手」と話し、漬け物や梅干しを摂取している。妻が何度も減塩の必要性を説明するが、塩分制限が守られていない。これは、Y氏がいままでの食習慣の変更に適応できずにいると考えられる。 ● また、塩分制限が守れない理由には、減塩や全粥食に対する不満や食欲減退、塩分制限の必要性に対する理解不足が考えられる。減塩を意識した食事は心筋梗塞の再発予防に不可欠であり、理解を深め実践できるような支援が必要である。 ● Y氏のBMIは26.4であり、肥満傾向にある。肥満は心筋梗塞の危険因子であるだけでなく、心臓への負荷を増大させる要因でもある。このような再発の危険因子について、少しずつ理解し、意識化できるように支援していく必要がある。

項　目	情　報	アセスメント
排泄パターン	S： ・「いままでは、毎日便が出ていた」 ・「でも、いまは動かないから出ない」 ・「便が出ないと落ちつかない」 ・「トイレに行けば、出ると思う」 ・「いきむと胸に悪い気がする」 ・「腹が張って気持ち悪い」 O： ・排尿7回/日（1200～1300mL程度） ・入院後の排便は、2日前に少量の軟便があったのみ。何度も便器に乗るが、排便はみられない。 ・床上排泄 ・排便中に心室性期外収縮（PVC）の2連発が認められ、リドカイン50mgを静脈内注射している。 ・酸化マグネシウムやラキソベロンを毎晩服用中。 ・腹部膨満感がある。腸蠕動音は弱い	● 入院前Y氏は、規則的な排便習慣があった。しかし、入院後は少量の軟便以外は排便がみられず、腹部膨満感と不快感を自覚している。これは、安静と食事形態の変化に伴う消化管運動の低下や、食欲不振による食事摂取量の低下が影響していると考えられる。さらに床上排泄のため、排便に必要な腹圧が加えられないことや床上排泄への抵抗感、再発作への不安から十分な怒責ができないことも一因と考えられる。 ● 以上のことから、Y氏は入院治療により通常の排便パターンが変化し、便秘を生じている。現在、便秘に対しては、緩下剤を使用して対処しているが、このまま便秘が続くと、さらに排便時に強い怒責が必要となり、血圧上昇や急激な酸素消費量の増加から負荷の増大につながる危険性がある。Y氏も排便時に不整脈を認めていることから、心臓への負荷を軽減する意味でも便秘予防の看護介入が必要である。

看護問題　#　安静や食事摂取量の低下による消化管活動の低下、床上排泄や再発作の不安による腹圧不足に関連した便秘

項　目	情　報	アセスメント
活動－運動パターン	S： ・「ずっと寝ているのはつらいですね」 ・「寝ていたら力がなくなってしまった」 ・「こんなに動いても大丈夫ですかね。また、発作が起こるんじゃないかって心配で」 O： ・心臓リハビリテーション表に基づいて、ADLを拡大している。12／5、ベットサイド立位の負荷を行うが心電図、循環動態の変化はみられなかった。 ・負荷前：血圧125/70mmHg、脈拍94回/分、体温36.4℃、呼吸16回/分 ・負荷後：血圧143/78mmHg、脈拍120回/分、体温36.4℃、呼吸22回/分、心電図上の不整脈、ST変化はない。 ・活動時（食事、排泄など）に、心電図上にPVCが出現する。 ・肺うっ血所見なし、CTR 48％ ・ルームエアでの血液ガスデータ：PaO_2 83.4、$PaCO_2$ 38.0、SaO_2 98％ ・air入り左右差なし、肺雑音なし ・清潔は看護師の部分介助による清拭を行っている。排泄は尿器や便器を使用して、床上で行っている。 ・12/1に右冠状動脈にPCI施行。 ・#1完全閉塞→0％、 ・CPK：3200 IU/L、CK-MB：388 IU/Lを最高値に下降している。	● Y氏は心筋の壊死によりCKやCK-MB値の上昇を認めている。心筋の壊死は、心臓の収縮機能を低下させ、十分な心拍出量を阻害する要因となる。現在Y氏は、心臓リハビリテーションが開始され、段階的に活動量を増やしているが、活動後に心拍数や血圧、呼吸数が増加し、「すぐに疲れてしまう」や「力がなくなってしまった」と訴えている。活動後のバイタルサインの変化は、安静により改善するが、これは、心筋壊死に伴う組織への酸素供給力の低下や安静による筋力の低下により、Y氏の身体許容量が低下しているための反応と考えられる。 ● 心臓リハビリテーションは、残存心筋の強化と側副血行路の発達を目的に心筋梗塞発症後早期から進められる。しかし、Y氏は身体許容量が低下しているため、今後、効果的な日常生活動作（ADL）の拡大が図れない可能性も考えられる。そのため、少しずつ活動に対する耐性が強化され、心臓リハビリテーションが進められるような支援が必要である。 ● Y氏は、心筋梗塞の治療により活動制限があり、また、活動に対する耐性も低下しているために日常生活動作を自立して行うことが難しい。そのため、清潔や排泄などは、部分的な支援が必要である。 ● 活動耐性が強化され、心臓リハビリテーションが進むことで、自立できる日常生活動作の拡大が期待できるため、循環動態や心電図変化に注意しながら、少しずつ活動範囲・ADL拡大を支援が必要である。

看護問題　#　組織への酸素供給不足、日常生活動作による心仕事量の増大に関連した活動耐性低下

項　目	情　報	アセスメント
	看護問題　#　活動制限や活動に対する易疲労感による日常生活動作の自立困難に関連したセルフケア不足：清潔、排泄	
睡眠−休息パターン	S： ・「病院っていうのは、熟睡できるところじゃないよ。娘の仕送りや家のローンがあるから、いろいろ考えると眠れない」 ・「集中治療室よりは静かだからいいね」 O： ・就寝前に毎日ブロチゾラム（レンドルミン）を1錠を服用している。 ・夜間は看護師の気配で頻回に覚醒する。また、こまめに体位を変えて寝ている。 ・疲れやすく、日中は横になることが多い。 ・リハビリ時間以外は臥床し、テレビを見たりして過ごしている。	● Y氏は、突然の入院により活動が制限され、急激な環境変化にとまどっている。Y氏からは、「病院は熟睡できる所ではない」、「いろいろ考えると眠れない」と訴えがあり、夜間、頻回の覚醒も認められている。これは、急激な環境変化や心理的・社会的・経済的といったさまざまなストレスが睡眠に影響していることが考えられる。 ● Y氏は現在壮年期にあたり、家庭では子どもの教育費や住宅ローンを抱え、職場では管理職としての責任が求められるなど、心理的・社会的・経済的なストレスが大きい時期である。こうした役割責任が大きい時期の予想しなかった入院は、今後の役割遂行に対する不安や葛藤につながり、Y氏の睡眠を阻害する要因になっている。 ● また、治療上の活動制限から、活動と睡眠のバランスが図れず、夜間の十分な睡眠に結びつかないことも考えられる。そのため、Y氏の身体的・心理的支援により心身の休息がとれるようにする必要がある。
	看護問題　#　急激な環境変化、再発や今後の役割遂行に関する不安感に関連した睡眠パターン混乱	

※認知−知覚パターン、自己知覚−自己像パターン、約割−関係パターン、ストレス−コーピング耐性パターン、性−生殖パターン、価値−信念パターンは省略

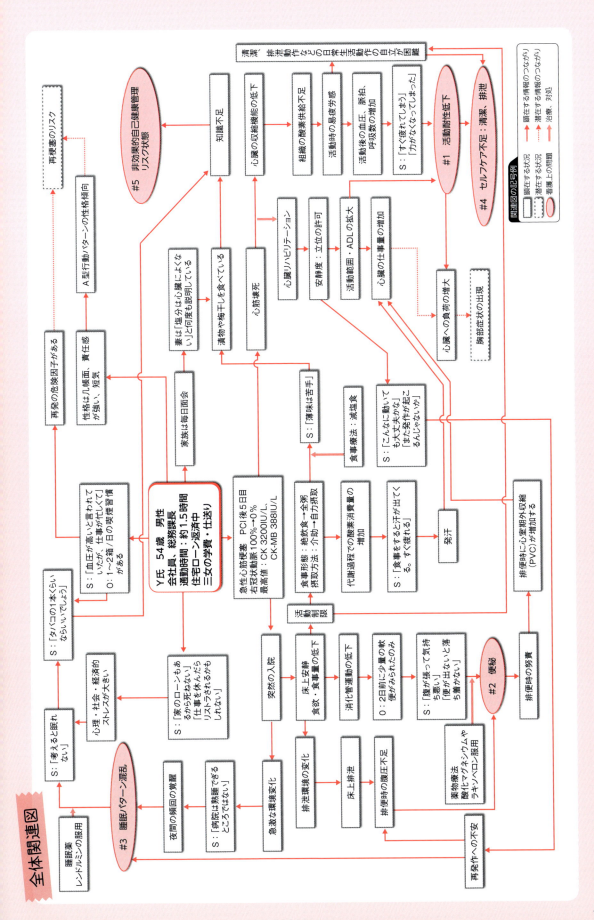

◎関連図の書き方の解説

●関連図を書く前の心構え

　疾患や治療のための入院は、対象の日常生活に大きく影響する出来事です。とくに心筋梗塞は、強い痛みをともなって突然発症するため、死の恐怖を感じたり、家庭や職場などのさまざまな役割を抱えたまま入院治療に臨まなくてはなりません。そのため、対象は疾患や治療に関連するストレスだけでなく、生活者としての役割遂行ができないストレスも合わせて体験することになります。また、対象を支える家族にとっても入院治療は生活を一変させる大きな出来事となります。

　対象の全体像をとらえるためには、疾患や症状、対象にとって疾患や入院が意味することは何かを考えながら情報を整理することがポイントになります。そして、対象の身体的・心理的・社会的側面を意識し、あらゆる角度から情報を整理する視点が重要です。

　では、こうしたポイントを念頭に置きながら、関連図を作成していきましょう。

　今回、紹介したY氏は、突然心筋梗塞を発症した壮年期の対象で、現在、心筋梗塞の急性期（合併症のピーク）を過ぎ、心臓リハビリテーションにより段階的に活動範囲やADLの拡大が進められています。この事例をもとに、関連図の書き方を一緒に考えてみましょう。ここでは、Y氏の看護問題である「＃1　活動耐性低下」と「＃2　便秘」が導き出されたプロセスを説明します。

STEP 1　対象の概要を示す

　まずは、対象の基礎情報をまとめ、関連図中に図示することから始めましょう 図1 。これは、関連図を作成しようとする対象の概要を表現することになります。表現する内容は、対象の置かれている立場や状況に関するものであり、疾患や入院などにかかわらず、個人の役割として継続される状況です。

> **図1**
> Y氏　54歳　男性
> 会社員、総務課長
> 通勤時間：約1.5時間
> 住宅ローン返済中
> 三女の学費・仕送り

　事例の関連図では、「54歳の男性であり、職場では管理職としての役割があり、家庭では一家の大黒柱として経済的役割も大きいY氏」が表現されています。また、これらの基礎情報を2重線や太線で囲むことで、関連図作成のスタート（起点）を明確にします。このように関連図のスタートを明確にしておくと、作成過程で戸惑いが生じた際には、再びスタートに戻って検討することができると思います。

　基礎情報の書き方にはさまざまな方法があり、対象の身体的な特徴や身体計測値なども含めて表現したり、強調したい情報は、別枠に独立して表現することもあります。

　STEP 1では、対象の概要がとらえやすい基礎情報の示し方を工夫してみてください。

STEP 2　対象を起点に図を展開する

　対象の基礎情報が図示されたら、そこを起点にして関連図を広げていきます 図2 。まず、対象の疾患である「心筋梗塞」に注目して、対象に生じている病態を明確にしていきます。

　Y氏は、冠状動脈の血流が途絶えたことにより心筋梗塞を発症しました。治療では梗塞冠動脈に対してPCIによる血管内治療が施行され、発症後早期に再還流を図ることが出来ました。また、薬

物療法や入院による安静、心臓リハビリテーションによる段階的なADLの拡大をはかっています。心筋壊死の程度を反映するCK値が3500IU/Lを最高値に下降しています。

STEP 3 基準値から外れたものを把握する

対象の病期や症状がとらえられたら、次に、基準値や一般像から外れている情報は何かを把握していきます 図3 。

現在Y氏は、「活動時の易疲労感」と「入院後は少量の軟便があったのみで、排便がみられない状態」が生じています。Y氏の「活動時の易疲労感」の背景には、心筋の壊死による心臓の収縮機能の低下が生じ、組織の酸素供給不足が生じたことが関連していると考えられます。また、「排便がみられない」に関連する要因は、治療に伴う安静や食事摂取量の低下から消化管運動（腸蠕動）が低下したこと、床上排泄や怒責（いきみ）で再発作が誘発されるのではないかという不安による排便時の腹圧不足があげられます。つまりSTEP 3では、「活動時の易疲労感が生じている背景は何か」、また「入院後に排便がみられないのはなぜか」を考えながら、身体・心理・社会的側面の情報を読み進め、その関連性を矢印でつなぐ作業を行います。

STEP 4 どんな問題が発生するのかを考える

次に、症状や病像が発生したことにより、どのような問題が生じているのかを考えます。この段階では、対象自身の症状や病像に対する感じ方・反応などを含めて考えていきます 図4 。Y氏は、「活動時の易疲労感」について「すぐに疲れてしまう」「力がなくなってしまった」と話し、客観的な情報としては活動時に血圧や脈拍などのバイタルサインの変化を認めています。また、「排便がみられない」ことについては、腹部膨満感と腹部不快感を自覚し、「腹が張って気持ち悪い」「便が出ないと落ち着かない」と訴えています。

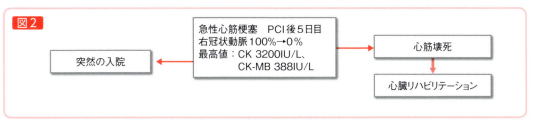

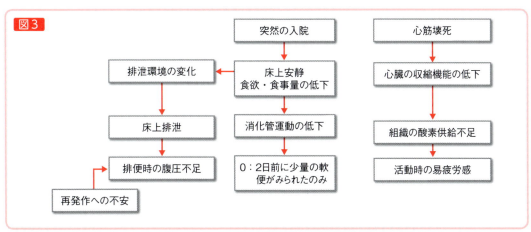

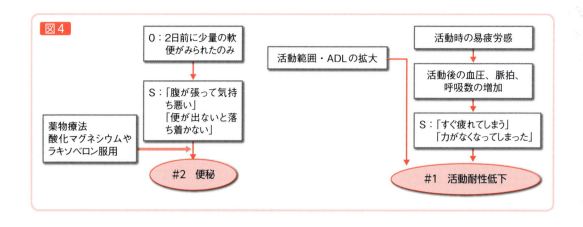

図4

STEP 5　まとめ

以上の4つのSTEPを経て、対象の諸症状や現在おかれている状況から、存在する問題（顕在的な問題）と予測される問題（潜在的な問題）を考えていきます　図5 。

Y氏は、CK値やCK－MB値の上昇が示すように心筋の壊死を生じていました。心臓は心筋の働きにより全身に血液を送り出す重要な役割を担っています。しかし、心筋の壊死により、血液を全身に送るために必要な心臓の収縮力が低下し、組織は活動負荷に伴い酸素供給不足を生じていることが考えられます。そのため、Y氏は、活動による酸素需要や消費量の増加に伴い、疲労感を自覚し、バイタルサインの変化にもつながった可能性が考えられます。

バイタルサインの変化は安静を保つことで改善していますが、こうした活動負荷による反応は、Y氏の日常生活動作の拡大を阻害する可能性が考えられました。

以上のことから、看護問題として「組織への酸素供給不足、活動範囲拡大による心仕事量の増大に関連した＃1　活動耐性低下」が導き出されました。

また、Y氏は治療のために活動が制限さ、食欲、食事摂取量ともに低下し、消化管活動が低下した状態でした。さらに、床上排泄や排便時の怒責（いきみ）が再発作を誘発するのではないかという不安感から、排便時の腹圧不足が考えられました。そのため、少量の軟便以外は排便がなく、腹部膨満感と不快感の自覚につながったと考えられます。

以上のことから看護問題として「安静や食事摂取量の低下による消化管活動の低下、床上排泄や再発作の不安による腹圧不足に関連した＃2　便秘」が導き出されました。

●看護問題の優先度の決定

看護問題が導き出されたら、その問題の優先度を検討していきます。看護問題の優先度を決定する際には、まず対象の身体症状や生命に影響を及ぼす危険性のある問題を第一に考えなくてはなりません。また、マズローのニード階層論などを参考にして、低次のニードから高次のニードの順に優先順位を検討することも1つの方法です。

本事例のY氏は、急性期合併症の好発時期、生命の危機的状態を脱してはいますが、心臓リハビリテーションにより少しずつ活動範囲やADLの拡大が図られる時期であり、「＃1　活動耐性低下」を優先度のいちばん高い看護問題としてあげました。

◎間違いやすい点や条件が違う場合

　今回の事例では、心筋梗塞発症後早期に再還流が図れ、合併症を併発することなく活動範囲が拡大しているY氏の関連図の書き方を解説しました。

　心筋梗塞は、冠状動脈の梗塞部位や心筋壊死の程度などにより、合併症のリスクや予後が大きく左右されるため、対象一人ひとりの状態を正しく理解することが必要です。また、対象は、理解力やストレスの感じ方、コーピング方法やサポート体制などが異なり、抱えている問題もさまざまです。そのため、疾患の一般像にとらわれ過ぎることなく、それぞれの対象が抱えている問題やその背景に着目し、看護問題を把握していってください。

　心筋梗塞は、壮年期から老年期に好発する疾患です。そのため、対象は発達段階の特性上、身体面や心理面においてさまざまな退行変化が進行している可能性が考えられます。また、予備能力には個人差があるため、人によっては、入院による環境変化や制限のある治療環境に適応できず混乱したり、治療に伴う安静が廃用性変化を加速させるリスクも考えられます。関連図の作成では、このような加齢に伴う心身機能の変化も念頭におき、情報の関連性を探っていってください。

◎関連図を書くための工夫

　「関連図」と聞くと、複雑で入り組んだ図が頭に浮かび、「難しい」や「複雑でうまく書けない」と答える学生さんがたくさんいます。それはきっと、教員や指導者の評価を意識して、体裁の整った関連図を作成しようと肩に力が入ってしまっているからかもしれません。

　関連図には正しい書き方や共通の書き方は存在しません。つまり、対象の全体像をとらえ、情報間の関連性を整理しながら看護問題を導き出すという関連図の目的が達成されていれば、間違いもないのです。そのため、関連図は対象をあらゆる角度からとらえ、関連性を考えながら全体像を把握するメモととらえると、頭の中を整理する有効なツールとして活用できると思います。

　Y氏の関連図では、対象の主観的な情報を関連図中に示しています。関連図は端的にわかりやすく、短い文章で書くことが理想的ですが、対象の言動にはたくさんのヒントが隠されているため、主観的情報を大切に関連図が展開できると看護介入を考える際のヒントを図中から見出すこともできると思います。対象は身体的・心理的・社会的にさまざまな側面をもつ1人の人間です。心筋梗塞という疾患にとられ過ぎて、思い込みの関連図とならないように、いつも「心筋梗塞に罹患したY氏」という視点で関連図に向かい合ってください。

参考文献
1）メヂカルフレンド社編集部編：クリニカルスタディブック2 実習に役立つ病態マップ、p.40～43、メヂカルフレンド社、1999
2）中川みゆき他：急性心筋梗塞症患者への対応―看護の視点で対象をとらえるために、HEART Nursing、15（6）：102～107、2002
3）メヂカルフレンド社編集部編：クリニカルスタディブック3 ひとりで学べるナーシングプロセス　成人・老年看護1、p.72～95、メヂカルフレンド社、1999
4）前田聰：虚血性心疾患患者の行動パターン―簡易質問紙による検討、心身医、25（4）：298～306、1985
5）マージョリー・ゴードン著：ゴードン博士のよくわかる機能的健康パターン 看護に役立つアセスメント指針、照林社、2001
6）リンダ J．カルペニート著：柴山森二郎監訳：看護診断にもとづく成人看護ケアプラン、第2版、医学書院、2002
7）リンダ J．カルペニート＝モイエ著、新道幸恵監訳：看護診断ハンドブック、第9版、医学書院、2011

④ 脳腫瘍患者の関連図の書き方

◎ 関連図を書く前に

● 関連図とは何か

まずは、関連図とは何かを確認してみましょう。

関連図の「関連」とは、「かかわり、つながっていること。2つ以上の事柄の間に原因と結果の関係があること」[1]です。また、「図」とは、「『あるもの』または『あること』についての状態を描いたもの、または、『あるもの』または『あること』についての複数の事柄の関係を線などを用いて示したもの」です。

したがって、関連図とは、「『あるもの』または『あること』についての複数の事柄の関係がどうなっているのかを原因と結果の関係に注目しながら線を用いて示したもの」ということになります。

● 関連図を作成する意義

次は、関連図を作成する意義をみてみましょう。

1つ目の意義は、前述した関連図の定義から明らかなように、「関連図は、『あるもの』または『あること』に含まれる複数の事柄の原因と結果の関係に注目しながら作成していく」ため、論理的な思考が容易になることです。

ここで、論理的に思考するとはどのようなことなのかを確認してみると、「○だから△（○→△）」「◎だから□（◎→□）」と理詰めで考えていくことです。この場合の○や◎は「原因」、△や□は「結果」であるため、「○だから△（○→△）」「◎だから□（◎→□）」という見方は、原因と結果の関係に注目してみているということになります。

したがって、このようなものの見方をすることで、どんな事柄が原因になってどんな事柄が生じているのかがわかりやすくなります。

2つ目の意義は、『あるもの』または『あること』に含まれる複数の事柄とそれらの関係が一目瞭然にわかることです。

言葉を換えると、『あるもの』または『あること』の全体像と、全体像のなかでの「ある事柄」の位置づけが一目瞭然にわかるということです。

ここで、全体像とは何かを確認してみると、全体像とは「『あるもの』または『あること』の全容を示したもの」です。

●看護における関連図の作成目的とデータ収集の側面

　次に、前述した関連図を作成する意義を受けて、看護における関連図の作成目的をみてみましょう。

　看護における関連図作成の目的は、対象の全体像を把握することです。全体像とは、前述したように「『あるもの』または『あること』の全容を示したもの」です。したがって、看護における全体像と言ったときには「疾患や状態の変化によって、対象は現在どんな状態・状況にあるのかを示したもの」ということになります。

　したがって、看護における関連図からは「対象の現在の状態・状況」がわかり、ここから「現在生じている看護問題（看護診断）、または近い将来生じる可能性のある看護問題（看護診断）」がわかるということになります。

　次に、では、このようなことがわかる全体像にするためには、どのような側面で対象のデータを収集していけばよいのかをみてみましょう。

　基本的な側面としては、病態的側面、治療的側面、身体的側面、心理的側面、社会的側面（必要時、霊的側面）になります。

　これらの側面でのデータ収集・データ分析を行い、分析結果を受けて関連図を作成することによって、「対象の現在の状態・状況」がわかり、ここから「現在生じている看護問題（看護診断）、または近い将来生じる可能性のある看護問題（看護診断）」がわかります。

●全体像がわかる関連図を作成するためのポイント

　次は、全体像がわかる関連図を作成するためのポイントをみてみましょう。

　前述したように、看護における関連図とは、「疾患や状態の変化によって、対象は現在どんな状態・状況にあるのかを示したもの」であり、ここから「対象の現在の状態・状況」と「現在生じている看護問題（看護診断）、または近い将来生じる可能性のある看護問題（看護診断）」がわかります。

　これをひと言でいうと、看護における関連図からは、「対象の全体像」と「看護問題（看護診断）とその位置づけ」がわかるということになります。

　そこで、次では、このようなことがわかる関連図作成のポイントをあげます。

①病態的側面、治療的側面、身体的側面、心理的側面、社会的側面（必要時、霊的側面）における対象のデータ収集・データ分析を行い、それぞれの側面における対象の状態・状況を明らかにする。

②①の分析で明らかになった事柄に注目し、事柄と事柄の関係がどうなっているのかを原因と結果の関係に注目しながら線を用いて構造化する。

　②の「事柄」というのは、全体像を把握するうえでの主要な事柄です。関連図のなかに、枝葉末節的な事柄を取り込んでいくと複雑な関連図になり、わかりにくくなります。

　したがって、関連図を作成するさいには、主要な事柄に注目することがポイントになります。

　では、次の事例で、実際に関連図を作成してみましょう。

◎事例紹介

❶患者紹介

【患　　者】Aさん、55歳、男性
【職　　業】会社員（管理職）
【診 断 名】小脳腫瘍
【主　　訴】頭重感、歩行困難感、右手の震え
【治療方針】腫瘍摘出術予定
【家族構成】妻（52歳）専業主婦、長女（22歳）大学生、次女（19歳）大学生。長女はY県、次女はT県に住んでおり、現在は妻と2人で住んでいる。
【既 往 歴】とくになし

❷経過

▶入院するまでの経過

　数年前から右手がスムーズに動かなくなったような感じがあった。1年くらい前からはペンを持ったり、箸を持ったり右手で何かをしようとすると手が震えるようになった。気にしながらもそのままにしていた。2～3か月前から軽度の頭重感や歩行困難感が出現し、ときどきものがぼやけて見えるようになってきたため、神経内科を受診した。神経内科での検査の結果、小脳腫瘍と診断され、手術適応のため脳神経外科に転科になった。

▶現在の状況

・入院前ほどではないが、頭重感が続いており、ときどき頭痛が出現する。
・たまに嘔吐するが、嘔吐後の気分不快はない。
・右手の震えや歩行困難感は相変わらず持続しており、トイレ歩行の際は右下肢に力が入らず、ふらつくことがある。
・たまにものがぼやけて見えることがある。
・グリセロール点滴施行。

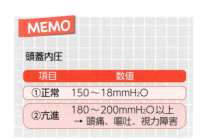

MEMO
頭蓋内圧

項目	数値
①正常	150～18mmH₂O
②亢進	180～200mmH₂O以上 → 頭痛、嘔吐、視力障害

【手術についての説明】
　「小脳にできた腫瘍です。開頭術で腫瘍を摘出します。良性のものなのか、悪性のものなのかまだはっきりしません。摘出後に病理検査に出し、その結果でわかります」

【説明に対する反応】
患者：「手術の成功率はどれくらいなのか」「手術後に何らかの障害が残ることはないのか」「いまある症状はなくなるのか」「良性、悪性どちらの可能性が高いのか」
妻：「（夫に）先生を信じて任せましょう」

【病気に対する受け止め】
　「いままで病気らしい病気をしたことがないのに、どうしてこんなことになってしまったのだろう。でも、なってしまったものは仕方がない。最善の治療を受けるしかない」

【コミュニケーション】

しばしば、「自分のような手術をした人は、手術後どうだったのか」と看護師に尋ねている。また、検査や処置についてわからないことや心配なことは、看護師や医師に尋ねている。同室者（4人部屋）とよく話している（病気の情報交換もしているようだ）。妻や娘が面会に来るとよく話しをしている。

◎アセスメント

アセスメントは、「ロイ適応看護モデル」の枠組みを用いて行ってみましょう（アセスメントは臨床での活用に即して、「行動のアセスメント」結果が非効果的行動と判断された項目に関してのみ「刺激のアセスメント」を行い、看護診断/看護問題へと進めて行きます）。

項目	行動のアセスメント （S：患者の主観的データ、O：客観的データ）	適応行動・非効果的行動の判断のアセスメント 刺激アセスメント（F：焦点刺激、C：関連刺激、R：残存刺激）
酸素化	O：意識レベル　清明 O：呼吸数　16回/分（規則的） O：呼吸音　清明 O：脈拍　72回/分 O：体温　36.2℃ S：呼吸困難感なし S：胸痛なし O：皮膚の色　肌色	現時点では適応している。
排泄	＜排尿＞ S：回数　8〜9回/日（入院前5〜6回/日） S：色　淡黄色 S：夜間もトイレに行くことがある。 ＜排便＞ S：回数　1回/2〜3回/日（入院前1回/日） S：色　淡褐色 S：硬さ　やや硬便（入院前より硬度） S：軽度の排便困難感あり S：軽度の腹部膨満感あり	排尿回数は、1日8〜9回とあり、頻尿気味であるが、現時点では適応している。 F：グリセオール使用 入院前は毎日排便があったが、現在は2〜3日に1回になっている。また、腹部膨満感や排便困難感が出現しており、入院前より硬便になっていることから「便秘」と考えられる。 F：手術に対する不安 F：予後に対する不安 C：仕事の気がかり C：食物摂取量の低下 C：活動レベルの低下 R：家族に対する気がかり R：入院による環境の変化
	看護診断/看護問題　手術・予後に対する不安に関連した便秘	
栄養	O：身長177.0cm、体重70.5kg O：皮膚の状態　なめらか O：食事摂取状況　常食　毎食1/3摂取 S：あまり食欲がない O：総タンパク 7.2g/dL O：赤血球数 498万/μL O：ヘモグロビン 15.8g/dL	BMIは正常範囲であり、検査データも正常範囲である。したがって、現在栄養的には適応しているが、「あまり食欲がない」とのことで、現在の食事摂取量は毎食1/3くらいである。この状態が続くと栄養状態が悪くなる可能性があるため、「食欲不振」が問題と考えられる。 F：手術に対する不安 F：予後に対する不安

項　目	行動のアセスメント （S：患者の主観的データ、O：客観的データ）	適応行動・非効果的行動の判断のアセスメント 刺激アセスメント（F：焦点刺激、C：関連刺激、R：残存刺激）
		C：軽度の疲労感 C：仕事の気がかり C：軽度の腹部膨満感あり C：頭重感、ときどき出現する頭痛 R：箸を持つと手が震える R：家族に対する気がかり
	看護診断/看護問題　手術・予後に対する不安に関連した食欲不振	
活動と休息	<活動> O：安静度　フリー O：日中はベッド上で過ごしていることが多い。 S：歩くとふらつくことがある。トイレや洗面所、面会ホールに行くときくらいしか歩かないようにしている。 O：歩行時にふらつきあり。 S：手術前だから、転ばないようにしないと。 S：右下肢に力が入らない。 S：右手で何かをしようとすると右手が震える。スムーズに動かしにくい。 O：ADLは自立している <休息> S：なかなか眠れない（入院前は熟睡できていた）。 S：熟睡感なし S：日中うとうとすることがある。 S：軽度の疲労感あり。	安静度はフリーであるにもかかわらず、歩行時のふらつきによる転倒を避けるために日中はベッド上で過ごしていることが多い。 現在、入院前より活動レベルは低下しているが、手術が目前であり、いまのような状況が長期に及ぶものではないため適応行動と考えられる。しかし、いまの状態が続くと下肢の筋力が低下する可能性があるため、下肢の筋力低下を予防するための援助が必要である。 また、右手で何かをしようとすると右手が震え、スムーズに手を動かしにくい状態である。しかし、手術が目前であり、いまのような状況が長期に及ぶものではないと考えられることと、ADLが自立していることから適応行動と考えられる。しかし、ADL上、何らかの支障があるときには援助が必要である。 ※歩行時のふらつき、右手の震えは、小脳半球症状によるものである。 入院前にできていたにもかかわらず、現在はなかなか眠れず、熟眠感がない状態である。そのためか疲労感が出てきている。このままの状態が続くと疲労感が強度になる可能性があるため、「不眠」が問題と考えられる。 F：手術に対する不安 F：予後に対する不安 C：仕事の気がかり C：頭重感、頭痛 C：活動レベルの低下 C：夜間トイレへ行くことがある R：家族に対する気がかり
	看護診断/看護問題　手術・予後に対する不安に関連した不眠（睡眠遮断）	
防衛	O：白血球数 7800/μL O：皮膚の発赤なし O：皮膚は保湿性あり O：皮膚の色　肌色 O：皮膚の弾力性あり O：皮膚の損傷なし S：右下肢に力が入らない。 O：歩くとふらつくことがある。 S：手術の前なので、転ばないようにしないとね。 S：歩行時にふらつくことがあり、転びそうになることがある。	皮膚の状態は現時点では適応している。 歩行時、ふらつきがあり、転びそうになることがあると言っている。このような状況において、頻尿気味であるため何度もトイレに行っている。本人は、転ばないように気をつけていると言っていることから「転倒の可能性」が問題と考えられる。 F：疾患（小脳腫瘍）による小脳半球症状によって生じるふらつき C：軽度の疲労感

項　目	行動のアセスメント （S：患者の主観的データ、O：客観的データ）	適応行動・非効果的行動の判断のアセスメント 刺激アセスメント（F：焦点刺激、C：関連刺激、R：残存刺激）
	S：頻尿気味であり、何度もトイレに行っている。 S：たまにものがぼやけて見えることがある。	C：視力障害（たまにぼやけて見えることがある） R：下肢の筋力低下
	看護診断／看護問題　疾患による小脳半球症状によって生じる歩行時のふらつきに関連した転倒のリスク	
感覚／神経機能	O：意識　清明 O：認知障害なし O：視力障害あり（たまにものがぼやけて見える） O：聴覚障害なし O：言語障害なし S：頭重感あり S：頭痛あり（ときどき） S：たまに嘔吐することがあるが、嘔吐後の気分不快はない。	認知状態や意識状態は現時点では適応している。 入院前から頭重感が出現しており、ときどき頭痛も出現している。また、たまにものがぼやけて見えることがある。たまに嘔吐することがあるということから「頭蓋内圧亢進」が問題と考えられる。 F：小脳腫瘍
	看護診断／看護問題　疾患（小脳腫瘍）に関連した頭蓋内圧亢進（共同問題）	
体液と電解質	S：体重の変化　入院前後でなし O：脈拍数　72回／分 O：血圧 132/86mmHg　清明 O：浮腫なし O：Na 145mEq/L　K 3.8mEq/L 　　Cl 101mEq/L　Ca 9.5mEq/dL S：たまに嘔吐することがある	たまに嘔吐することがあると言っているが、検査データは正常範囲であるため、現時点では適応している
自己概念	S：自分はどうなってしまうのか S：手術の成功率はどれくらいなのか S：手術後に何らかの障害が残ることはないのか S：自分のような手術をした人は、手術後どうだったのか S：良性、悪性どちらの可能性が高いのか	●目前に迫った手術について、手術後の状態について、また、腫瘍は良性なのか悪性なのかということについてしばしば医師や看護師に尋ねてくることから「不安」が問題と考えられる。 F：目前に迫った手術 F：予測のつかない予後 C：いままで病気らしい病気をしたことがない
	看護診断／看護問題　手術・予後に関連した不安	
役割機能	O：55歳、男性 S：会社員 O：夫、父、患者 S：家族からは「焦らずゆっくり治そうよ」と言われている。 S：妻から「家のことは大丈夫。心配しないで」と言われている。 S：最善の治療を受けるしかない。 S：会社の人たちからは「仕事のことは心配するな」と言われているが、皆に悪い。 S：ときどき、会社の同僚が面会に来て「仕事のことは心配するな」と言ってくれる。	●現時点では適応している。

④ 脳腫瘍患者

項　目	行動のアセスメント （S：患者の主観的データ、O：客観的データ）	適応行動・非効果的行動の判断のアセスメント 刺激アセスメント（F：焦点刺激、C：関連刺激、R：残存刺激）
相互依存	S：重要他者、妻 O：妻は毎日面会に来る。 S：妻はよく話を聞いてくれる。 O：娘たちが週末に面会に来ると、家族4人で面会ホールで楽しそうに話をしている。 S：ときどき、会社の同僚が面会にくる。 O：同室者とよく話をしている。 O：友人もよく面会に来ている。	●現時点では適応している。

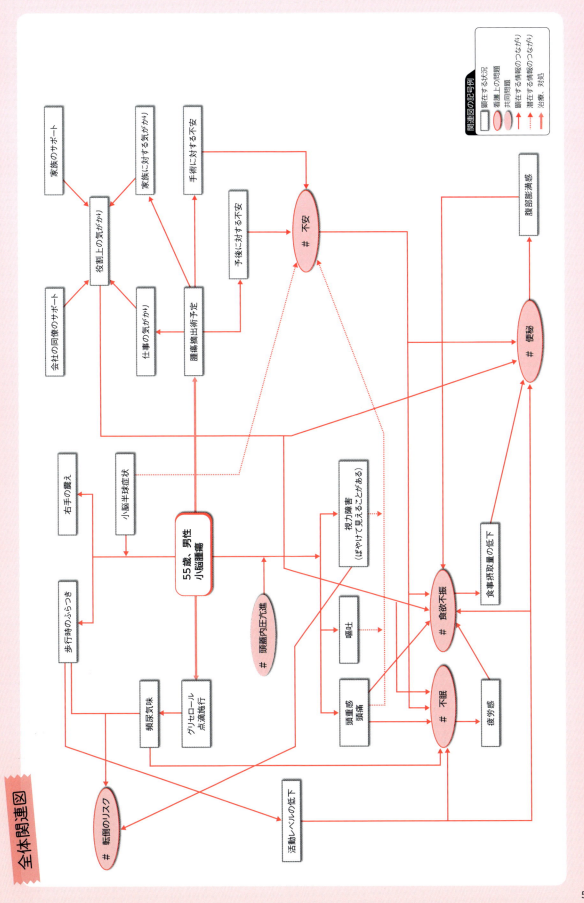

全体関連図

④ 脳腫瘍患者

◎関連図の書き方の解説

では、前のページで行ったアセスメントを受けて、関連図を作成していきましょう。

STEP 1　「対象の概要」を把握する

図1 は、どんな対象なのかという「対象の概要」を示しています。疾患名が明らかになっているいないにもかかわらず、どんな対象においても、関連図を書くときの出発点は「対象の概要」になります。

疾患名が明らかになっている場合は、年齢・性別・疾患名を記載し、疾患名が明らかになっていない場合は、年齢・性別・主訴を記載するとよいです。

STEP 2　治療方法を把握する

図2 は、小脳腫瘍という疾患に対して、現在どのような治療が行われているのか、または、今後どのような治療が行われる予定なのかを示しています。

「グリセロール点滴施行」は現在行われている治療、「腫瘍摘出術予定」は今後行われる予定の治療です。

これがわかることによって、「現在行われている治療に関連する事柄」と「今後行われる予定の治療に関連する事柄」とを分けて考えることができるようになり、対象の現在の状態・状況をとらえるうえでの「事柄」の整理がしやすくなります。

STEP 3　治療に伴う身体的問題・心理的問題・社会的問題を把握する

図3 は、2の「現在行われている治療に関連する事柄」「今後行われる予定の治療に関連する事

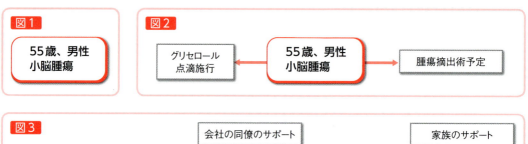

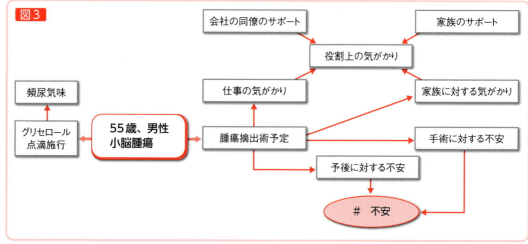

柄」に対してどのような身体的問題・心理的問題・社会的問題が生じているのかを示しています。

「現在行われている治療に関連する事柄」としては、「頻尿気味」、「今後行われる予定の治療に関連する事柄」としては、「不安」、仕事・家族に対する「役割上の気がかり」のあることがわかります。また、「役割上の気がかり」に対しては、現在、会社の同僚や家族のサポートのあることもわかります。

STEP 4　現在の病態を把握する

図4 は、小脳腫瘍という疾患によって、どのような症状・徴候が生じているのかを示しています。

歩行時のふらつきや右手の震えは「小脳半球症状」によって、頭重感・頭痛、嘔吐、視力障害は「頭蓋内圧亢進」によって生じていることがわかります。

STEP 5　症状・徴候に関連する身体的問題を把握する

図5 は、小脳半球症状によって生じている身体的問題を示しています。小脳半球症状による「歩行時のふらつき」によって「＃　転倒のリスク」のあることがわかります。また、この「＃　転倒の

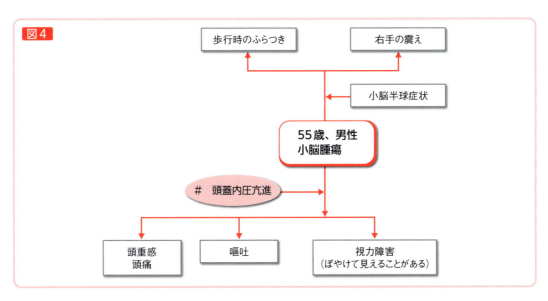

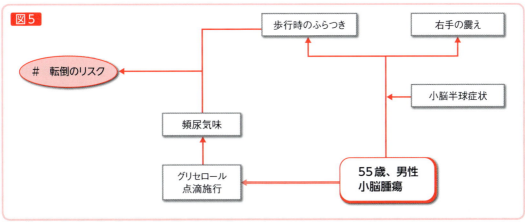

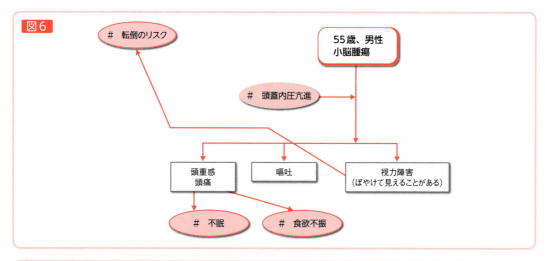

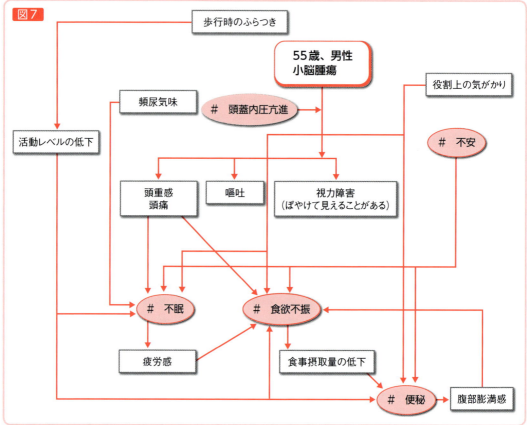

リスク」には、グリセロール点滴施行による「頻尿気味」も関係していることがわかります。

　図6 は、「#　頭蓋内圧亢進」の症状・徴候によって生じている身体的問題を示しています。頭重感・頭痛によって「#　不眠」と「#　食欲不振」、視力障害によって「#　転倒のリスク」のあることがわかります。

　図7 は、小脳腫瘍に関連した症状・徴候によって生じている身体的問題を示しています。活動レベルの低下・食事摂取量の低下・役割上の気がかり・不安によって「#　便秘」のあることがわかります。

STEP 6　現在、生じている問題の原因を把握する

また 図7 は、「#　不眠」「#　食欲不振」「#　便秘」という現在生じている問題に対して、どのような事柄が原因になっているのかを示しています。

◎関連図を作成するうえでの確認事項

次に、関連図を作成するうえでの確認事項をみてみましょう。

●関連図に対象をみる側面が含まれるようにするための思考方法

関連図に①病態的側面　②治療的側面　③身体的側面　④心理的側面　⑤社会的側面（必要時、霊的側面）というすべての側面が含まれるようにするための思考の一例を以下に示します。

① 現在、どのような病態になっているのか（病態的側面）
② ①に対して、現在、どのような治療方針のもとにどのような治療を受けているのか、または、どのような治療を受ける予定なのか（治療的側面）
③ ①②によって、身体的にはどのような状態・状況になっているのか（身体的側面）
④ ①～③によって、社会的にはどのような状態・状況になっているのか（社会的側面）
⑤ ①～④によって、心理的にはどのような状態・状況になっているのか（心理的側面）
（⑥　必要時、霊的にはどのような状態・状況になっているのか）

このようなことが明らかになったら、まずは、1回目の関連図を作成してみましょう。

●関連図の因果関係のチェック方法

関連図の因果関係のチェック方法としては、関連図の矢印が論理的になっているかどうか、すなわち、「○だから△」、「◎だから□」というように事柄と事柄の関係が因果関係（原因と結果の関係）に基づいた矢印になっているかどうかをみていきます。

したがって、「○だから△（○→△）」、「◎だから□（◎→□）」と考えた場合は、○や◎は矢印の出発点、△や□は矢印の終着点として、矢印の出発点と終着点に論理性はあるか、矢印の出発点と終着点に論理の飛躍はないかを確認していくということになります。

このチェックの過程において、矢印の出発点と終着点に論理性がないと判断されたときや矢印の出発点と終着点に論理の飛躍があると判断されたときは、削除される事柄、追加される事柄があるということになるため、その部分の因果関係（原因と結果の関係）を再度検討する必要があります。

このようなチェック過程においては、関連図の書き直しが必要になるかもしれません。

●関連図をスリムにする方法

対象の全体像を把握するうえで必要な事柄が決定し、矢印が論理的に引けたら、次は対象の全体像が一目瞭然にわかるかどうかが問題になります。

関連図がわかりにくくなる要因としては、
①概念的に同じグループにまとめられる事柄を、別のものとしてみている（例：「役割上の気がか

り」としてまとめられるところを「仕事の気がかり」「家族に対する気がかり」とする、「不安」とまとめられるところを「手術に対する不安」「予後に対する不安」とする、など）
②矢印が交差しすぎている

などがあげられます。

したがって、概念的に同じグループにまとめられる事柄は1つにまとめること、矢印が交差しすぎないように事柄を記載する位置を考えることが大切になります。

この過程においても、関連図の書き直しが必要になるかもしれません。

◎関連図を書く際のアセスメントの重要性

疾患名が同じ脳腫瘍であり、かつ年齢や性別が同じであったとしても腫瘍の発生部位の違いによって生じてくる症状・徴候が異なります。また、脳腫瘍の進行状態によっても生じてくる症状・徴候が異なります。

このように症状・徴候が異なれば、これに伴って身体的問題・心理的問題・社会的問題の態様が異なり、関連図に記載される事柄が違ってきます。

したがって、関連図を作成する際は、予め各側面（病態的側面、治療的側面、身体的側面、心理的側面、社会的側面、必要時、霊的側面）のアセスメントを行い、各側面における対象の状態・状況を把握しておくことが重要になります。

● 引用文献
1）梅棹忠夫ほか監修：講談社カラー版日本語大辞典、第2版、講談社、1995
● 参考文献
1）松木光子監訳：ザ・ロイ適応看護モデル、第2版、医学書院、2010
2）松木光子編：ロイ看護モデルを使った看護の実践、第2版、ヌーヴェルヒロカワ、2004
3）金子道子編著：看護論と看護過程の展開、照林社、2001
4）滝島紀子：病態関連図の書き方と学生指導の展開、教務と臨床指導者、12（3）：59～64、1999
5）滝島紀子：看護過程から理解する看護診断、丸善出版、2012

④ 脳腫瘍患者

❺ クモ膜下出血患者の関連図の書き方

◎関連図の書き方のポイント

　関連図と聞くと、「難しい」「苦手だ」「わからない」と思う人も多いと思います。しかし、関連図は対象の全体像を把握する効果的な学習方法でもあります。意図的に情報を収集し、思考過程に沿って図式化していくことで、情報が整理されます。そこで、自分の行っている看護活動が、対象の全体像のどこに位置づけられているのか、また今後予測される状況を考えて何を優先して行わなくてはならないのか、などが明らかになり、対象の理解や看護実践の方向性が明確になるのです。

　とはいえ、周手術期患者の関連図の作成では、入院期間の短縮化（とくに術前期間）や術後患者の回復の早さといった状況が、いっそう難しいものにしているかもしれません。

　今回は、クモ膜下出血で緊急手術を行った事例の関連図作成を一緒に考えてみましょう。クモ膜下出血は、急に発症して緊急手術に至る場合が少なくありません。

　術前看護のポイントとしては、緊急手術になる患者・家族の不安や緊張を軽減することと、再破裂の危険要因を取り除いて出血を予防することが重要になります。術直後は、脳浮腫や脳血管攣縮などの生命にかかわる合併症の予防や、早期発見に努めることが大切です。さらに、術後は患者の生活の再構築に向けた不安や疑問に対応するとともに、術後回復の状況に応じた援助を行います。

　ここでは、術前・術直後（2日目頃まで）に焦点を当てて関連図の作成を考えてみます。まず、術前では入院や手術をするということから、看護問題として不安の軽減と再破裂の防止を第一に考えます。手術・術直後では、クモ膜下出血の原因や病態を理解し、今後予測される問題を考えます。つまり、出血状況の理解（再破裂の危険性）と術後合併症（頭蓋内圧亢進症状、水頭症、脳血管攣縮など）の防止と早期発見・対処を考えて関連図を作成して行きます。

　今回の事例は、急な発症で緊急入院し、諸検査の結果、緊急手術を行った急性期の患者です。情報収集のデータベースはゴードンの枠組みを参考にして使用しましたが、急性期の情報を整理しやすくするために、「意識・呼吸・循環」という項目を加えて情報を仕分けし、看護上の問題を抽出しました。ここでは、主な看護問題とし、術前は手術への不安とこれに関連した再破裂の予防について、術後は手術侵襲による頭蓋内圧亢進症に対する看護上のポイントを、関連図に作成しました。

◎事例紹介

❶患者紹介

【患　　者】　Tさん、45歳、女性
【職　　業】　高校教師

【家族構成】　夫、子ども2人の4人暮らし。長男（20歳）は県外の大学に通うため、1人暮らしをしている。

【既往歴】　とくになし。高血圧を指摘されていたが、自覚症状がないために放置。健康には自信があった。

【心理的・社会的状況】　夫は仕事柄、不規則な生活であるため、Tさんは家庭の中心的存在になり、子どもの世話と仕事を両立させていた。家庭では、長女が受験を控え、進学の相談や健康管理に気を遣っていた。仕事では、高校の進路指導を担当、教育指導者研修会の会長を務めるなど、重い責任を担っていた。

【性格】　明るく、心配性、勝ち気な一面がある。

❷経過

▶入院までの経過

1月7日の6時頃、朝食の準備をしていたところ、突然激しい頭痛が起こって卒倒した。夫が発見して救急車を要請し、6時45分頃にK病院の救急外来に搬送された。到着時、意識レベルはほぼ清明であったが、頭痛は持続していた。血管を確保して濃グリセリン治療が開始された。CTやMRA（magnetic resonance angiography）検査の結果、クモ膜下出血を認めた。内頸動脈―後交通動脈分岐部（ICPC）動脈瘤破裂であり、緊急手術の適応になってICUに入室になる。

医師から家族に病状、手術、術後の経過について説明があった。Tさんも術前の安静と手術の必要性の説明を医師から受けたが、急なことであり、家族や仕事、予後の不安を訴えた。しかし、最終的に手術をしてよくなりたいと納得した。

▶入院後の経過

1月8日手術（脳動脈瘤クリッピング術＋脳槽灌流ドレナージ術）を行った。術後、半覚醒で気管内挿管の状態でICUに入室する。血圧は120～150mmHgを保持するよう、ニカルジピンが微量持続投与された。脳槽ドレーンは＋10cm設定、拍動が認められ、透明な髄液の流出があった。家族には術後合併症の危険性について医師から説明があった。

術後経過は順調で、術後2日目、血圧は130～150mmHgに維持されていてニカルジピンは中止された。体温は36.0～37.0℃、脳

MEMO

意識レベルの判定①
3-3-9度方式（JCS：Japan Coma Scale）

Ⅰ	覚醒している
1	だいたい清明だが、いまひとつはっきりしない
2	見当識障害がある
3	名前、生年月日が言えない

Ⅱ	刺激すると覚醒する
10	普通の呼びかけで開眼する
20	大きな声、または体を揺さぶると開眼する
30	痛み刺激を加え、呼びかけを繰り返すと、かろうじて開眼する

Ⅲ	刺激しても覚醒しない
100	痛み刺激に対して、払いのけるような動作をする
200	痛み刺激で少し手足を動かしたり、顔をしかめる
300	痛み刺激に反応しない

該当する項目の数字を組み合わせて、Ⅱ-20のように意識レベルを表します。

意識レベルの判定②
グラスゴー・コーマ・スケール（GCS：Glasgow Coma Scale）

観察項目	反応	スコア
開眼（E）	自発的に開眼する	4
	呼びかけにより開眼する	3
	痛み刺激により開眼する	2
	全く開眼しない	1
言語反応（V）	見当識あり	5
	混乱した会話	4
	混乱した言葉	3
	理解不明の音声	2
	まったくなし	1
運動反応（M）	命令に従う	6
	疼痛部を認識する	5
	痛みから逃避する	4
	異常屈曲	3
	伸展する	2
	まったくなし	1

槽ドレーンからは150mLの髄液が観察された。

本日、ICUから脳神経外科病棟へ転棟となった。

◎情報収集とアセスメント

急性期の患者をとらえやすくするために、ゴードンの機能的健康パターンの枠組みに「意識・呼吸・循環」という項目を加えて情報を整理した。

項目	情報	アセスメント
意識・呼吸・循環	■入院時 S（患者の主観的情報）： ・「朝の頭痛に比べ徐々に痛みは少なくなってきた」「吐き気はいまも続いている」「身体の向きを変えるにも頭痛と吐き気でできない」 O（客観的情報）： ・受け答えなど会話は通じる。 ・血圧194/92mmHg、脈拍90回/分、呼吸11回/分、体温37.0℃。ときおり、深い深呼吸をする。やや舌根沈下気味。四肢麻痺はなく、離握手に応じる。 ・Grade（1）GCS（14）JCS（2）、瞳孔（右3mm、左2mm） ・眼瞼下垂はない。 ・血液検査：WBC 18000/μL、CRP 0.3mg/dL ■術後1日目 S： ・「手術は終わったの。ここは病院？」「管（脳槽灌流ドレナージ）は大丈夫」「頭が痛い」 O： ・呼名や指示に従って開眼したり、四肢を動かす。 ・血圧114/80mmHg、脈拍62回/分、呼吸8回/分、体温37.5℃、四肢麻痺はないが離握手に応じる力が弱い（右＜左）。 ・GCS（15）、瞳孔（右3mm、左2mm） ・頭痛と吐き気は持続しているが、軽度。無意識に頭部へ手をもっていく動作がある。 ・血液検査：WBC 17600/μL、CRP 0.4mg/dL、$PaCO_2$ 40mmHg ・脳槽髄液10mL/日、輸液量2300mL/日、尿量2350mL/日 ■術後2日目 S： ・「病棟に戻れて安心しました」 O： ・血圧134/80mmHg、脈拍80回/分、呼吸16回/分、体温37.3℃ ・受け答えの反応は早い。 ・血液検査：WBC 16600/μL、CRP 0.3mg/dL、$PaCO_2$ 43mmHg ・脳槽髄液150mL/日、輸液量3200mL/日、尿量2250mL/日	●クモ膜下出血は、突然の頭痛と一時的な脳虚血による意識障害で発症することが多い。発症直後から24時間は最も再出血の起こりやすい時期である。観察による異常の早期発見と呼吸・血圧コントロール、心身の安静が重要になる。血液中の二酸化炭素の排出が障害され、二酸化炭素（$PaCO_2$）が高値になると脳血管が拡張して頭蓋内圧が亢進する。また、低酸素血症は脳虚血を悪化させ、脳浮腫を誘発する。以上のことから、気道確保と酸素吸入を確実に行うことが重要になる。 ●再出血の予防には血圧のコントロールが重要になるが、Tさんの場合は120mmHgに保つとともに、周囲の環境を整え（照明、騒音、室温）、刺激や興奮になる状況を避ける必要がある。 ●発症時に一過性の意識障害が現れているが、意識障害が持続したり、悪化する場合は予後不良になる。術後も同様に意識レベルを観察する必要がある。意識障害の程度の評価をJCSやGCSを用いて評価し、その変化を把握する。また、脳動脈瘤の重症判定にはGradeを用いて判定し、病状を把握する必要がある。 ●術後は、全身麻酔、気管内挿管、創傷の影響からさまざまな合併症を起こしやすい。さらに、頭部への手術操作によって脳浮腫や後出血などが起こると、頭蓋内圧亢進症状が出現する。異常徴候の早期発見と適切な処置が患者の生命維持につながる。 ●また、脳槽灌流ドレナージの管理では、設定圧や排液の量・性状、カテーテルの閉塞の有無などを観察する必要がある。さらに頭蓋内圧亢進や脳血管攣縮による記銘力の低下から、カテーテルなどの自己抜去や安静保持が困難な状況になるので、事故の防止に努め、患者の安全への配慮が必要になる。 共同問題　再出血の可能性 共同問題　術後合併症の潜在的状態 　　　　　（詳細は、関連図参照） 共同問題　頭蓋内圧亢進症

⑤ クモ膜下出血患者

項目	情報	アセスメント
健康知覚・健康管理	S： ・「手術はしたくないけど、仕方ない」「痛みを早くとってください。手術をすればよくなるの？」「血圧が高めだったので気をつけていたのに、こんなことになるなら治療しておけばよかった」「こんなことになって家族に迷惑がかかる」 O： ・既往歴：3年くらい前から脂質異常症、高血圧（150/80mmHg前後）を指摘されている。 ・両親も高血圧で治療中。5年前、実父はクモ膜下出血で急死している。 ・現病歴：朝6時頃に起床して朝食の準備をしていたところ、急激な頭痛が起こって台所でしゃがみ込む。しばらく痛みと吐き気があったが、その後は覚えていない。夫が発見したときには、嘔吐と尿失禁の状態で、呼名に返事するなど意識はあったが、救急車で搬送時には再び意識を消失し、酸素吸入・エアウェイを挿入。病院到着時には意識が回復した。 ・頭部CT、MRAにより内頸動脈−後交通動脈分岐部（ICPC）動脈瘤破裂によるクモ膜下出血の確定診断により、脳動脈瘤クリッピング術＋脳槽灌流ドレナージ術を施行。麻酔時間：10時間44分、手術時間：9時間32分	●Tさんは3年前から高血圧を指摘されていたが、自覚症状がなく、治療はしていなかった。今回の入院にあたり、家庭では中心的存在にあり、健康逸脱は家族に迷惑をかけることになったと気にしていることからも、健康管理の必要性を自覚している。手術に対しては、「仕方ない」「手術をすればよくなるとの期待感」から手術を受けることを納得している。 ●術前は症状が悪化しないように、また患者が納得して手術に臨めるように、患者の反応を確認しながら、適切な情報を提供する必要がある。 ●そして、手術時間が長いことと脳神経系の手術であることから、多くの術後合併症を引き起こす危険性が高い。 ●加えて、急な入院・手術になり、健康維持のためにライフスタイルの変化を余儀なくされた患者と家族をサポートしていく必要がある。
排泄	S： ・膀胱留置カテーテルの違和感はない。努責感はない。 O： ・膀胱留置カテーテルを挿入中。グリセオール200mLにより、尿量80〜100mL/時流出。 ・入院前の排便は1〜2回/日、常用薬はない。	●カテーテルの違和感や努責感は血圧を上昇させ、再破裂の危険性や頭蓋内圧亢進を引き起こす。 ●同一体位による腸蠕動運動の低下は、排便困難感や下腹部の違和感などをまねくので、患者の訴えを聞いて排泄のコントロール（緩下薬与薬、腹部マッサージ）をする必要がある。 看護問題　＃　便秘のリスク状態
認知／知覚	S： ・「頭が痛い」「少し動くと頭が痛くて気持ち悪い」を繰り返す。 O： ・四肢麻痺はない。頭痛と吐き気を訴える。外傷はない。	●発症時から頭痛と吐き気が持続している。このまま症状の改善がないと、苦痛によって心身の安静が保たれず、血圧の上昇や吐き気・嘔吐による体動などによって再出血を起こし、意識状態の悪化や生命の危機的状況に陥ることも考えられる。指示された鎮痛薬を適宜使用し、手術に臨めるように援助する必要がある。 看護問題　＃　安楽障害：頭痛、嘔吐
自己知覚	S： ・「手術をして目が覚めないことはないでしょうね。治るんでしょうね」「手術をするのははじめてだけど、頭の手術で麻痺になった人を見たことがあるわ。父も同じ病気で死んでいる」「入院が長くなれば家族の迷惑になる」	●頭蓋内圧が亢進すれば生命の危機的な重篤な状態になり、患者・家族の不安は増大する。とくに、緊急手術や処置を行う患者・家族の精神的動揺は計り知れない。精神的動揺は血圧を上昇させ、再出血を誘発させる。血圧をコントロールし、術前の再出血

項　目	情　報	アセスメント
	O： ・手術の話をすると表情がこわばり、娘の手を握って不安に耐えている。ときおり涙ぐみ、夫や娘に励まされる。	を防ぐためには、患者の心理状況や疾患の理解度を確認しながら、医師との連携を密にとり、十分な説明をして不安の軽減に務めることが重要である。 看護問題　#　不安
役割／関係	S： ・「こんなことになってしまって家のことが心配」「早く家に帰らないと、このまま入院している場合ではない」「〇ちゃんの受験も近いのに迷惑をかけてしまって……」「お父さんは仕事が忙しいから子どもの面倒はみられないので、私がいないと大変だわ」「仕事に途中になってしまい、生徒や同僚に迷惑をかける」 O： ・本人（45歳、高校教師、まじめで教育熱心、仕事内容は責任が重い）、夫（45歳、運送会社の営業係長、夜勤が多く不規則）、子ども2人（長男は大学2年、長女は中3で受験を控えている）の4人家族。 ・近所に実母が住んでいるが、高齢で自分の身のまわりの世話をするのがやっと。	● いままで病気に対する健康管理の経験がなく、家族にもはじめての経験になる。Tさんは家族の中心的存在として生活を支えてきており、家族の今後の生活に対する不安は大きい。また、クモ膜下出血という生命の危機的状況が考えられる疾患であることから、入院後の病状経過によって不安や疲労も増大する。さらにTさんは職業をもち、重要な役割をもっていることから、その責任が果たせないことへの焦りがある。 ● 家族に対する役割や仕事上の責任が果たせないことに対する焦りが、自律神経系を介して血圧の上昇につながるので、家族を含めて解決策を検討し、患者の不安を軽減して精神的安定を図る必要がある。

MEMO

クモ膜下出血の重傷度分類（Hunt and Kosnik分類）

Grade 0	未破裂の動脈瘤
Grade Ⅰ	無症状か、最小限の頭痛および軽度の項部硬直をみる
Grade Ⅰa	急性の髄膜あるいは脳症状をみないが、固定した神経学的失調のあるもの
Grade Ⅱ	中等度から強度の頭痛、項部硬直をみるが、脳神経麻痺以外の神経学的失調はみられない
Grade Ⅲ	傾眠状態、錯乱状態、または軽度の巣症状を示すもの
Grade Ⅳ	昏迷状態で、中等度から重篤な片麻痺があり、早期除脳硬直および自律神経障害を伴うこともある
Grade Ⅴ	深昏睡状態で除脳硬直を示し、瀕死の様相を示すもの

(Hunt WE, Kosnik EJ. Timing and perioperative care in intracranial aneurysm surgery. Clin Neurosurg 1974 ; 21 : 79-89)

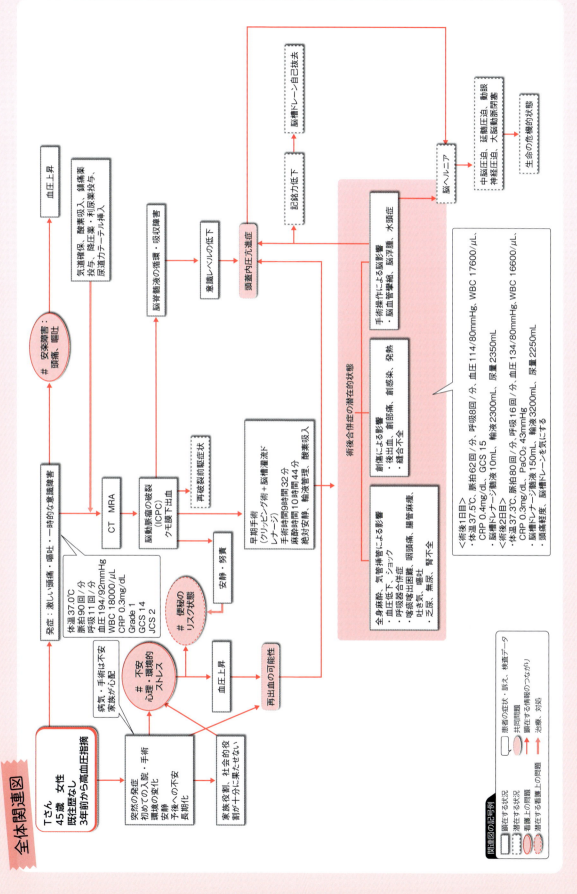

◎関連図の書き方の解説

　事例は、クモ膜下出血で緊急手術を必要とする患者です。

　関連図の作成に当たっては、術前と術後のポイントになる点をあげて解説します。1つ目は、術前の不安と、不安による再出血の危険性を回避することの必要性を解説します。2つ目は、術後合併症の早期発見が重要な看護のポイントになります。手術操作による侵襲としてクモ膜下出血術後合併症の頭蓋内圧亢進症状にポイントを置き、異常の早期発見の必要性を解説します。

❶術前の不安

STEP 1

　Tさんは45歳の女性で、3年前から高血圧を指摘されていましたが、自覚症状がないために放置し、今回、激しい頭痛で発症しました。まず、この苦痛状況に注目しましょう。

　クモ膜下出血による頭痛は、突然に発症する激しい頭痛が特徴で、「ハンマーで殴られたような痛み」などと表現されるほどです。また、嘔吐は出血に伴う頭蓋内圧亢進症状のために生じています。これらの身体症状が患者の不安を増大させる要因になっていることを理解する必要があります。

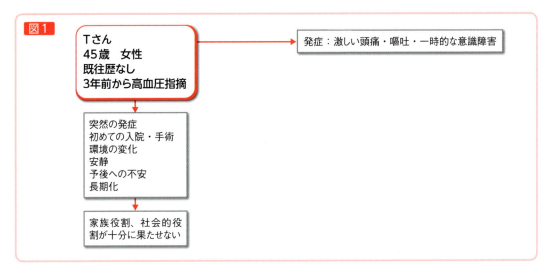

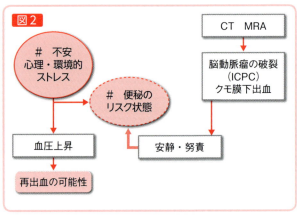

もちろん、これらの症状は「＃　安楽障害」という看護診断として抽出されます。同時に、突然の激しい頭痛と嘔吐を伴う発症は、患者にとっては予想もしていない状況です。そのうえ、患者に起こった入院や入院に伴う環境の変化、予測される手術と予後への不安や予測できないさまざまなことへの心配などを、術前看護の視点で情報収集して整理します。

さらに、壮年期の最も充実した発達段階にあるＴさんの職業、家族背景を把握することにより、社会的な役割が一時的にせよ達成できないという状況が、患者の苦痛になっていることも理解する必要があります。

STEP 2　図2

患者の苦痛状況を把握したら、苦痛の疾患への影響を考えます。クモ膜下出血患者の術前看護のポイントは、心身ともに安定した状態で手術に臨めることです。疾患状況を把握し、苦痛を軽減するとともに疾患との関連を考え、患者に疾患を理解してもらうこと、協力を得ることが必要になります。

クモ膜下出血では、血圧上昇によって再出血を起こす危険性が高く、血圧は身体的・心理的ストレス要因が影響します。再出血は生命の危機的状態につながることを考え、血圧のコントロールを行います。

血圧にはさまざまな要因が影響します。前述した身体的苦痛のほか、不安やストレス、緊張、便秘、膀胱充満、咳嗽などです。患者の苦痛を十分に受け止めるとともに、これらの血圧変動要因を説明して患者や家族の協力を得ることが大切です。

❷頭蓋内圧亢進症状

STEP 1　図3

術後合併症を早期発見して対処していくには、手術に内容を理解する必要があります。手術内容と手術時間、麻酔時間などを把握し、影響要因を考えます。ポイントは3つあり、いわゆる全身麻酔と気管内挿管による影響、創傷（切開創）による影響、この2点は手術患者に共通するところです。もう1つは脳の手術であること、つまり疾患特有の手術操作による影響を考え、術後合併症を3つ

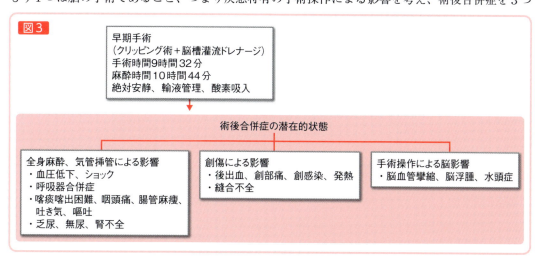

図3

に分けて整理します。紙面の関係でそれぞれの発生機序は示していませんが、どうしてそのような状況が生じるのかという基本的な理解が必要です。

STEP 2　図4

術後合併症の確認ができたところで、とくに患者にとって重要な点は何かを整理します。クモ膜下出血術後の患者にとって見逃せない観察の視点は、「脳の手術操作による影響」です。脳の手術によって起こる生命の危機状態を回避するため、頭蓋内圧亢進症状を早期に発見し、対応することが重要になります。適切な術後管理によって頭蓋内圧亢進症状がコントロールされないと、脳の代償機能が欠如し、頭蓋内圧の逃げ場がなくなり、中脳が圧迫されて意識障害を起こし、大後頭孔ヘルニアでは、呼吸中枢である延髄を圧迫して呼吸が停止するといった、きわめて生命の危険性が高い状況が生じます。

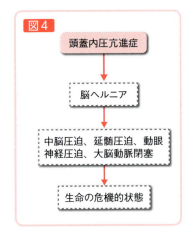

◎間違いやすい点や条件が違う場合

今回は、クモ膜下出血で早期手術を必要とする急性期患者の例を紹介しました。晩期手術の患者では、術前期間が2週間程度と長期になります。この期間には、再出血の危険性が高く、出血による意識障害や死亡の転機になる確率が非常に高いといわれています。したがって、再出血の予防のための血圧コントロールと脳内血管攣縮や、水頭症などの神経系の観察が看護の重要なポイントになります。

しかし、この期間の患者の不安とストレス内容は、さまざまに変化し、自律神経系の緊張を高め、身体症状を呈します。また、長期の安静や絶食は腸蠕動運動を緩慢にして便秘を引き起こすため、努責をさけて排便のコントロールをする必要があります。さらに、意識レベルの低下からセルフケア不足も予測され、患者のストレスが増強しないようにセルフケアの不足を援助する必要があります。

術前期間が長期になると、家族の不安も増強し、不眠や食欲不振を引き起こします。こうした家族の疲労や心配の様子を患者がみれば、血圧にも影響を及ぼすと考えられます。これらのことから、晩期手術になる患者が無事手術に臨めるようにするには、再出血予防のための血圧コントロールが重要ですが、これに関連し、家族を含めた精神的援助と患者のセルフケア不足の援助を考える必要があります。

◎関連図を書くための工夫

最初に述べたように、急性期の患者は術前期間が短期になっていることから、患者の全体像を把握して短期間で関連図を作成することは困難な状況にあります。そこで、本学の成人看護学急性期（周手術期）では、関連図の作成に当たっていくつかのポイントを指導しています。

●病態中心の関連図の作成

　受け持ち患者の病名、術式、麻酔方法を確認したら、事前学習として病態を中心に関連図を作成します。このとき、とくに周手術期という特徴をとらえ、①全身麻酔・気管内挿管による影響を中心にした関連図、②創傷による影響を中心にした関連図、③術式による影響を中心にした関連図（本事例では開頭術・脳の手術操作による影響）というように整理します。①～③は共同問題が中心になりますが、変化の激しい周手術期患者を看護するうえでは、これらの記述を基本にし、実際の患者の反応や情報をきちんと確認しながら全体像がとらえられるようにします。

●アセスメントを反映させる

　次に、情報収集の枠組みに沿って情報収集とアセスメントを行い、看護上の問題を明らかにします。これらの思考過程を関連図に反映させるわけですが、その際には、とくに抽出した看護上の問題の相互の関連性を考えるようにします。

　たとえば、肺合併症予防のためには術後の早期離床が必要になりますが、創部痛が強い場合には両者は相反する場合もあります。そこで各問題の関連性も考えてから、関連図を作成するようにします。

●看護援助を示す

　患者に行った看護援助を関連図のなかで示すことも、行った看護援助がどんな根拠に基づいているのかが明らかになり、行った看護援助の評価の視点になります。関連図で表現する場合は、作成上の決まり（□、○で囲むなど）に従って示せば、より理解しやすくなります。

●関連図の利用

　患者の回復過程に即した関連図ができることが望ましいですが、必ずしもそうはいきません。とくに周手術期では、患者の回復過程に追いつかず、後追いになってしまうこともあります。

　あまり細部にこだわっていると先に進みません。術前、術直後、回復期というように患者の回復過程に沿って加筆・修正時期を加えていく、といった柔軟な考え方も必要です。しかし、後追いでも、患者の反応をしっかりととらえたものを完成させ、自分の行った看護を関連図を用いて患者の全体像から振り返ってほしいと思います。

●参考文献
1）柴山森二郎監訳：看護診断に基づく成人看護ケアプラン、第2版、医学書院、2002
2）寺尾寿夫：脳神経疾患患者の看護、系統看護学講座成人看護学6、医学書院、1999
3）近延久子：看護学生のための疾患別看護過程2　循環器・呼吸器・脳神経・免疫疾患、小学館、1997
4）関口恵子ほか：看護診断と病態の関連図、日総研、1987
5）関口恵子ほか：看護診断を踏まえた経過別看護1急性期、学習研究社、1995
6）大岡良枝ほか：看護観察のキーポイントシリーズ脳神経外科、中央法規出版、1996
7）メヂカルフレンド社編集部編：実習に役立つ病態マップ、メヂカルフレンド社、1998
8）山口瑞穂子ほか監修：疾患別病態関連マップ、学習研究社、2001
9）梶本宜永ほか：頭蓋内圧亢進とバイタルサイン、BRAIN NURSING、15(11)：23～18、1999
10）堤橋美つ子ほか：頭蓋内圧亢進患者の看護、BRAIN NURSING、16(9)：26～29、2000
11）伊達勲：特集脳血管障害患者の看護；発症から在宅までを支える看護、臨牀看護、28(14)：2161～2166、2002
12）柳澤俊晴ほか：特集脳血管障害患者の看護；発症から在宅までを支える看護、臨牀看護、28(14)：2167～2172、2002

⑥ バセドウ病患者の関連図の書き方

◎関連図の書き方のポイント

●書く目的を明らかにする

　関連図が活用されるのは、主に収集した情報の整理・アセスメントから看護問題（看護診断）を抽出し、患者の全体像を把握するときが多いといえます。すなわち分析した内容を統合していく過程において考えを整理するために使われます。

　関連図は、看護問題が導き出された根拠になる関連因子を整理するとともに、患者の看護問題を総合的に把握するものです。しかし、1つの問題の詳細を整理する場合や病態を理解するために書く場合もあるので、その関連図を書く目的をまず明らかにしておくことが大切です。

●患者がもつ疾患の病態・治療・治療に伴う一般的看護・経過・発達段階と課題などについての知識をもっていること

　関連図を書く前にアセスメントを行います。その場合、患者のもつ疾患の理解を十分に行っておきましょう。

　患者は、疾病や障害によって多くの生活行動上・心理・社会的影響を受け、さまざまな反応を示します。顕在する症状の原因、治療に伴う合併症などのリスク、日常生活上の制限の程度、予後などの知識、さらに患者の発達段階に伴う発達課題の知識などをもっていないと、患者の看護問題を適正にかつ総合的に抽出することが困難になります。

●アセスメントによって抽出された「考えられる問題」とその根拠の整理を行っておく

　アセスメントによって抽出された一つひとつの「考えられる問題」の根拠について詳細に取り出し、整理しておくと関連図が書きやすくなります。さらに、問題を身体的・心理的・社会的・生活行動上の側面に分けて分類しておくと、患者の全体像がとらえやすくなります。

　また、看護上の問題とCP（共同問題）を区分しておくと、優先順位を考えやすくなったり、評価しやすくなります。

　ここでは、バセドウ病で甲状腺亜全摘術を受ける患者の術前看護に焦点を当て、関連図の書き方を説明します。

> **MEMO**
> 情報とアセスメントについて
> 関連図を書く前に、収集した情報のアセスメント（解釈・分析・判断・推論）を行い、その結果導き出される「考えられる問題」を抽出しておきます。
> その過程で多くの情報のなかから、アセスメントのために注目した情報とアセスメントのまとめを取り出しておくと、関連図が書きやすくなります。その第1段階として、アンダーラインをつけておくと、抽出しやすいと思います。

◎事例紹介

❶患者紹介

【患　　者】	Sさん、28歳、女性
【疾　患　名】	バセドウ病
【既　往　歴】	とくになし
【職　　業】	大手広告代理店の会社員（営業担当）。多忙で出張も多く、常に最終電車で帰宅する毎日。
【家族構成】	独身。都心のマンションで1人暮し。父親は中学生の頃胃癌で死亡。東北M県で母親と兄夫婦が暮している。S県に妹（既婚）1人、母親は脳梗塞の後遺症で、要介護度Ⅳの認定を受けて在宅で療養中。
【趣　　味】	とくになし。仕事中心の生活
【性　　格】	几帳面、せっかち、責任感が強く、頼まれると断れない。多くの仕事を抱えがち。人当たりはよい。
【嗜　　好】	喫煙30本/日、飲酒ビール少々/2日

❷経過

▶入院までの経過

　3年前から動悸、易疲労、下肢の浮腫、発汗、体重減少を自覚していたが放置していた。2年前の健康診断で、甲状腺の腫大、眼球突出、不整脈を指摘され受診。精密検査の結果、バセドウ病と診断される。チアマゾール（MMI）の内服を開始したが、2週間後に白血球の減少を認め、プロピルチオウラシル（PTU）に変更した。その後は副作用の出現はなかった。不整脈は心電図上で心房細動と診断され、プロプラノロールの内服で様子を観察していた。

　以降、2年間内服を治療を続けた。しかし、甲状腺機能はある程度まで下がったが正常域にならないことや今後の結婚や出産、仕事などのことを考え、医師に手術を勧められて手術目的で入院する。

▶入院時の状態

【自覚症状】	入院に四肢、連日遅くまで働いていたため疲労気味。動悸などの症状はないが、不眠傾向で熟睡感がない。
【身体所見】	身長155cm、体重42.5kg、血圧140/76mmHg、体温37.0℃、脈拍88回/分（リズム不整、結滞あり）、呼吸20回/分、びまん性甲状腺腫、眼球突出軽度、手指振戦なし、皮膚の浸潤あり。
【検査所見】	赤血球数380万/μL、ヘモグロビン（Hb）11.5b/dL、ヘマトクリット（Ht）35.0%、白血球数4100/μL、T_3 285ng/dL、T_4 14.0ng/dL、FT_3 0.8ng/dL、FT_4 3.7ng/dL、TSH0.1μU/dL以下
【心 電 図】	心房細動
【胸部レントゲン】	心肥大軽度、肺陰影なし

【血　　液】　AB型（＋）、HB抗原・抗体（－）、血清梅毒反応（－）

【疾患・入院・手術に対する受け止め方】

　　　　入院はしたくなかったし、手術もできれば避けたかった。しかし、２年間服薬しても緩解しないため、医師に手術を勧められた。「なかなか決心がつかず悩んだが、仕事が多忙で服薬を継続することや心身の安静を守ることができにくい状況もあり、決心した。頚部に傷跡が残ることが心配。医師から説明を受けているけど、やっぱり手術は怖い」という。

　　　　また、「できるだけ早く職場に復帰しないといろいろ大変……、いつ頃職場に復帰できるのだろうか」という。手術日はＳ県に住む妹が待機してくれるとのこと。

【医師の治療方針】　手術前１週間は、甲状腺機能の正常化を図るためにプロピルチオウラシルを内服、内服用ルゴール液を投与、心身の安静を図り、甲状腺亜全摘を全身麻酔で行う予定である。

◎情報収集とアセスメント

ここでは、ゴードンの機能的健康パターンの枠組みを使って分類します。

項　目	情　報	アセスメント
健康知覚－健康管理パターン	S：手術はできるだけ避けたかった。説明を受けているけれど怖い。手術中や後のことを考えると、タバコは止めたほうがよいとわかっているが止められない。本数を少なくすることはできる。 O： ・プロピルチオウラシル服用100mg／日 ・内服用ルゴール液 ・赤血球数400万/μL、Hb11.5g、Ht35.0％、白血球数4100/μL、T_3 285ng/dL、T_4 14.0ng/dL、FT_3 0.8ng/dL、FT_4 3.7ng/dL、TSH 0.1μU/dL以下 ・心電図：心房細動 ・胸部レントゲン：心肥大軽度 ・血圧：140/76mmHg ・体温37.0℃、脈拍88回/分、呼吸20回/分、％VC80％、１秒率82％ ・喫煙15本／日 ・全身麻酔で甲状腺亜全摘術予定	●検査データでは、甲状腺機能が正常域に達していない。そのため、手術前の安静、腹圧などをきちんと守らせ、甲状腺機能の正常化を図らないと、術後の甲状腺クリーゼの発現や術中の出血が多くなる可能性が高い。 ●また、心房細動を合併しており、心拍出量の低下が手術侵襲によって増強し、術後の循環障害の可能性もある。甲状腺亜全摘術が予定されているが、その手術侵襲に伴う一般的な術後合併症には反回神経麻痺、上皮小体損傷による低Ca血症、後出血などのリスクもある。 ●さらに、呼吸機能は正常域であるが、喫煙が止められないため、術後は全身麻酔による気道内分泌物の増加が予測される。また、手術創が頚部にできることで、痛みのために効果的な喀痰喀出が行われない可能性が高い。したがって術前に禁煙を守らせるとともに排痰方法や呼吸法などの訓練をきちんと行っておく必要がある。また、患者の言葉からは手術に関する漠然とした不安があるようだ。 ●不安が高じると術後の回復によい影響を与えないので、不安を解消しておく必要がある。 ＃６　術後合併症リスク状態（CP）：術後の非効果的気道浄化リスク状態 手術療法に関連した漠然とした不安

項目	情報	アセスメント
栄養―代謝パターン	S：入院食はおいしくない。 O：身長155cm、体重42.5kg、皮膚の浸潤あり、血清タンパク7.5b/dL（常食を約7分目程度摂取）	●病院食が嗜好に合わない様子だが、7分目ほど摂取しているし、検査値に異常もないことから、とくに問題はない。
排泄パターン	S：排尿は5～6回/日、排便3～4回/日（軟便～下痢）、気温の高いときは発汗あり。	●下痢気味なのは、甲状腺機能亢進による交感神経系の緊張によって腸蠕動が活発になっていることが考えられる。気温による影響で発汗もあることから、放置すると水分や栄養素の吸収が十分できなくなったり、電解質のアンバランスにもつながるので、悪化させないようにする。
		＃3　腸蠕動の活発化に関連した下痢（CP）
活動―運動パターン	S：機能障害なし O：安静時脈拍80回/分（不整）、呼吸16回/分、入院後は院内歩行可能、外来の喫煙室まで行って喫煙している。ベッドで安静にしていることが少ない。	●甲状腺機能の正常化を図るために安静を要するが、安静が十分に守られていない状態にある。
		＃2　ノンコンプライアンス：安静が守れない
睡眠―休息パターン	S：入院後不眠傾向「消灯が早くて慣れなくて……」「手術のことや仕事のことを考えると眠れない」。動かないので疲れない。熟睡感がない。 O：食後の安静の指示あり。夜間の看護師の巡回時に目覚めていることが多い。睡眠薬は使いたくないと拒む。	●入院環境への不適応や手術に対する不安、仕事が気になるといった心理的ストレスのための不眠であると考えられる。 ●不眠は、エネルギーを消費し、甲状腺機能の亢進につながる。また、不眠が高じると心理的ストレスが増し、不安を促進するので睡眠を促進する方法を講じる必要がある。
		＃5　睡眠障害：環境への不適応や術前の不安に関連した睡眠障害
認知―知覚パターン	S：「病気のことを考えると禁煙は必要とわかっているけれど、禁煙だけは守れなくて……。ストレス解消にもなるし」 O：コミュニケーション障害なし。疼痛なし。意識状態異常なし。看護師や医師の説明に対して理解良好だが禁煙は守れていない。喫煙15本/日	●喫煙は、末梢血管を収縮させて血圧の変動、心拍出量の低下など循環器系に悪影響を及ぼす。患者は心房細動、心肥大があることや喫煙による気道粘膜の刺激によって術後の循環障害や肺合併症のリスクが高いので禁煙を守らせる必要がある。しかし、患者はその必要性を理解しているようだが、行動が伴わず禁煙が守れていない状態。
		＃2　ノンコンプライアンス：禁煙が守れない
自己知覚―自己像パターン	S：「創部の傷跡はいつまで目立つの？　そのまま残ったら嫌だな。襟元が開いた服が好きなのに着られなくなるな……。だから、手術はできるだけ避けたかったのに」	●傷跡が残ることに不安をもっている。患者の言葉から、傷跡への知識不足と考えられる。若い女性であり、頸部は隠すことが困難なため、当然の不安であり、重要な問題である。不安が解決できないと、術前後の心理的ストレスの増強や、ボディ・イメージの混乱を起こす可能性がある。傷跡に対する知識を与え、不安を軽減することが必要になる。

⑥ バセドウ病患者

項　目	情　報	アセスメント
		#7　ボディ・イメージの混乱リスク状態：知識不足、ボディ・イメージの変化
役割−関係パターン	S：「仕事が大事なときに入院しているのが残念、のんびりしていられない、早く退院したい。手術したら薬は飲まなくてよいのでしょう？」「仕事は大変だけど、頑張って周囲に認めてもらいたい」「今回の入院は、母親には心配かけたくないので知らせていない」 O：1人暮し	● 患者にとって仕事は重要な位置を占め、入院による仕事の遅れを気にしている様子である。入院によって社会的役割が一時的にとれなくなり心理的葛藤があるようだが、これは一時的なものであり、とくに大きな問題にならないと考えられる。
		入院による一時的な役割変調の葛藤
コーピング−ストレス耐性パターン	S：めったに仕事は休まない。仕事中心の生活とくに趣味はない。病気は職場でのストレスが原因だと思っている。几帳面でせっかち、頼まれると嫌と言えない性格。「ストレスがたまると眠ることで対処しているが、発散できずイライラすることがある。他人に愚痴を言うのもためらわれるし……。だからタバコは止められない」 O：1人暮し	● 責任感が強く、他人に頼らない性格のようである。ストレスがたまっても1人で内にこもり、十分に発散できないようだ。発散できないときはタバコで紛らわしていることから、避難型の対処を行っていると言える。 ● 心理的ストレスが高じると、症状の増強にもつながるので効果的な対処法を考える必要がある。
		#8　非効果的なコーピング

※性−生殖パターン、価値−信念パターンは省略

◎アセスメント後の問題を整理してみると……

　アセスメントを行った後、導き出された「考えられる問題」を整理、統合して仮のネーミングを行い、その根拠となる情報やアセスメントのまとめを、関連因子として整理したものが**表1**です。

　問題の推論の横に、根拠となる情報やアセスメントのまとめ（以下、関連因子）を集めます。

　その際のまとめ方は、身体的側面、生活上の側面、心理・社会的側面に区分する。あるいはデータ収集項目ごとに整理するなど、自分で整理しやすい方法を考えてみてください。Sデータそのものが根拠になることもあります。

　アセスメントした文章のまとめが因子になることもありますが、あまり細かくすると線引きがしにくくなるので、できるだけ簡潔にまとめた表現にするほうがよいでしょう。

表1 「考えられる問題」の整理・統合

	問題	関連因子（問題の根拠）	
		注目した情報	アセスメントのまとめ
身体的側面	①術後の非効果的気道浄化リスク状態	・喫煙 ・全身麻酔で手術 ・手術創（頸部）	・喫煙による気道内分泌物増加 ・全身麻酔の影響による気道内分泌物増加の可能性 ・痛みによる咳嗽困難・喀痰喀出困難の可能性
	②術後合併症リスク状態（CP）	・甲状腺機能が正常化していない ・心房細動 ・甲状腺亜全摘術予定	・甲状腺機能が正常化していないことによる術後甲状腺クリーゼのリスクがある。 ・心房細動による心拍出量低下があり、手術侵襲による循環障害のリスクがある。 ・手術侵襲による上皮小体損傷に伴う後出血や低Ca血症および反回神経麻痺のリスクがある
	③腸蠕動の亢進に関連した下痢（CP）	・甲状腺機能が正常化していない	・甲状腺ホルモン過剰分泌に関連した交感神経系緊張で腸蠕動が活発化していることによる下痢
生活上の側面	①環境への不適応や術前の不安や仕事のことに関連した睡眠障害	・消灯時間が早くて眠れない ・手術のことや仕事のことを考えると眠れない ・熟睡感なし	・入院生活への不適応による不眠 ・手術前の不安による不眠
心理・社会的側面	①手術に対する漠然とした不安（♯1）	・手術はできるだけ避けたかった ・説明を受けているけれど怖い	
	②ノンコンプライアンス	・ベッド上で安静にしていることが少ない	・安静が守れない ・禁煙が守れない
	③ボディ・イメージ混乱リスク状態	・傷跡はいつまで残るのか不安 ・そのまま残ったら嫌だな ・だから手術は避けたかった	・知識不足 ・ボディ・イメージの変化
	④非効果的コーピング	・せっかちで几帳面な性格 ・頼まれると嫌と言えない ・仕事で認められたい ・少しでも早く退院したい ・大事なときに入院して残念 ・ストレスは眠って発散。うまくできないときもある。だからタバコは止められない。他人に愚痴を言うのは嫌い	 ・入院による一時的な役割の変調への葛藤 ・逃避型対処

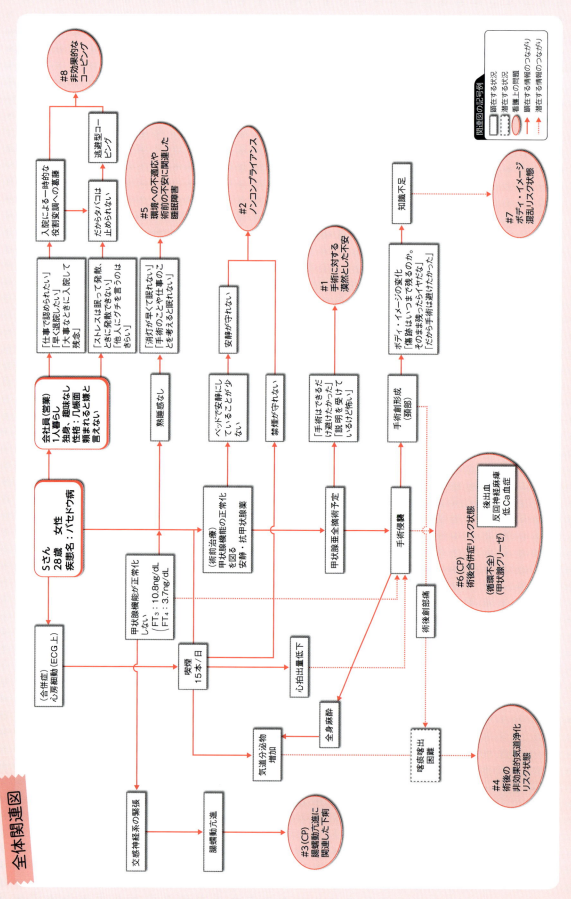

◎関連図の書き方の解説

STEP 1　最初の記述は患者紹介　図1

患者紹介には、氏名、性別、年齢、疾患名、合併症、背景（性格、職業、趣味）、などで、その人がイメージできる程度のことを記述します。

関連図のレイアウトによって配置する位置は変わりますが、紙面の上部または左端中央などが目立つ場所として適切です。中央に位置している関連図も多くみられますが、「目立つ」という点からは上部、左端上部などがよいのではないでしょうか。二重枠や太枠いするのもよい方法です。

STEP 2　治療方針を記述する

治療は、患者の健康回復に関する中核になるもので、欠かせない要素です。学生が記述した関連図のなかには、いままでの治療経過を丹念に記述してある場合が見受けられます。

とはいえ、病態を中心に理解するための病態マップであればそれでよいのですが、アセスメントして患者の全体像を把握し、計画に結びつけるためのものならば、多くを記述すると紙面が複雑になりすぎて焦点がぼやけるおそれがあります。

したがって、アセスメントした段階での目的になる治療のみを記述するほうがよいでしょう。たとえば、薬物療法（△△服用）、○○術予定といった程度の記述にとどめておきます。

STEP 3　関連因子・問題について記述する　図2　図3

レイアウトをどのようにするかが問題です。患者を全体的に把握するためには、身体的側面、生活上の側面、心理・社会的側面としてひとかたまりにして記述するとわかりやすいと思います。また、情報収集の枠組みに沿って行うことも1つの方法です。ただ、情報収集の枠組みに沿って行うと、線引きが少し困難になりやすいと思います。

さらに、それぞれの問題が導き出された経過のなかで、関連因子が重複する場合があります。その場合の関連因子をどのように配置すれば2つの問題にうまく結びつき、わかりやすく記述できるかを考えて、レイアウトする必要があります。

今回は、図2のようにしてみました。このようにしたほうが見る側が理解しやすいのではないかと考えたからです。

基本的には、図3のように明確に区分できて関連因子が少ないものから先に書き、その後複雑な問題を記述していくという方法をとるとよいでしょう。書いていく途中で、問題の推論が適切であったかどうかが自然と理解できます。

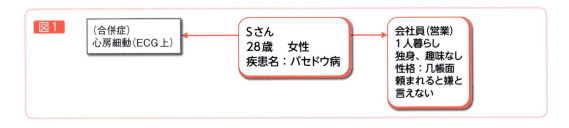

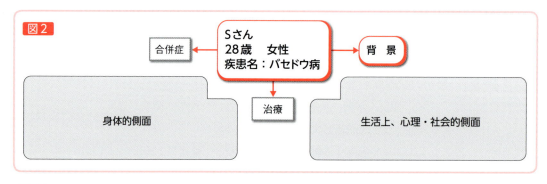

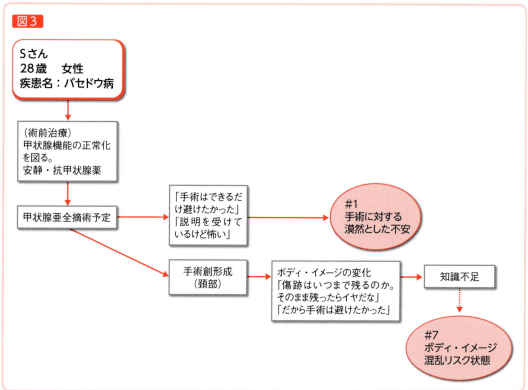

　表現が適切か、問題として上げられない推論はないか、といったことが書くことによってわかってきます。

　すなわち関連図は、アセスメントした結果を整理、統合し、対象の全体像を把握する過程で役立つといえるのです。

STEP 4　優先順位を決定する

　関連図がほとんど書き終わったら全体を見直し、その関連が適切かどうかを吟味します。その結果、アセスメント結果で「考えられる問題」であったものが、適切な問題としてネーミングできた後に問題の優先順位を決めて番号をつけます。

　今回の場合、甲状腺亜全摘術が予定されている手術前患者の事例でしたので、手術前の心身の準備を阻害する問題、およびいま患者が苦痛に思っていることが優先されると考えて優先順位を決定しました。したがって、潜在する問題やCPは後のほうの番号になっています。

◎関連図を書くための工夫

　複雑に絡み合った線の多い関連図はわかりにくく、理解するのに時間や説明を要します。学生の関連図をみると、問題を導き出すまでの記述にとどまらず、一つひとつの問題に対する介入方法まで記述している場合があります。

　関連図の目的は主にデータの整理・統合・問題抽出の目的で記述されることが多く、看護介入方法は看護計画として、次の段階になります。目的に沿ってわかりやすく単純でよいのです。不要なものを多く書く必要はありません。自分が十分理解でき、アセスメントと結びついていれば、他人が見てもわかりやすいものになります。なぜこの関連図を書いているのかといった目的をいつも念頭においてください。

　また、線や文章枠についても、潜在している状況や潜在している情報のつながりと、顕在している状況、顕在している情報のつながりなどの区分をしておくとよいと思います。見る人のためにも、それらの図の上部や下部に明記しておくとわかりやすい図になります。

◎まとめ

　甲状腺疾患では、薬物療法を中心とした外来での継続管理が必要になるケースが多くを占めます。また手術は、甲状腺機能をできるだけ正常化させたうえで行うことが原則なので、最近は甲状腺クリーゼのような重篤な合併症はほとんどみられなくなっています。

　しかし、若い女性に多い疾患であること、内科的療法の場合、病状緩解までに長期間を要すること、再発例も多く、自己免疫疾患であることを考えれば、軽視することができない疾患であり、潜在的な看護問題を多く抱えて入院・手術といった場合を考慮しなければなりません。

　今回の事例は手術前患者の例でしたが、ノンコンプライアンスのために、甲状腺機能が悪化して安静療法目的で入院してくる場合もあります。その場合は薬物、安静、セルフケアに向けての教育などが看護の中心になります。当然、関連図はその患者の治療方針、状況によって内容も変化します。よりよい関連図を書くためには、疾病に対する基礎知識、対象の心理・社会的問題を抽出できるために自分自身の創造性、感受性を訓練していくことが大切になると思います。

● 参考文献
1) 日野原重明監修：ナーシングマニュアル糖尿病・甲状腺疾患患者看護マニュアル、学習研究社、2001
2) 松本光子：ケーススタディ看護過程―看護診断から評価まで、JJNブックス、医学書院、1997
3) 齊藤悦子監修：看護過程学習ガイド―思考プロセスからのアプローチ、学習研究社、2002
4) 大西和子監修：事例で学ぶ看護過程、学習研究社、2006
5) 香春知永、齊藤やよい編：基礎看護技術―看護過程のなかで技術を理解する、看護学テキストNCE、南江堂、2009

❼ 急性骨髄性白血病患者の関連図の書き方

◎関連図の書き方のポイント

　白血病は、血液細胞を生産する造血幹細胞が癌化する病気です。癌が骨髄系の造血幹細胞で発生すれば骨髄性白血病になります。癌がリンパ系の造血幹細胞で発生すればリンパ性白血病と分類されます。さらに急性白血病と慢性白血病に分類されます。

　したがって、白血病には大きく分けて①急性骨髄性白血病（AML）、②急性リンパ性白血病（ALL）、③慢性骨髄性白血病（CML）、②慢性リンパ性白血病（CLL）の4つのタイプ[1]が存在します。

　白血病の治療は、基本的には造血器腫瘍診療ガイドライン[2]に則って行われます。

　急性白血病の治療は白血病細胞の根絶をはからないかぎり治癒はありえないという概念に基づいてなされます[3]。このため、寛解導入療法（化学療法）⇒寛解後療法（地固め療法、維持・強化療法）を行います。また、骨髄を正常な骨髄と入れ替える造血幹細胞移植を行うこともあります。

　慢性骨髄性白血病の治療には、メシル酸イマニチブという抗がん剤の内服薬が用いられることが多く、急性転化をした場合は、化学療法が行なわれます。

　慢性リンパ性白血病は高齢者に多いといわれていますが、わが国では比較的まれな疾患です[3]。慢性リンパ性白血病は最終的には完治の困難な疾患ですが、治療をしなくても、日常生活にとくに支障が出ないまま一生を過ごす方もいます。治療としては、化学療法が用いられます。

　このように白血病のタイプにより治療法が異なるとともに、また年齢や患者さんの全身状態などによっても治療方針が異なります。そのため、患者さんや家族が治療方法を選択するにあたり、どのような過程を経て意思決定がされたのかを知る必要があります。

　ここでは、57歳の男性で急性骨髄性白血病と診断され、寛解導入療法後、10日を経過した患者さんの関連図を書くことにします。

◎事例紹介

❶患者紹介

【患　　　者】　Tさん、57歳、男性
【職　　　業】　銀行員
【家 族 構 成】　妻（55歳）と2人暮らし。長女（28歳）は結婚し、隣県で夫と2人で暮らしている。
【既　往　歴】　とくになし
【そ の 他】　感染症なし。アレルギーなし。喫煙歴なし。

【アルコール】　ときどきビールやワインを嗜む程度
【診 断 名】　急性骨髄性白血病

❷経過

▶入院までの経過

　入院の1週間前から発熱（37.0～38.0℃台）、倦怠感があり風邪だと思い、1週間様子をみていたが症状改善しないためかかりつけ医に相談する。かかりつけ医より血液内科がある大学病院を紹介される。すぐに大学病院を受診し、採血や骨髄検査の結果、急性骨髄性白血病と診断される。化学療法（寛解導入療法）を行うため緊急入院をすることになった。

　病気に対しては、「頑張らないといけないね」と話し、いろいろと悩み家族と相談の結果、化学療法を選択、寛解をめざすことにした。

▶入院後の経過

　Tさんは入院後、化学療法は寛解導入療法（高用量ダウノルビシン：DNRを3日間、DNR＋エノシタビン：BHACを8日間）を受け、入院生活は1か月が経過している。寛解導入療法のため、クリーンルームで過ごしている。右鎖骨下に中心静脈カテーテルを挿入し24時間（化学療法と補液）の点滴を行っている。

【入院時の本人への説明】　妻とともに医師から急性骨髄性白血病であると告知され、寛解導入療法を目的とした早急な治療開始の必要性について説明を受けた。

【告知後の本人の状況】　何を言われているのか理解ができず、信じられない気持であったが、その後、白血病に関する学習を行い、自分の置かれている状況を受け止めてようとしている。

【入院時のデータ】　身長172cm、体重73kg、体温36.0℃台、脈拍72回/分、血圧122/64mmHg、白血球53200/μL、赤血球287万/μL、Hb9.7g/dL、血小板36000/μL、CRP5.2mg/dL、TP7.2g/dL、アルブミン5.0g/dL

【受け持ち時のデータ】　白血球数580/μL、赤血球数210万/μL、Hb7.7g/dL、血小板21100/μL、CRP4.7mg/dL、体重70kg　TP6.0g/dL、アルブミン3.8g/dL

◎情報収集とアセスメント

　入院から受け持つまでの情報をもとに、情報の整理とアセスメントをヘンダーソンの看護理論を用いて考えてみました（基本的欲求の充足・未充足状態の判断）。

基本的欲求の構成要素	分析の必要な情報	分析・解釈
1．正常に呼吸する ①ガス交換が正常に行われている ②安楽に呼吸ができる	・体温36.0℃台 ・脈拍60〜80回/分台 ・呼吸回数12回/分 ・白血球数580/μL、赤血球数210万/μL、Hb7.7g/dL、CRP4.7mg/dL ・胸部のX線所見：肺炎所見ない。 ・呼吸器疾患などの既往歴なし。 ・喫煙歴はない。	●胸部のX線では肺炎の徴候はなく、呼吸疾患などの既往はない。 ●赤血球数210万/μL、Hb7.7g/dLから、酸素の運搬能力は低下しているが、呼吸回数は12回/分であり、呼吸苦もなく正常であるため、現時点では充足と判断する。 ●しかし、感染徴候や貧血に伴う呼吸困難などの有無を観察する。
2．適切に飲食する ①必要な栄養がとれている ②楽しく食べられ満足感がある	・加熱食を毎食3回4〜6割摂取している。 ・嘔気や嘔吐はときどきある。 ・水分は毎食のお茶（150mL）を飲んでいる。 ・「食べないといけないんだけど、だるくて食べる気がしないけど、頑張って食べるようにしているよ」と話す。 ・入院時の身長172cm、体重73kg ・現在の体重70kg ・TP6.0g/dL、アルブミン3.8g/mL ・点滴の内容は、化学療法と補液である。	●食欲はないが、「食べないといけないんだけど、だるくて食べる気がしないけど、頑張って食べるようにしているよ」と話し、加熱食を毎食3回4〜6割摂取している。 ●体重は1か月で3kg減少したが、BMI23である。しかし、TP6.0g/dL、アルブミンは3.6g/dLと低値で、栄養不足のため未充足と判断する。 ●食に対する不満は聞かれないが、加熱食を食べていることや、嘔気や嘔吐がときどきあり食欲が低下していることからも未充足と判断する。この状態が続くと低栄養状態となるために看護援助が必要である。
3．あらゆる排泄経路から排泄する ①生理的で正常な排泄である ②排泄後の快感がある	・排尿は7〜8回/日（夜間1〜2回） ・排便は1回/日（自然排便）排便時の出血はなし。 ・腹部症状はなし。腸蠕動音は、聴取できる。 ・排泄は、病室内にあるトイレを使用している。 ・点滴は24時間持続で行われている。夜間1〜3回はトイレに起きている。	●排尿は7〜8回/日である。夜間の排尿は、1〜2回あり24時間の点滴を行うことによる夜間排尿回数が増加しているため未充足と判断する。 ●排便は1回/日（自然排便）で、腸蠕動や腹部に問題はないと判断する。 ●腸管からの出血はないが、食事量の低下と水分不足により、便が硬くなり排便時に出血を起こす可能性があるため、一方では、寛解導入療法により、粘膜の障害による下痢が起こりやすい状況でもあるため、性状や回数などの観察が必要である。腎機能障害を予防する目的で持続点滴の必要性と一時的であることを説明する必要がある。
4．身体の位置を動かし、またよい姿勢を保持する ①歩行、立つ、座る、眠るなどの姿勢が適切である	・体温36.0℃台であり、倦怠感がある。 ・ベッドで食事や排泄以外ではベッドで過ごしている。 ・クリーンルームに入室している。	●嘔気や倦怠感があり、ベッドで過ごしていることが多い。 ●しかし、基本的な日常生活行動は自立できているため充足と判断する。

基本的欲求の構成要素	分析の必要な情報	分析・解釈
②よい姿勢の取り方を理解している		
5．睡眠と休息をとる ①休息や睡眠が自然にとれる ②ストレスや緊張感からの解放感がある	・点滴は24時間持続で行われている。夜間1〜2回はトイレに起きている。 ・夜間に輸液ポンプのアラーム音で、起こされることがある。 ・熟睡感がない時もあるが、睡眠薬は使用していない。 ・倦怠感があり、ベッド上で過ごすことが多い。	●24時間持続点滴をしており、トイレや夜間にポンプのアラームが鳴ることによる夜間覚醒がある。 ●安心した睡眠ができないため未充足と判断する。この状態が続くと睡眠や休息がとれず、体力への低下をまねくため、充分な休息と睡眠がとれる援助が必要である。
6．適切な衣類を選び、着脱する ①適切な衣類を身につけている ②きちんと身づくろいができる	・点滴は、中心静脈から24時間持続で行われている。このため、前ボタンのパジャマを着用している。	●点滴が24時間持続で行われているため、前ボタンのパジャマという制約以外は、充足していると考える。
7．衣類の調節と環境調整により、体温を生理的範囲内に維持する ①体温が生理的範囲内にある ②体温調節につとめることができる	・体温36.0℃台 ・脈拍60〜80回/分台 ・氷枕を好み、毎日使用している。 ・室温：24℃、湿度：56%	●体温36.0℃台と安定している。氷枕を毎日使用することで心地よさを体験し、自分で調整することができているため充足と判断する。
8．身体を清潔に保ち、身だしなみを整え、皮膚を保護する ①皮膚や粘膜が清潔になっている ②清潔の基準が保たれている ③他人に受け入れられやすい身だしなみである	・点滴は、右鎖骨下からの中心静脈カテーテルにより24時間持続で行われている。 ・髪を常に整髪し、清潔ケアときは、自分で着替えを準備し、身だしなみを整えている。 ・整髪時には、「俺は髪が硬いから抜けないと思ったけど、やっぱり抜けるんだね」といわれる。 ・倦怠感はあるが、更衣は定期的に行っている。 ・倦怠感がなければ、歯磨きは3回/日行っている。 ・シャワー浴は可能だが、本人の体調によって、清拭や洗髪を行っている。	●口内炎もなく、歯磨きもできている。 ●また脱毛は、ボディイメージの変化が著しく、他者の視線に晒されたり、整髪の際に抜け毛を目にするなど、人に受け入れられやすい身だしなみではないため未充足と判断する。 ●寛解導入療法10日後であり、化学療法の副作用として、口内炎を発生しやすい時期である。出血や傷の早期発見のために、継続した清潔への援助が必要である。
9．環境のさまざまな危険因子を避け、また他人を障害しないようにする ①自分で自分の環境を自由に調節できる ②周囲に危険なものがない ③知らずに他人に害を与えない	・検査などで、病室から離れるときに、ときどきマスクをし忘れ、部屋に戻ることがある。 ・クリーンルームに入室している。	●感染防止策として、クリーンルームに入室中である。 ●また、感染予防行動としてマスクをしているが、ときどき忘れてしまうことがある。知識として、マスクが感染予防に有効だと理解をしているが、行動として身についておらず、マスクを忘れることで感染へのリスクが高まるため未充足と考える。 ●この状況が続くと、感染を起こし生命が脅かされるため、マスクの着用を忘れないようにするとともに、感染防止のための援助が必要である。

⑦ 急性骨髄性白血病患者

基本的欲求の構成要素	分析の必要な情報	分析・解釈
10. 自分の感情、欲求、恐怖あるいは自分を表現して他者とコミュニケーションをもつ ①自分の欲求、興味、希望などを十分に表現できる ②まわりの人々に自分を理解してもらえる	・日中は、疾患に関する本を読んで過ごしている。たまに、「帰れるかな。1回は帰りたい」と話す。 ・家族と、面会時に笑顔で話している。 ・24時間氷枕を好み使用しているが、交換を看護師に依頼することは少ない。	●「帰れるかな。1回は帰りたい。」という表現は病気・治療に伴う予後不安の表現であると考える。 ●家族とは笑顔で話をしているのは、家族に心配をかけたくないという気持ちの表れである可能性があり、自分の感情や欲求、恐怖を直接表現はしていないため未充足であると判断する。 ●本人の言動や表情を観察し、自尊心を尊重しながらも表出の機会には傾聴し、本人が不安についても表現できるための援助が必要である。
11. 自分の信仰に従って礼拝する ①誰もが（聖人も罪人も）ひとしく医療従事者の援助を受けられ、かつ自分の信じる教義、思想に従う権利が守られる ②自分の宗教に基づいた生活の仕方ができる	・信仰している宗教はなし ・病気に対しては、「頑張らないといけないね」と話している ・「食べないといけないんだけど、だるくて食べる気がしないけど、頑張って食べるようにしているよ」と話す ・たまに、「帰れるかな。1回は帰りたい」と話す。 ・家族と、面会時に笑顔で話している。 ・「俺は髪が硬いから抜けないと思ったけど、やっぱり抜けるんだね」といわれる。	●Tさんは、病に対して克服しようとする意志があり、疾患や治療の必要性を理解しようと前向きな行動がうかがえる。 ●しかし、自分の想いは、「1回は帰りたい」という発言もたまにいう程度である。他者への気遣いから、自分の想いを表出することは少なく、さらなる精神的疲労の蓄積が予測されるため、未充足と判断する。 ●医療者に対する言動や常に理性的な態度、他者への気遣いからTさんの信念として他者に気遣わせてはいけないと考えているのではないかと推測する。 ●治療に伴う脱毛をはじめとする有害事象によりこれまでにTさんが経験したことのない状況を体験することで不安が増大する可能性があり、看護援助として、Tさんの精神的疲労を軽減するために想いや不安を表出できる関係を築くことが必要である。また前向きな想いを活かす援助が必要である。
12. 達成感をもたらすような仕事をする ①身体的あるいは精神的に仕事（生産活動）ができる ②自分が社会に受け入れられているという満足感がある	・「退院したら、友達に会ってお酒が飲みたいね。帰れるかな……」 ・寛解導入療法を受け、10日後 ・受け持ち時の血液データ：白血球数580/μL、赤血球数210万/μL、血小板 21100/μL、CRP4.7mg/dL ・クリーンルームに入室している。 ・「食べないといけないんだけど、だるくて食べる気がしないけど、頑張って食べるようにしているよ」と話す。 ・白血病に関する学習を行い、自分の置かれている状況を受け止めてようとしている。	●感染予防行動を行うことは理解しているが、室外でのマスク着用を忘れるため、未充足と判断する。 ●本人の目標は、寛解して一度退院することであると考える。 ●成人期であるTさんは、銀行員であるという社会的な役割と、一家の大黒柱であるという家族の役割を担っている。役割の遂行と本人の目標を達成するために、マスクの着用を忘れることなく、感染や出血などのリスクを乗り越えていくための看護援助が必要だと判断する。

基本的欲求の構成要素	分析の必要な情報	分析・解釈
	・検査などで病室から離れるときに、ときどきマスクをし忘れ、部屋に戻ることがある。	
13. 遊び、あるいはさまざまな種類のレクリエーションに参加する ①変化や気分転換、慰安、レクリエーションなどの機会がある ②気分がひきたち楽しく生き生きしていられる	・体温36.0℃台 ・嘔気、嘔吐や倦怠感があり、ベッド上で過ごすことが多い。 ・「いままで、仕事ばかりで、とくに趣味とかないな。たまに友達とお酒を飲むことはあるけどね」という。 ・クリーンルームに入室している。 ・病気に対しては、「頑張らないといけないね」と話している。	●とくに趣味はなく、レクリエーションなどは、気分転換にはよいと考えるが、現状では行える状況ではないと考え、未充足と判断する。 ●しかし、Tさんは、治療が最善であることを理解しており、自分で未充足の状態に対処しているため、看護援助の必要はないと判断する。
14.正常な発達および健康を導くような学習をし、あるいは好奇心を満足させる ①自分が設定しうる最良の健康生活習慣に従って生活できる	・疾患に関する本を妻に持参してもらい、白血病に関する学習をしている。 ・毎回体温を測定して、看護師に報告をする。 ・採血日の昼には、検査結果が出たかを看護師に尋ねる。	●疾患に対しては、本などを妻に持参してもらい、学習をしていたり、体温を自ら測定していることから、体調を確認する意識は高いため充足と判断する。 ●また、採血結果に関心が高いことも、白血病である自分の状況を知るための行動であると考える。

⑦急性骨髄性白血病患者

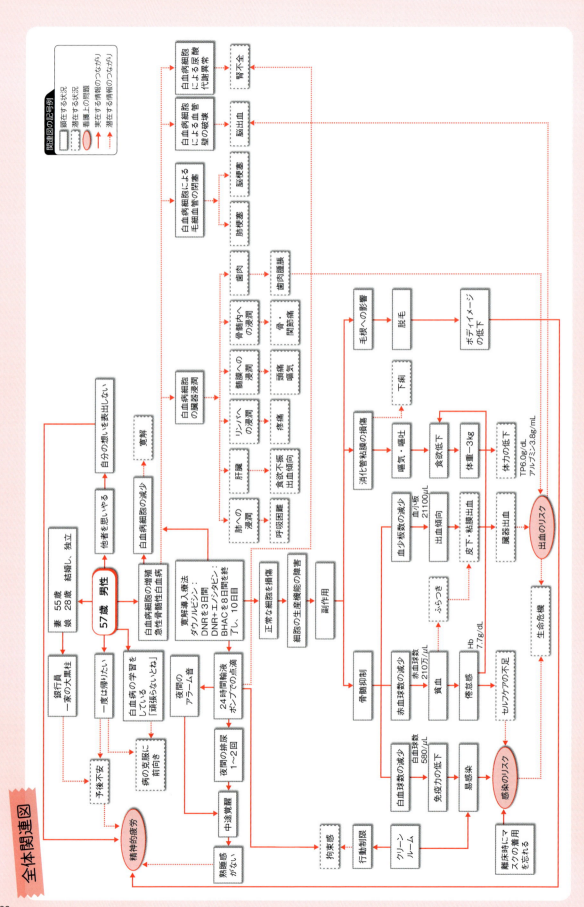

◎関連図の書き方の解説

STEP 1　患者さん個人に焦点を当てて書いてみる 図1

　関連図を書く際は、患者さんの常在条件や病理的状態を考え、患者さん個人を書いてみましょう。Tさんがどのような人なのかを書いてみます。多くの情報が混乱をまねくと思います。まず、紙面に思うままを書いてみます。次にどこと、どこが結びつくかを考えてみてください。このとき、自分が解釈・分析したアセスメントの内容と照らし合わせ、関連図と行きつつ戻りつつしていくのもよいと思います。

STEP 2　患者さんの病態を整理する 図2

　次に、患者さんの診断名、病態に関する情報を整理します。寛解導入療法を受けたTさんが、いまどのような病態や時期にあるのかを教科書や参考書をみながら、自分で解釈・分析したアセスメントの内容と照らし合わせて書き進めてください。

　Tさんは、寛解療法導入療法を受け10日が経過しています。この時期は、身体にどのような影響があるのでしょうか。Tさんは、化学療法で使用した薬剤（抗がん剤）の副作用として、骨髄抑制、消化器粘膜の損傷、毛根への影響があります。

　まず、骨髄抑制から考えてみましょう。寛解導入療法により白血球数が一時的に減少しています。白血病細胞が減少し、白血球数が上昇すれば寛解を迎えられますが、いまはまだ白血球数が上昇をするのを待っている時期です。Tさんの現在の白血球は580/μLになっており、易感染の状態だといえます。感染への予防的措置として、Tさんはクリーンルームに入室していますが感染の危険性は高く、注意が必要です。

　また、Tさんの赤血球数は210万/μL、Hb7.7g/dLと減少していることから貧血の状態で、さらに血小板は21100/μLと非常に低値で出血傾向にあります。血小板は50000/μL以下になると出血傾向が出現し、30000～50000/μL以下で皮下出血・粘膜出血を、30000/μL以下で臓器出血を起こしやすい[4]といわれています。

　以上のことから骨髄抑制に関連した問題として、感染と出血が予測され、これらを起こさない看護が重要になります。

　次に消化器粘膜の損傷について考えてみましょう。Tさんは、嘔吐や嘔気があり食欲も低下していることから、消化器粘膜が傷ついていることが推測されます。今後口内炎の発生なども予測され、

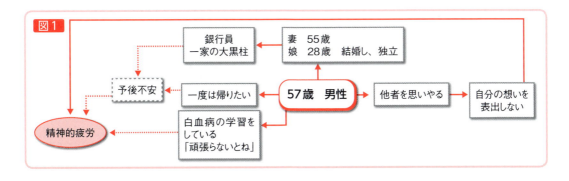

図1

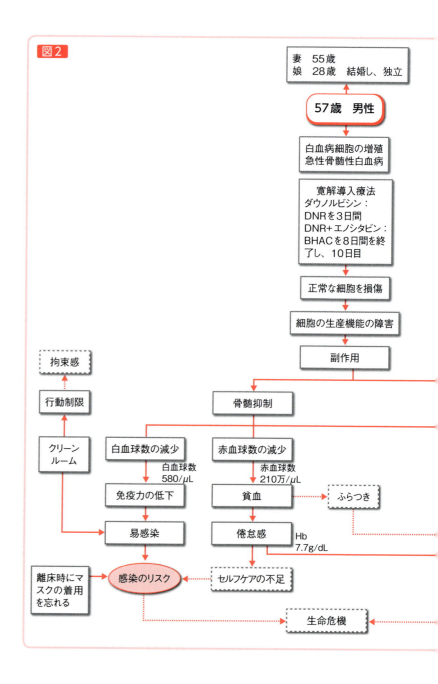

図2

このような消化器粘膜の損傷が引き起こされると、栄養不足だけでなく、損傷部位からの感染のリスクが高まります。

最後に脱毛について、考えてみましょう。体毛のなかでも成長速度が最も速い頭皮の毛器官は抗がん剤の影響が生じやすい[3]）ですが、使用する薬剤により影響は異なります。Tさんには使用しているダウノルビシンの副作用として脱毛が出現しています。脱毛によるボディ・イメージの低下をきたすことがないよう精神的支援をすることが必要です。

STEP 3 これから予測されることを関連図に付け加える 図3

関連図には、今後予測される状況を点線などで表していきましょう。現在の状況と、今後の予測

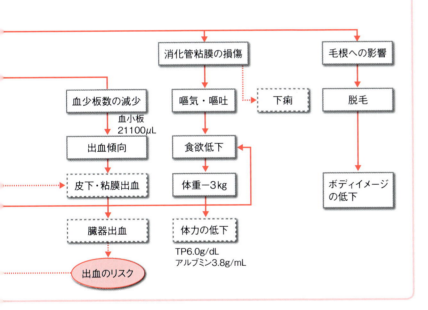

を区別することで、Tさんのいまの状態がはっきりすると思います。患者さんの今後を考えることで、起こらないようにするための方策が行なえますし、起こった場合はすぐに適切な対応ができるようになるからです。

STEP 4　関連図の全体を見直す

　急性期では疾患にとらわれがちになりますが、Tさんの精神面や社会面も合わせて患者さんの全体をとらえることが重要です。一度書いた関連図の全体を見直し、Tさんの精神面や社会面も書かれていることを確認してください。

　関連図の全体を確認して、患者さんの情報が不足している場合は追記しましょう。関連図に患者

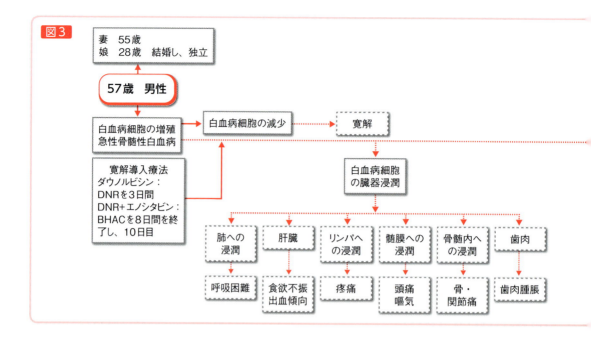

さんの全体像が書けていると看護問題が浮かび上がってくると思います。

◎おわりに

　急性骨髄性白血病の患者さんは、白血病のタイプや患者さんの年齢、身体の状態、各臓器の機能などによって、選択できる治療法、治療に使用する薬剤の種類や量などが異なります。とくに急性骨髄性白血病の患者さんと家族は、診断されただけでも動揺が大きいうえに、すぐに治療を開始する必要があるため、本人はもとより家族も含めて、気持ちの整理や状況の理解が十分とはいえないまま、次々と変化する状況（たとえばクリーンルームへの入室準備など）に対応していくことが求められるため精神的支援も必要です。

　患者さんの情報を分類するのではなく、患者をより理解し、看護の方向性を考えるために関連図を用いてもらいたいと思います。

　関連図は、一度書いたから完成というものではなく、患者さんの変化や新しい情報を得たときには、書き加えをするものです。そのことを念頭に置いて、関連図をとおして患者さんの理解を深めてほしいと思います。

●引用・参考文献
1) 宮崎仁：もっと知りたい白血病治療、医学書院、2002
2) 一般社団法人日本血液学会編：造血器腫瘍ガイドライン2013年度版、金原出版、2013
3) 飯野恵子ほか：系統看護学講座血液・造血器成人看護学、医学書院、2011
4) 小野寺綾子ほか：成人内科Ⅲ、中央法規出版、2011
5) ヴァージニア・ヘンダーソン：看護の基本となるもの、日本看護協会出版、2006
6) 秋葉公子ほか：看護過程を使ったヘンダーソン看護論の実際、第3版、ヌーヴェルヒロカワ、2007
7) 江崎フサ子ほか：ヘンダーソンの基本的看護に関する看護問題リスト、ヌーヴェルヒロカワ、2007

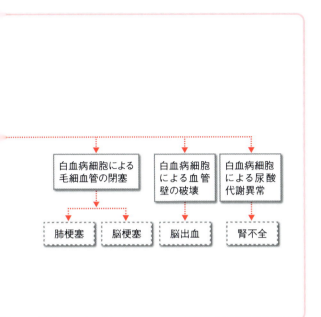

⑧ 胃癌患者の関連図の書き方

◎関連図の書き方のポイント

ここでは、胃癌患者の術後の関連図を取り上げます。

手術を受ける患者は、なかなかイメージをしにくいのではないでしょうか。日々の変化（回復）についていくことが難しいため、実際に患者さんを受け持っても、看護過程の展開が後追いになる場面によく遭遇します。

患者さんのその時々の状況を、適切にとらえて看護していくことがポイントになります。

●病態を理解する

まず、手術侵襲（ストレス反応）や、麻酔が生体に及ぼす影響をよく理解しておきましょう。

胃癌患者であれば、胃の構造と機能を理解することが大切です。手術という治療によって、本来の胃の一部、あるいは全部が取り除かれることになります。その結果、胃の形態と機能に変化が生じます。これらをとらえることが、対象理解の第一歩になると思います。

●手術侵襲からの回復時期をとらえる

いまどんな時期にあるのか、これからどんな状況になるのかを予測します。

情報や知識を充実させることは必要です。しかし、それらがすべて関連図に必要というわけではありません。手術侵襲からの回復過程に合わせていま、何が必要なのかを看護者が判断し、その人の看護の全体像を適宜示して行くことが求められます。

> **MEMO**
> 手術侵襲からの回復過程を示すものとして、Moore理論が用いられます。Mooreは、術後患者の回復過程を4相に分類しています。

●患者中心に考える

1つ目に理論（知識）の必要性、2つ目には予測をもつことを述べましたが、これらは、その患者本人の情報と結びついてこそ活きてきます。そして、活かすところは、紙の上でも頭の中でもなく、実際の看護の現場です。

同じ手術を受けた患者でも、1人として同じ人はいないことを認識し、その人の状況（情報）に寄り添いましょう。

> **MEMO**
> 手術を受ける患者を理解するための理論
> ・手術侵襲（ストレス理論）
> ・麻酔侵襲
> ・創傷治癒
> ・ラザルス理論
> ・適応・危機理論

◎事例紹介

❶患者紹介

【患　者】　Aさん、83歳、男性
【職　業】　現在は無職。昔は造船所で働いていた。いまは自宅の植木の手入れをしたり、散歩したりの生活。ときに、老人会の旅行にも参加する。
【診断名】　早期胃癌（Ⅱ-B）
【既往歴】　50歳の頃から高血圧を指摘され、内服治療を続けている。現在、アムロジピン1錠（朝）服薬中。難聴あり（右耳のほうが左耳よりよい）

❷経過

▶入院までの経過

　8月はじめ頃からやや食欲がなくなり、本人は「夏バテかな」と思っていた。かかりつけの医師に相談し、8月中旬に消化管上部内視鏡検査を受け、胃癌と診断された。手術目的で、9月10日入院になった。

　病名について、本人と長男夫婦に、癌であること、手術によって癌の部分はすべて取り除くことができることを説明されている。

◎情報収集とアセスメント

　入院時から術後1日目朝までの情報をもとに情報の整理とアセスメントを行いました。データベースとして、松木光子の「生活統合体モデル」に基づいた生活行動様式の枠組みを用いました。

項　目	情　報	アセスメント
呼吸・循環・体温調節	・83歳 ・タバコは吸わない ・50歳頃から高血圧、アムロジピン1錠内服中 ・％VC109％、1秒率64.6％、胸部レントゲン：CTR50.1％ ＜術前＞ ・体温36.8℃、脈拍66回/分、呼吸数17回/分、血圧120/80mmHg ＜術後：9/11　18:00＞ ・体温38.0℃（解熱剤を使用し、37℃台） ・呼吸やや弱く、ネブライザー施行後改善。肺雑音なし。 ・O₂：4L/分吸入中、胸部レントゲン：異常なし ・脈拍80～100回/分、血圧136～180/80～94mmHg	●Aさんは83歳と高齢であり、加齢による呼吸機能・循環機能の低下があると考えられる。 ●現在、術後1日目であり、手術侵襲に対する生体の反応の経過から考えるとMooreの術後回復過程の第1相に該当し、循環動態の変動に留意が必要である。また、麻酔薬、筋弛緩薬の使用は心収縮力の低下や心拍出力の低下を起こし、心仕事量の増加をまねく。 ●以上に加え、Aさんは83歳であり、加齢による循環機能の低下が考えられること、高血圧の既往があり、CTR50.1％からもより循環動態の変動を起こしやすいと考えられる。血圧や脈拍、検査データなど術後の諸状況からいまのところ循環動態に大きな変動はみられていないが、注意が必要である。

項目	情　報	アセスメント
		● 術前の呼吸機能検査％肺活量109％、1秒率64.6％から、Aさんは閉塞性換気障害である。手術のため麻酔薬・筋弛緩薬の使用は呼吸筋運動の抑制、換気血流比の不均等、呼吸中枢の抑制を起こし、低換気状態をまねく。また、術後の疼痛緩和のための鎮痛薬の使用も呼吸機能の抑制を起こすおそれがある。肺雑音はなく、胸部レントゲンに異常はないものの術後の呼吸がやや弱く、無気肺などの呼吸器合併症を起こすおそれがある。また、全身麻酔時の気管内挿管による気道内分泌物の増加も気道クリアランスを障害し、低換気へとつながることから注意が必要である。 ● 術後、体温上昇が認められるが、手術に伴う組織の吸収熱と考えられ、正常な反応であると判断する。経過を観察しながら安楽への配慮を行っていく。
	RBC(/μL) WBC(/μL) Hb(g/dL) Ht(%) 術前　507万　7600　15.5　46.9 9/11　479万　16100　14.7　43.8 9/12　453万　12600　13.9　41.7	
栄養・代謝	・9/11　胃幽門側亜全摘、残胃十二指腸吻合術(B-Ⅰ法) ・身長152cm、体重50kg、BMI：21.4 　　　RBC　Hb　TP　Alb　AST　ALT 　　　(/μL)(g/dL)(g/dL)(%)(IU/L)(IU/L) 術前　507万　15.5　8.6　64.1　26　19 9/11　479万　14.7　—　　　　32　20 9/12　453万　13.9　5.9　　　　20　23 ・9/12　血糖値157mg/dL	● 術前検査データから貧血や肝機能障害などは認められず、また、栄養状態も問題なく手術を受けている。術後、RBC453万/μL、Hb13.9g/dLと低下しているが、これは手術時の出血などの範囲をでない。術後TP5.9g/dLに低下しているのは、手術侵襲によるものと考えられる。血糖値が157mg/dLと正常値より上昇しているのも同様である。肝機能は術後も正常値であり麻酔や手術操作に伴う肝機能障害などは起こしていないと考えられる。経過をみていく。 ● 胃幽門側亜全摘、残胃十二指腸吻合術(B-Ⅰ法)ということから、食物の消化、吸収に関する形態・機能に大きな変化が生じる。現在は輸液などにより栄養管理についての調整がされているが、今後、胃カテーテルが抜去され食事開始の時期には栄養素の消化吸収能力の低下について十分な看護が必要である。消化管の蠕動運動の抑制については、現時点では創治癒の問題として、皮膚・粘膜の保全のカテゴリーにおいてアセスメントする。
排泄	・尿：5～6回/日、夜間2～3回/日、ときに1回量が少ないことがある。ときに下部不快感があるが、排尿後に消失する。 ・排便：1回/日 ・9/12　BUN：14mg/dL、Cr：1.10mg/dL ・排ガス(—)、腹鳴(—)	● 手術による腎機能障害はみられていないが、手術侵襲の乏尿期にあり、引き続き腎機能の変化に注意が必要である。膀胱留置カテーテル挿入中であるが、高齢であることや長期留置は感染のリスクが高まるため、できるだけ早く抜去できるよう援助が必要である。本日抜去予定である。 ● 術後、排ガス・腹鳴ともにまだなく、麻酔薬や鎮痛薬の作用や、消化管の手術に伴う消化管の蠕動運動の抑制が生じている。その対処として、胃カテーテルが留置されているが、このまま消化管の運動抑制が続くとイレウスを起こすおそれがある。循環動態の安定を確認のうえ、早期離床などの援助が必要である。

項目	情 報	アセスメント
活動・休息	・83歳、現在は無職、昔は造船所に勤務 ・いまは植木の手入れをしたり、散歩したりの生活。ときに老人会の旅行にも参加する。 ・身長153cm、体重50kg ・呼吸訓練の指導を受け、行っていた。 ・9/11　17:00　疼痛あり。フルルビプロフェン１Ａ＋生食50mLを静脈内注射。［フェンタニル１Ａ＋ドロペリドール１Ａ＋塩酸レボブピバカイン150mL＋生食］を硬膜外チューブから持続注入中 ・9/12　4:30　疼痛あり。フルルビプロフェンアキセチル１Ａ＋生食50mLを静脈内注射 ・7:00　「手術は何時からなんだ？」手術は終了したことを説明し、納得した様子。「だからおなかが痛いんだ」	●高齢ではあるが、入院前の生活では植木の手入れをしたり、散歩、ときには旅行に行くなど、適度な活動がなされていたと推測できる。入院後の呼吸訓練も行っており、これらは強みになる。 ●手術後はまだ安静の段階であるが、今後早期離床を図っていく必要がある。ただ、術後夜間の疼痛により、休息が十分にとれていないと考えられる。活動と休息のバランスがとれるよう調整が必要である。ややつじつまの合わない発語がみられたりしている。現在は説明により理解できているが、軽度のせん妄と考えられる。危険がないように十分な休息を確保しながら状況をとらえていく必要がある。
皮膚粘膜の保全	・9/11　胃幽門側亜全摘 　　　　残胃十二指腸吻合術（B-Ⅰ法） 　　　　リンパ節郭清術 ・9/12　RBC：453万/μL、Hb：13.9g/dL、TP：5.9g/dL ・83歳	●手術でできた創は、現在、創治癒の過程において、血管の透過性が亢進し、腫脹が起こっている段階である。酸素が十分に供給されて正常な創治癒の過程をたどれるように援助が必要である。 ●創治癒に影響を及ぼす貧血状態や栄養障害などはみられていないが、Ａさんは低換気状態にある。また消化管の蠕動運動の抑制が生じており、これは吻合部などへの酸素供給を阻害する。これらから、創治癒が遅れ、吻合部の癒着障害などを引き起こすおそれがある。
性・生殖	83歳　男性 妻、息子あり	●情報不足であるが、現在とくに問題になることはない、と考えられる。
感覚・知覚・伝達	・83歳 ・難聴（右耳のほうが左耳よりよい） ・9/11　17:00　疼痛あり。フルルビプロフェンアキセチル１Ａ＋生食50mLを静脈内注射 ・9/12　4:30　疼痛あり。フルルビプロフェン１Ａ＋生食50mLを静脈内注射。［フェンタニル１Ａ＋ドロペリドール１Ａ＋塩酸レボブピバカイン150mL＋生食］を硬膜外チューブより持続注入中 ・9/12　7:00　「手術は何時からなんだ？」手術は終了したことを説明し、納得した様子。「だからお腹が痛いんだ」	●手術による疼痛は術後24時間以内が最も強いといわれており、その間の疼痛緩和は非常に重要である。自分の状況に対して必要時処置の依頼ができているようであり、術後疼痛の処置を複数の方法により行っている。今後も引き続き、疼痛緩和に向けての看護が必要である。 ●Ａ氏は、高齢であることや手術による急激な環境の変化、疼痛により、ややつじつまの合わない発語がみられたりしている。軽度のせん妄状態と考えられる。現在は説明により了解できているが、今後せん妄状態が悪化しないように注意が必要である。とくに、Ａ氏は難聴があるため、しっかりと意思の疎通や状況認識ができるよう留意してかかわっていくことが必要である。
健康認識・健康管理	・8月初めころからやや食欲がなく、かかりつけの医師に相談し、8月中旬に消化管上部内視鏡検査を受け、胃癌と診断された。 ・病名について、本人および長男夫婦に、「癌である、手術によって癌の部分はすべて取り除ける」と説明されている。	●情報不足ではあるが、これまでの受診状況などから、自分の健康についてある程度関心や留意が払われていたと考えられる。そのため、本人にも癌である事実が伝えられたと考えられる。状況に合わせて、今後も適宜情報を伝えながら、必要な自己管理が行えるよう考えていく。

項　目	情　報	アセスメント
	・50歳頃から高血圧を指摘され、内服治療を続けている。 ・タバコは吸わない。 ・アルコールは1日にウイスキー1杯程度飲酒する。 ・入院後、呼吸訓練の指導を受け、行っている。	●現在は術後1日目であり、身体的苦痛に本人の注意も集中すると考えられるが、状況が落ち着いてくることによって、今後の健康についての不安や心配などが上がってくることが考えられる。タイムリーに対応できるよう留意していくことが必要である。
自己像・自己実現	・現在は無職、昔は造船所に努めていた。 ・いまは自宅の植木の手入れをしたり散歩をしたりの生活 ・ときに老人会の旅行にも参加する。 ・難聴あり（右のほうが左よりよい） ・妻71歳と49歳の長男夫婦、孫との6人同居	●情報不足 ●家族と同居しているが、植木の手入れをしたり散歩したりの生活や、ときに老人会の旅行にも参加するなどの情報から、入院前は自立した生活が行えていたと推測できる。
役割・関係	・現在は無職、昔は造船所に努めていた。 ・いまは自宅の植木の手入れをしたり散歩をしたりの生活 ・ときに老人会の旅行にも参加する。 ・妻71歳と49歳の長男夫婦、孫との6人同居	●情報不足 ●自宅の植木の手入れをしたり、老人会の旅行にも参加するなど、家庭内での役割や、周囲の人々とのかかわりがもたれていたと考えられる。 ●妻も健在であり、家族内においても夫としての役割や父親、祖父としての役割があったと考えられるが詳細はわからない。

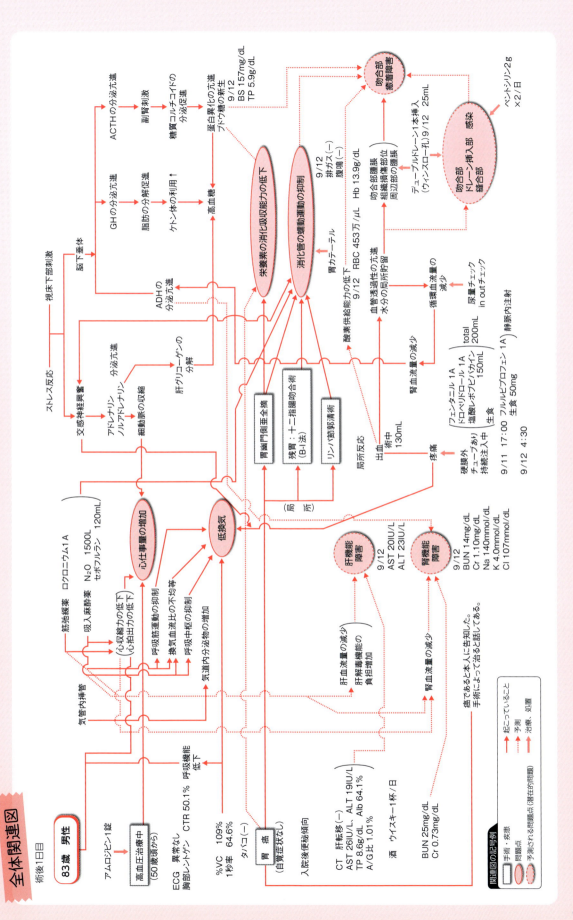

◎関連図の書き方の解説

今回は、胃癌で手術を受けた患者さんの術後1日目の関連図をもとに考えていきましょう。

STEP 1　患者の姿を表現する　図1

まず、患者の姿を書きます。名前（A氏など）と年齢、性別だけの文字を書くだけでもかまいませんし、絵や図で人を書くのもよいでしょう。

胃癌をもっているその人（事例でいえばA氏）の関連図です。社会的側面や心理的側面についても書き込めるように、あまり端のほうではなく、スペースに余裕をもって書いておきましょう。

そのうえで、術前検査や既往など、手術に当たって、術後の状況に影響を及ぼすと思われる情報を整理しました。

> **MEMO**
> **用いやすい枠組みで整理**
> 今回は、情報収集とアセスメントのところで用いた松木光子氏の生活行動様式の枠組みに沿って、必要と思われる情報をあげましたが、自分の用いやすい枠組みで整理するとよいと思います。

STEP 2　アセスメントと関連図は、どちらから書く？

情報のアセスメントと関連図とは、同じ内容を含むので、どちらから書いてもよいと思います。

情報のアセスメントは、枠組みを正しく用いて行えば、看護者の見方の偏りを予防することができます。また、それぞれの項目でのアセスメントをしっかり文章化することで、より理解が深まる

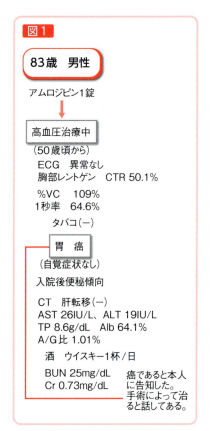

図1

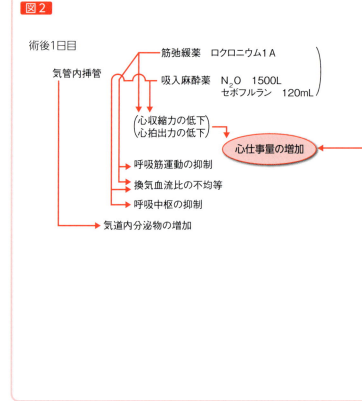

図2

と思います。

関連図は、その部分を図にしたうえで、項目間の関連性までを明らかににしていきます。つまり、問題点やそれらに対する対策も整理できるわけです。両者を見比べて、ずれがないかを点検して行くことによりアセスメントの妥当性を確認することができます。

STEP 3　時期を整理する　図2

次に時期です。今回は術後1日目の関連図を書きました。そのことを明記しておきましょう。

術後1日目の関連図だからこそ、手術侵襲、麻酔が生体に及ぼす影響についてが重要です。これらを図式化し整理したのが、図2 です。

今回示した関連図上では、図2 は手術侵襲、麻酔による全身反応と局所反応の2か所に分かれて展開していますが、本来つながっています。紙面やスペースのほかの内容整理の関係から、最終的にこのように書きました。手術侵襲、麻酔が生体に及ぼす影響については、手術を受ける人なら多かれ少なかれ誰にでも起こるものです。

テキストや参考書にも示されているので、それらを参考にして書いていくとよいでしょう。自分の理解を確かめながら記述してください。

手術侵襲や麻酔の影響を生体が受けるのは、術後2〜3日、手術侵襲は長くても4〜5日というところですですから、時期との関連が重要になってきます。

この時期を過ぎた時点での関連図では、もう手術侵襲、麻酔が生体に及ぼす影響は図には必要なくなります。看護者は、その判断をする必要があります。

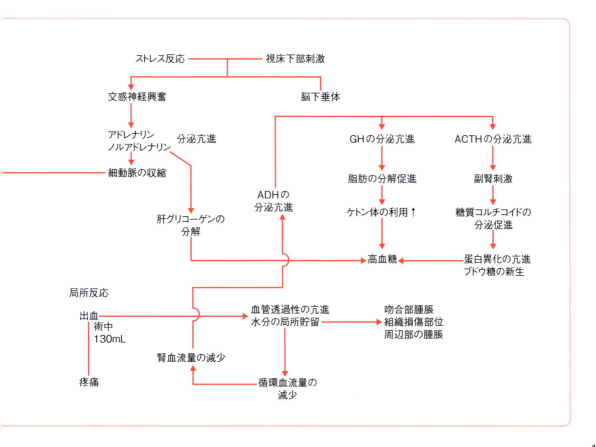

> **MEMO**
> **時期との関連が重要**
> 術後に生じやすい合併症は、時期によって異なります。たとえば、術後24時間は後出血や循環動態の変動に留意することが必要ですし、2日目くらいまでは呼吸器合併症についての注意が必要です。縫合不全やダンピング症候群などについては、もっと先になります。

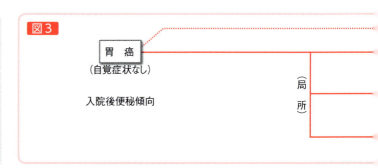

図3

STEP 4 　疾患を組み込む 図3

　今回の患者は胃癌です。ここでは、胃の構造と機能について整理して行きます。手術療法の特徴により、本来の臓器や器官系（今回であれば胃）の一部あるいは全部を取り除き、状況によってはその経路を変更したりすることになるわけです。本来の臓器や器官系の構造や働きが手術によってどのように変化するのかをしっかりとらえておくことが必要です。

STEP 5 　患者のいまの状況を表す

　Step 4までは、テキストや参考書を参考にしながら進めていくと比較的容易に書くことができると思います。Step 5として、前のステップにあった1～3のそれぞれに、Aさんの情報を絡めていってください。必要な情報を取捨選択し、関連する部分に加えていきます。その際、たとえば検査データなど、ひとまとまりにしないで、関連する部分だけを取り出して書き入れることがポイントです。

　さらに、1～3の関連性を考え、「いま現在、この患者さんに起こっていること、まだ起こっていないけれどこれから起こると予測されること」などを結びつけてみましょう。その際、因果関係を考えながら矢印で方向づけをしていきましょう。だんだんと関連図ができ上がってくると思います。

　矢印を書き込んでいくとき、この患者さんに起こっていること、まだ起こっていないけれど今後起こることが予測されることなど、線や矢印の種類を変えて書くと明確になります。

　また、治療や処置、看護などについても図の中で明らかにしていくと、患者さんの理解が大変深まります。

　手術を受ける患者さんの場合、これまでのたくさんの知見から、どんなことが生じるのか、かなり予測できるわけです。先に述べた手術侵襲や麻酔の影響などもその一部です。何が起こるかがわかっているからこそ、それらが起こらないように、あるいは起こったとしても最小限ですむように予防的にさまざまな対応がとられるのです。

　これを理解していないと、「術後の患者さんを受け持って看護を計画したいけれど、何もしなくても患者さんは元気になられた」という感覚になってしまいます。つまり、自分の行った看護を実感できていないわけです。

> **MEMO**
> **予防的な対応—ドレーンやカテーテルの意味**
> 今回の患者さんでは、ウィンスロー孔へのドレーンは吻合部付近に挿入されています。手術でできた吻合部付近の創治癒を促進するために、滲出液などを体外に排出する目的で挿入されています。ドレーンの観察をすることは吻合部の創治癒をみていることなのです。同様に、胃カテーテルは消化管の内部から吻合部の創治癒をみています。また、手術によって引き起こされた消化管の蠕動運動の抑制に対して、その解除を促進するために機能しているのです。

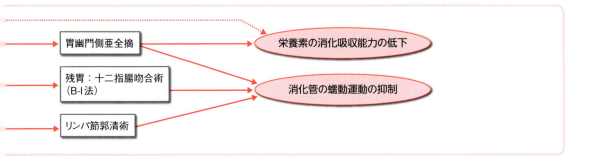

これでは実習も看護もつまらなくなってしまいます。

今回、抗生剤以外の輸液の内容を示していませんが、関連の輸液も非常に重要です。手術侵襲により引き起こされる体内環境の変化に対して、蛋白異化の亢進が生じないように糖を補充したり、高血糖状態に対してインスリンが投与されたり、種々の電解質バランスの変化に対してその補正を行ったり、乏尿期になることに対して補液量を調整したり、利尿剤を使用したり、とさまざまな手が打たれているのです。こうやってみてくると、矢印の向きの違いもわかります。

これらがわかると、ドレーンの観察や輸液管理の意味がより深くわかり、日々の観察がいかに看護として重要なのか、再認識できます。予測の看護が多い分、一つひとつの処置や行為の意味づけを理解し、看護として位置づけていってほしいと思います。

> **MEMO**
> **矢印の向き**
> それぞれの線が意味するものとして、成り行きを表しているもの、因果関係を表しているものなどがあります。
> また、治療や処置、回復などについての線は「そうなるためのもの」ですから、矢印の向きなどには注意してください。

STEP 6 図を見直す

もう一度、全体像を見渡してみてください。心理・社会的側面についてなどの情報も不足している部分を補充して関連づけてみましょう。ここまでくると、看護上の問題が明らかになってくるのではないでしょうか。矢印がたくさん集まってくるところは、問題として起こりやすいことだと考えられます。つまり、Aさんの看護上の問題になる部分です。

> **MEMO**
> **問題を取り上げる視点**
> 今回の事例の場合は術後1日目ですから、共同問題が多くなりがちです。それらに加えて、Aさんの苦痛や生活上の支障という点に視点を置いて、問題を取り上げてほしいと思います。

◎おわりに

さて、でき上がった関連図はいかがでしょうか。何はともあれ、苦労して書いたのだから大事にしたいものですね。

「関連図を大事にする」という意味は、常に状況に合わせて、よりその患者さんにあったものに変化させていくことだと考えています。完璧なものはないといってよいでしょう。

常にもっとわかりやすくできただろうか、これで患者さんの状況を反映できているだろうかと問い続けていくことだと思います。

また、何のために関連図を書くのか、です。患者さんに適した看護を提供するためのものである

ことを忘れず、活用していきたいものです。

　術後の患者さんはどんどん状況が変化します。今回の胃亜全摘を受けられたAさんも、術後2日目、3日目……と変わっていきます。Aさんの場合、手術侵襲の影響がなくなるころには胃カテーテルも抜去され、縫合不全、通過障害がないことが確認されると食事が開始になります。これは消化管の手術を受けられた多くの患者さんにほぼ共通していえることです。そうなると、いまの関連図では役に立ちません。

　患者さんが回復することはとてもうれしいことです。一緒に喜び、次に必要とされている看護を提供するためにも、その時期にあった関連図を新たに書いてください。

　考えたこと、学習したことが看護の実践に活きる、そんな体験を重ねていくために、関連図に取り組んで、役立てていってください。

● 参考文献
1）松木光子：看護診断の実際―考え方とケーススタディ、第2版、南江堂、1994
2）竹内登美子：周手術期看護2　術中・術後の生体反応と急性期看護、医歯薬出版、2001
3）吉利和総監修：術前術後管理ハンドブック、メヂカルフレンド社、1980
4）川島みどり編著：外科系実践的看護マニュアル、改訂版、看護の科学社、2009

⑧ 胃癌患者

⑨ 肝硬変患者の関連図の書き方

◎関連図の書き方のポイント

　肝硬変の症状は、さまざまな肝機能が低下する結果として発現します。そのため、最初に簡単な病態関連図を書いておくと、受け持った患者さんの検査の意味や治療目的が理解しやすく、情報の系統的な収集やアセスメントの助けになります。

●簡単な病態関連図を書く

　最初に、肝硬変の病態生理を理解しながら簡単な病態関連図を書いてみましょう。
　このときに詳しく書き込みすぎると、全体関連図になったときに関連性がわかりにくくなるおそれがあります。記載する項目は、肝細胞の機能障害や肝内の血流障害のために現れる主な症状に絞り、概観がわかる程度にしておきます。

●病態関連図をもとに情報を収集する

　疾病が理解できたら、患者が疾病のどの状態にあるかを確認します。自覚症状や他覚症状の有無や程度、血液検査、内視鏡検査などの客観的データを把握します。そして治療の具体的内容を確認し、疾病の経過について予測を立てます。
　肝硬変は、長期にわたって徐々に進行する疾患です。経過に関する情報量が多い場合は、事前に書いた病態関連図に沿ってポイントを絞り、現在の状態を最新のデータから読み取るように心がけましょう。
　さらに、患者さんの①性格、②家族内役割、③社会的役割、④病気や治療の受け止め、⑤日常生活の様子（食事、運動、排泄、睡眠など）、⑤家族の関係性や支援能力など、を把握します。

●アセスメントをする

　系統的に集めた主観的情報と客観的情報を統合し、関連性を確認しながら、いまの状況を判断します。原因・誘因の関連性は科学的根拠に基づいていなければなりませんが、患者の個別性を失わないようにしましょう。
　看護上の問題をあげるときは、原因・誘因を簡潔に表現することで個別性が出ますし、援助の手がかりにもなります。さらに、その時点の不足情報や看護の方向性についても考えていきます。

●全体関連図を書く

　アセスメントをもとに、最初に書いた病態関連図を全体関連図にしていきます。まず、「顕在する状態」を線で囲みます。さらに状態の関連性と看護上の問題をつないでいきます。

アセスメントで明らかになった心理・社会的側面を加えていきますが、複数の原因が存在している場合は、最も影響しているものとの関連性を書き入れるようにしましょう。

◎事例紹介

❶患者紹介

- 【患　者】Sさん、67歳、男性
- 【職　業】会社員だったが、60歳で退職
- 【家　族】妻（65歳）、長女（40歳）、長男（38歳）の4人家族。子どもは就職、結婚で独立して、現在は妻と2人暮らし
- 【診断名】肝硬変（HCV＋）、肝細胞癌
- 【既往歴】高血圧症

❷経過

▶入院までの経過

50歳のとき、会社の健康診断で肝機能障害（HCV＋）を指摘された。輸血歴はなく、20歳頃に針治療に通っていたことがある。60歳のとき、肝硬変と診断される。2013年5月に倦怠感、下肢の浮腫が出現して入院した際に、CT検査にてS6に腫瘍が認められた。肝生検で肝細胞癌と診断され、経皮的エタノール注入療法（以下、PEIT）を受けた。本人には、肝硬変と肝血管腫と説明されている。

2014年4月のCT検査で肝臓に腫瘍を認め、肝動脈注入療法（以下、TAI）とPEITを実施。食道静脈瘤に対し、内視鏡的硬化療法（以下、EIS）、内視鏡的静脈瘤結紮術（以下、EVL）を実施した。

また、空腹時血糖値が200mg/dLになり、血糖コントロールを目的にスルホニル尿素薬（グリベンクラミド）が開始された。

今回1年前の治療効果と食道静脈瘤の状態を確認するため、精査加療目的で2015年6月1日に入院となった。入院時のHbA1cは6.7％、下肢の軽度浮腫が認められた。

▶入院後の経過

腹部超音波検査、肝生検の結果、S7の腫瘍にPEITを実施。上部内視鏡検査では食道静脈瘤の所見があり、EISとEVLを実施した。実施後に上腹部に強い疼痛があったが、鎮痛薬は使用しなかった。1週間後の確認のための上部内視鏡検査を行い、状態によっては追加治療を行う予定である。高血糖と浮腫については、内服薬と食事療法（1600kcal、塩分7g制限）でコントロールしている。

MEMO

肝硬変の重症度評価（Child-Pugh分類）

判定基準	1	2	3
アルブミン（g/dL）	3.5超	2.8以上3.5未満	2.8未満
ビリルビン（mg/dL）（原発性胆汁性肝硬変の場合）	2.0未満（4.0未満）	2.0以上3.0以下（4.0以上10以下）	3.0超（10超）
腹水	なし	軽度コントロール可能	中等度以上コントロール困難
肝性脳症（度）	なし	1〜2	3〜4
プロトロンビン時間（秒、延長）	4未満	4以上6以下	6超
（％）	70超	40以上70以下	40未満

※上記5項目のscoreを合計して判定する。Grade A：5〜6点、Grade B：7〜9点、Grade C：10〜15点

◎情報収集とアセスメント

情報の整理およびアセスメントには、ゴードンの機能的健康パターンを使用しています。看護上の問題は、看護診断名を使用せず、原因・誘因および患者が置かれている状況を表現しています。

項　目	情　報	アセスメント
健康知覚 ―健康管理 パターン	O： ・精査加療目的で3回目の入院 ・上部内視鏡検査：LmF2CbRC（＋）にてEISとEVL施行。治療経過を確認し、必要時追加治療 ・CT検査、肝生検：S7に22×21mmの腫瘍に対し、PEIT施行。副作用は認めなかった。 ・喫煙：2年前から禁煙 ・飲酒：肝硬変の診断後は飲まなくなった ・定期的に外来受診し、検査を受けている ・体温36.1℃、脈拍数74回/分、血圧142/72mmHg ・血液検査：WBC 4500/μL、RBC 409万/μL、Hb 13.6g/dL、Ht 39.8％、PLT 9.1/μL、PT 72％、HPT 76％ ・生化学検査：AST 981 IU/L、ALT 81 IU/L、LCG R15 42％、T-Bil 0.7mg/dL ・内服薬：ファモチジン、ポラプレジンク×75mg、グリベンクラミド、ウルソデオキシコール酸 S： ・薬も飲んでいるし、受診もしているから、なるようにしかならない。治療は何回もやっているからまたかという感じ。早く退院したい。	●C型ウイルス肝炎が原因の肝硬変と肝細胞癌である。門脈圧亢進による食道静脈瘤、抗利尿ホルモン分泌亢進と低アルブミン血症による下肢浮腫の出現、易疲労感などの症状が認められ、肝硬変は徐々に進行している。重症度評価（Child-Pugh分類）は、Grade B。 ●食道には、中部食道に連珠状の中程度の青色静脈瘤があり、発赤所見が限局性に少数認める状態。出血の可能性が高いため、予防的治療としてEIS、EVLが実施された。EIS後の潰瘍形成や、PLT、PT、HPTの低下により、消化管出血の可能性がある。したがって、Hb、便鮮血に注意する必要がある。 ●消化管出血予防のためにファモチジンとポラプレジンク、血糖コントロールのためにグリベンクラミド、利胆・肝血流量増加などを目的にウルソデオキシコール酸が処方されている。内服や受診・検査のコンプライアンスは高い。 #2　EIS後の潰瘍形成、血液凝固因子生成低下に関連した消化管出血のリスク状態
栄養―代謝 パターン	O： ・入院後1600kcal（米飯）、塩分7g、全量摂取。飲水制限なし。 ・果物が好き。入院後も妻の差し入れのグレープフルーツを絞って飲んでいた。付き合いで外食することがある。 ・身長156cm、体重56.5kg、BMI23.2 ・TP 7.1g/dL、Alb 3.2g/dL、ChE 2.5 IU/mL、HbA1c 6.7％、FBS 204 mg/dL S： ・（Sさん）外食のときは、カロリーの高いものを食べないよう、天ぷらそばなどにしている。病院の食事は、味が薄いから食べた気がしない。血糖値が高くなるのはどうしてかな。 ・（妻）栄養のバランスには、気をつけている。栄養をつけてあげたい。入院中は食べられない煮物とかをつくる。	●蛋白質合成能の低下により、AlbとChEの低下を認めるが、栄養状態は維持されている。耐糖能障害に対してグリベンクラミドを内服しているにもかかわらず、HbA1cが高いことから、入院前の血糖コントロールが不十分であったと考える。本人、妻ともに食事療法の必要性や具体的方法について知識が不足しているため、必要以上のカロリーを摂取していたと推察できる。入院後も、治療食の摂取カロリーが守られていない。 ●浮腫の軽減を目的にした塩分7g制限について「味が薄い」と話していること、妻は煮物を多くつくることなどから、退院後は制限が守れない可能性がある。また食事療法がストレスになる可能性もある。 #1　食事療法に対する知識不足に関連した自己管理困難

項　目	情　報	アセスメント
排泄パターン	O： ・排尿は6回/日（夜間1回）、フロセミド、スピロノラクトン内服中。下肢に軽度の浮腫。倦怠感あり。 ・排便は1回/日、便鮮血（－）、便秘気味なので、酸化マグネシウム、センノシドを内服中	●内服薬で、排尿・排便はコントロールされている。 ●肝機能の低下や下肢の浮腫持続によって倦怠感、易疲労感が認められる。
		＃4　肝機能低下、体液量の増加に関連した活動耐性低下
活動―運動パターン	O： ・日常生活動作な自立。趣味は社交ダンス S： ・このところ疲れやすいし、息切れがする。	●日常生活におけるセルフケア能力は維持している。趣味をとおして身体を動かす機会があるが、激しい運動は肝血流量を低下させるため、頻度や運動強度を把握する必要がある。
睡眠―休息パターン	O： ・ベッドで新聞を読んでいるか、うたた寝していることが多い。 S： ・寝つきが悪い。夜中にトイレに起きるし、よく目が覚めてしまう。	●利尿薬は、朝に内服しているため影響は少ないと考えられるが、夜間排尿や日中のうたた寝などにより熟眠感が得られていない。
		＃3　生活リズムの変化、夜間排尿に関連した睡眠パターンの障害
認知―知覚パターン	O： ・EIS、EVL後に上腹部の疼痛が出現したが、鎮痛薬は使用しなかった。 S： ・大丈夫、我慢できる。 ・（肝生検時）息苦しい感じがした。	●EIS実施による疼痛や肝生検時の緊張など、検査・治療に伴う苦痛がストレスを増加させる可能性がある。
		＃5　治療に伴う疼痛、食事の制限に関連したストレスの増大の可能性
自己知覚―自己像パターン	O： ・輸血歴なし。針治療の経験あり。 S： ・何でこうなったのかと思う。治療しているけれど、何度もやらなくてはならない。まだ自分は元気なほうだと思っている。	●HCVに感染した原因ははっきりしない。肝硬変の進行を認めたくない気持がある。治療を繰り返していることから、治療の不確かさが、予後の不安につながる可能性がある。
		＃6　将来の見通しや治療効果の不確かさに関連した予後への不安
役割―関係パターン	O： ・妻と2人暮らし。妻が1日おきに面会 S： ・社交ダンスの仲間と話をしたり、食事をするのが楽しい。	●キーパーソンは妻である。社交ダンスを通して地域社会との交流を維持しており、それが気分転換になっている。
性―生殖パターン	O： ・男性、長女（40歳）、長男（38歳）は独立している。	

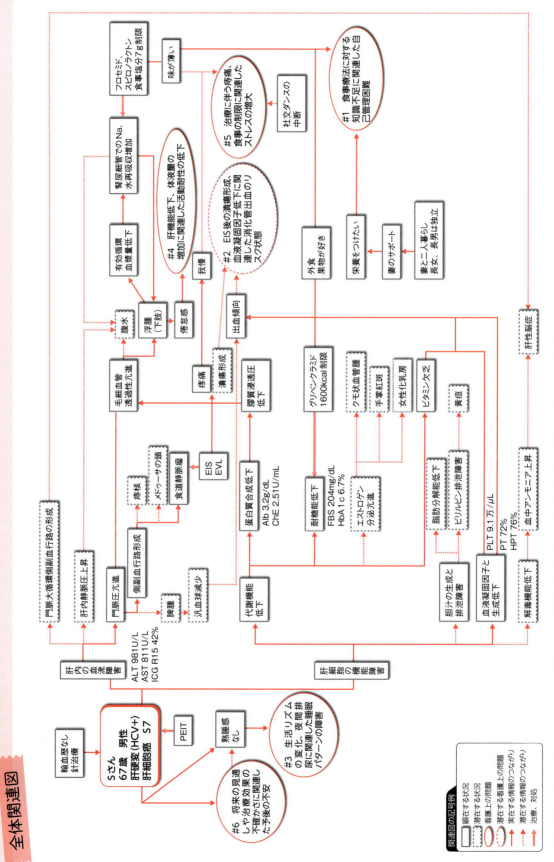

◎関連図の書き方の解説

●肝疾患の関連図の書く際のポイント

①身体症状の生活への影響を把握する

　肝機能障害が進行すると、全身倦怠感や浮腫などが出現し、家庭内役割や仕事の遂行に影響を及ぼします。さらに、腹水や肝性脳症のために日常生活動作の援助が必要になる時期もあります。

　したがって、身体症状が生活にどのように影響しているかを確認しておきましょう。

②ライフスタイル変更に関する情報を確認する

　肝機能庇護のために、安静や休息を取る、食事療法やアルコールの制限、定期的な通院や入院など、いままでの生活の仕方を変更・調整する必要があります。

　生活の変更・調整は、患者の本人の病気の理解度、具体的方法を実施する能力、サポートの有無など、さまざまな要因により影響を受けるので、これらの要因の状況を把握します。

③家族との関係性、社会とのつながりを把握する

　身体症状が進行したり、療養生活上の制約が大きいと、家庭内役割や社会的役割の遂行において問題が生じる場合があります。家族や社会とどのような関係であるのかを把握します。

　また家族は、生活上のサポート役であることが多いので、家族を含めた援助ができるように情報をとりましょう。

④生きがいや、自己概念への影響を把握する

　肝疾患は、食事療法や安静などを実施しても、その効果を直接的に反映する指標が少ないために、効果を実感しにくく動機づけを維持するのが難しいものです。

　したがって、取り組む意欲や、成果の実感、困難に思っていることなどについて押さえておくことが大切になります。

　さらに、肝炎ウイルスへの感染には、輸血などのように医療が原因である場合もあります。このとき、患者や家族が医療に対して不信感をもっていることがあります。アルコール性のものであれば、禁酒できないことで患者が罪悪感を負ったりもします。また、治療効果が不確かなことから予後に不安をもち、死への恐怖を感じることもあるでしょう。

　このような認識は、患者の状況によってさまざまに変化します。身体的状況や治療内容、生活状況と心理的反映は密接に関連しているので、援助するためにはそのときに応じた心理的側面の把握が重要になります。

STEP 1 　病態関連図の作成 　図1

まず、肝硬変がどのような疾患かを理解しながら簡単な病態関連図を書くところから始めましょう。

肝硬変は、慢性かつ進行性の線維症で、肝小葉に再生結節形成をきたす状態です。肝細胞の線維化が進んで、①正常な働きをする肝細胞数が減少して肝機能障害を起こし、②本来肝内に流入するはずの血液が入りにくくなるために肝内血流量が低下する、ということに起因した症状が現れます。

したがって、病態関連図では、肝機能の何が障害されるとどのような症状が起こるのか、そして肝内の血流が障害されるとどうなるのかという道筋を大まかに表現することになります。

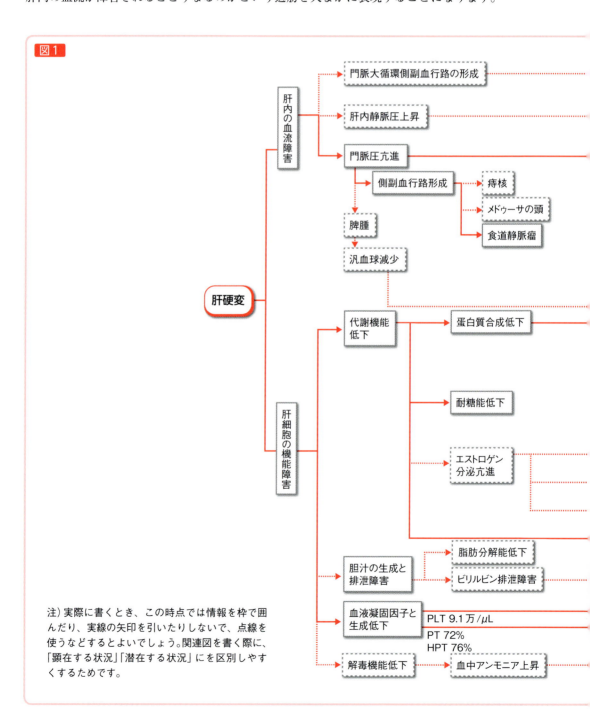

図1

注）実際に書くとき、この時点では情報を枠で囲んだり、実線の矢印を引いたりしないで、点線を使うなどするとよいでしょう。関連図を書く際に、「顕在する状況」「潜在する状況」にを区別しやすくするためです。

112

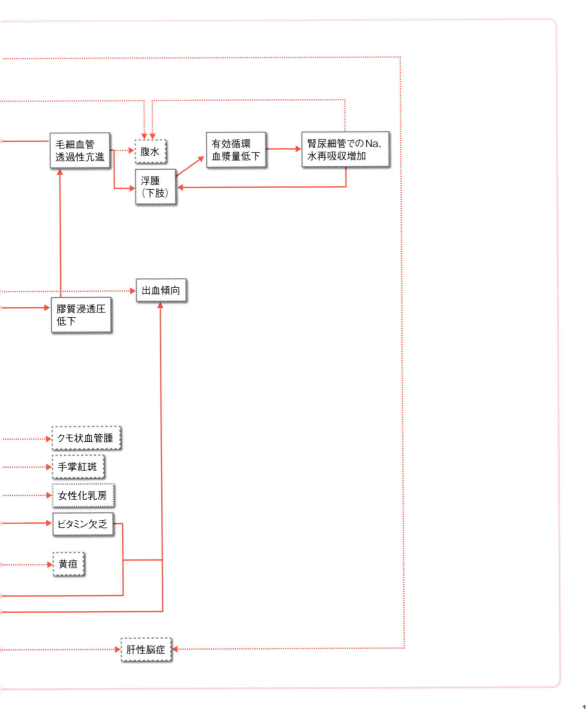

STEP 2 顕在する症状を明確にし、関連する治療や状況を加える 図2

病態関連図を参考にしながら情報収集、アセスメントすると、「潜在する状況」「顕在する状況」が明らかになるので、それを関連図上の実線と点線で記載し、分けます。

アセスメント内容を確認しながら、症状に関連している治療や状況を書き入れて関連性を矢印でつないでいきます。

Sさんは、門脈圧亢進の結果として食道静脈瘤が出現し、出血を予防する目的でEISとEVLが行われました。EIS後の治癒過程では潰瘍が形成されてますし、治療効果の確認は1週間後です。

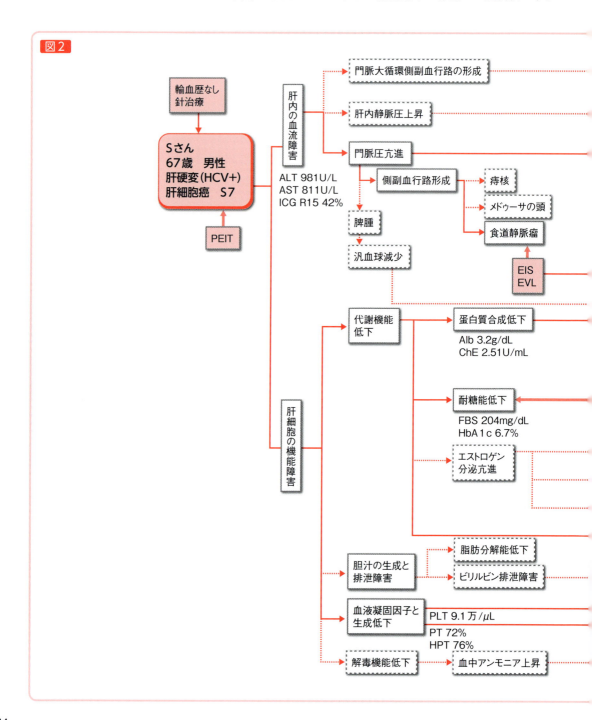

図2

さらに血液凝固因子生成低下が認められますので、出血の可能性は持続しています。この関連を矢印で結び、「＃2　EIS後の潰瘍形成、血液凝固因子に関連した消化管出血のリスク状態」に至ります。

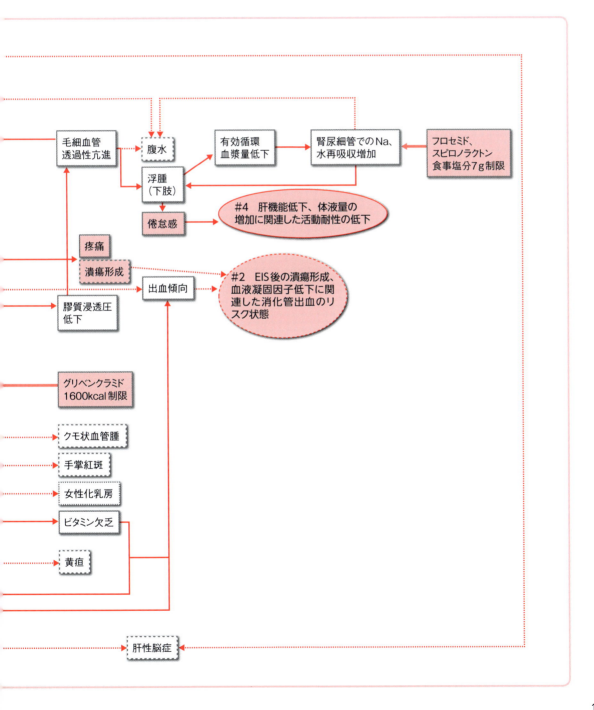

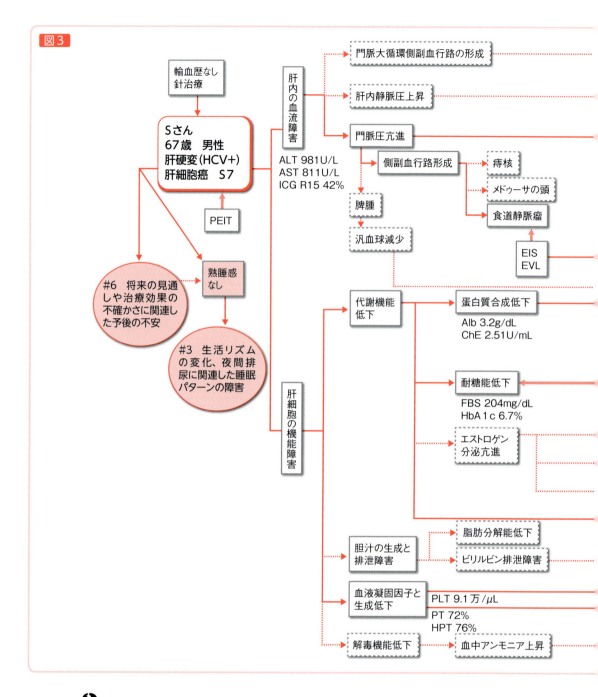

図3

STEP 3 日常生活や心理・社会的側面などの患者固有の情報を入れる 図3

　肝硬変は、長い経過を経ながら徐々に進行する疾患です。そのような特徴のある疾患をもったSさんの、病気に対するとらえ方や生活状況、家族や地域社会との関係などについてアセスメントした結果を追加します。

　Sさんは、入院時の空腹時血糖値が高く、下肢の浮腫があることから、入院食1600kcal、塩分7g制限です。これに食事療法に関連した状況を加えていきます。

　入院前の外食や果物の過剰摂取を認めること、塩分制限についても「味が薄い」と話し、Sさんをサポートしている妻も栄養をつけたいと考えていることがあげられます。

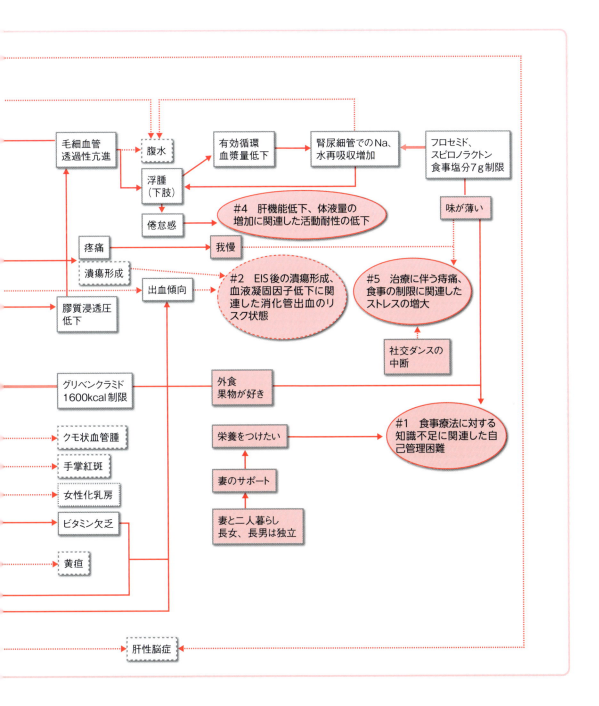

　食事療法は、退院後も継続する必要がありますから、正しい知識と具体的方法を理解し、実施できるような看護援助が必要になります。

　このようなSさん固有の情報は、「#1　食事療法に対する知識不足に関連した自己管理困難」につながります。

●参考文献
1) 江川隆子、清水久美子、田島悦子：ゴードンの機能的健康パターンに基づく看護データベース、第2版、ヌーヴェルヒロカワ、2003
2) 三田村圭二：ウイルス肝炎・肝硬変、図説消化器病シリーズ、メジカルビュー社、2001
3) 平川雅美、佐藤譲：肝臓の解剖・生理、肝硬変の病態生理、クリニカルスタディ、22（8）：709〜717、2001
4) 伊藤まゆみ：肝機能の保護を必要とする人への看護、奥宮暁子編；生活調整を必要する人の看護Ⅱ、p.153〜187、中央法規出版、1996

⑩ 直腸癌患者の関連図の書き方

◎関連図の書き方のポイント

看護関連図は、アセスメントと看護問題・共同問題の抽出の段階で活用されます。しかし、漠然と取りかかってもうまくいくものではありません。よく整理されたわかりやすい看護関連図を効率的に書くためには、一定のポイントを踏まえたうえで取りくむことが望ましいでしょう。主要なポイントは以下のようなものです。

●何の関連図を書くのかを確認する

関連図はさまざまな目的で書かれ、その形式も多様です。ここではアセスメントと看護診断を目的とした問題志向型関連図を書きます。この関連図によって、看護活動に関係する問題が説明されます。

●問題を吟味する

対象の抱える問題は多様ですが、看護師が第一に着目する問題はすべての問題ではありません。「看護問題」は、看護介入によって解決可能なものにかぎられます。得られた情報を分析し、どのような看護問題が発生しているのか、あるいは予測されるのかに着目します。看護学生がアセスメントと看護診断の段階で、医学上の問題についても抱えこんで行き詰まることは少なくありません。もちろん看護師も医師と協力して医学上の問題解決にあたりますが、これは医師との「共同問題」として整理します。

●問題の「関連因子」を整理する

情報分析の段階では、量的情報は「基準値」と比較して問題に関係しているか否かを検討します。対象から得られる情報は、必ずしも量的に測定できるものばかりではありません。たとえば対象の感情などは質的なものであるため、量的に測定することは困難です。しかし、このような質的情報については、「あるべき姿・望ましい姿」と比較して整理することが可能です。「基準値」もしくは「あるべき姿・望ましい姿」から逸脱している情報を、問題の「関連因子」として説明に用います。

●疾患と治療を把握する

対象はどのような疾患なのか、どのような治療が行われるのか、どのような経過をたどるのかなどを把握しておく必要があります。これらの知識は、対象のさまざまな反応を理解したり予測するうえで不可欠です。また、共同問題に取り組むうえでも重要なので、教科書等でしっかり確認しておきましょう。

● 関連因子を身体的側面・精神的側面・社会的側面に分類する

　関連図は、「看護問題」「共同問題」と「関連因子」と「矢印」によって構成されます。関連図は思考プロセスの地図のようなものなので、他者にわかりやすく説明するための工夫が必要です。そのためには、関連因子を身体的側面・精神的側面・社会的側面に分類し、地図上の特定の領域にまとめて配置するのがよいでしょう。こうすることで、矢印が無秩序に絡み合い、難解な図になるのを防ぐことができます。関連図に多くの情報をびっしり書き込むことを好む人もいるかもしれませんが、自分以外の人が見てわかりやすい簡潔明瞭な関連図作成をめざしましょう。

● 優先順位の決定をする

　優先順位の決定に際しては、いろいろな見解があります。たとえば、「生命の維持に直結する問題を優先する」という考え方があります。しかし、そのような場合、優先順位の上位は、本来医学上の問題である「共同問題」が占めることになります。私は、看護師が看護診断をして抽出する問題リストは、「看護問題」を優先するべきと考えています。それも、看護介入する時期が早いものから順に番号をつけます。「共同問題」は、初期計画立案時点では最後尾の番号をつけます。もちろん、優先順位が低くても対象の状態変化によっては、行動レベルで「共同問題」への介入を優先させることはいうまでもありません。

　なお、問題リストにつける「＃」記号は、「ナンバー」または「番号」と読みます。たとえば、「＃１」はナンバー１、または番号１と読みます。

◎事例紹介

❶患者紹介

【患　　者】Kさん、60歳、女性
【疾　患　名】直腸癌
【既　往　歴】15年前から高血圧症で通院加療中
【職　　業】無職
【家族構成】1人暮らし（昨年夫と死別）。長男、次男は他県在住である。キーパーソンは長男である。5人の孫をとてもかわいがっている。
【趣　　味】短歌（短歌会役員）、旅行、カラオケ
【性　　格】社交的

❷経過

▶現在までの経過

　数か月前から時折便に血液が混じっていたが、痔出血と思い様子をみていた。1〜2か月前から倦怠感が続き内科を受診したところ、貧血があることが指摘された。医師から精密検査を勧められ内科病棟へ入院となった。その後のレントゲン検査、CT検査で直腸腫瘍と診断され、手術目的で

外科病棟へ転科転棟となった。

　注腸検査では直腸に狭窄像が認められ、大腸ファイバーによるバイオプシー検査で直腸癌と確定診断された。

　医師から本人と長男へは、肛門から4〜5cm付近に全周性の癌があり、腹会陰式直腸切断術と人工肛門造設術が必要であることが説明された。

　医師から説明されたことに対してKさんは、「びっくりしたけど仕方ないよね。癌だって言われたから覚悟はしていたけどね」「手術なんて生まれて初めてだから怖いな。まな板の上の鯉みたい」「人工肛門って聞いたことはあるけど、自分で始末できるのかな。まったく想像できない。いやだな」「もう1人暮らしは無理かねえ」などの思いを話している。また、今回の入院に際して、「今度のことで息子に迷惑をかけている」と話している。

【血液検査データ】　Hb 12.2 g/dL、RBC 380万/μL、WBC 6,800/μL、Ht 38.2%、
　　　　　　　　　TP 6.2 g/dL、Alb 4.0 g/dL
　　　　　　　　　貧血は内科病棟での治療で改善している。

【肺機能データ】　VC（肺活量）2,200mL、%VC（%肺活量）70%、%FEV$_{1.0}$（1秒率）70%
　　　　　　　　肺機能は若干低いが自覚症状はない。

【今後の治療・処置・検査予定】　手術は3日後に予定されている。今後、CVカテーテル留置、経肛門的イレウス管留置・腸管洗浄、血液検査、骨盤部MRIなどの処置・検査が予定されている。

◎情報収集とアセスメント

項目	情報	アセスメント
健康認知ー健康管理パターン	①15年前から高血圧症で内服治療を受けている。 ②他に大きな病気や怪我をしたことはない。 ③「手術なんて生まれて初めてだから怖いな。まな板の上の鯉みたい」 ④「びっくりしたけど仕方ないよね。癌だって言われたから覚悟はしていたけどね」	●高血圧症で薬物療法を受けているものの、他に健康上の問題はなく過ごしてきた。このため、直腸癌と診断され、手術が必要であるという説明を受けて対象は動揺していると考えられる。 ●「仕方ない」「覚悟はしている」という発言から、手術療法の必要性は理解していると思われる。しかし、初めて手術を受けるという未知の経験に対して恐怖を抱いている。 ●また、「まな板の上の鯉」という発言からは、手術に対しての消極的な姿勢が感じられる。これは危機的状況である手術を乗り切ろうとする、対象自身の心の準備が整っていないためと考えられる。 ●以上のことから、対象の恐怖や不安を受容するとともに、手術や検査に対する説明を十分に行い、手術に向けてのこころの準備が整うように支援する必要がある（#1）。

項　目	情　報	アセスメント
栄養-代謝パターン	⑥身長155cm、体重50kg ⑦TPNによる栄養開始予定 ⑧Hb 12.2 g/dL、RBC 380万/μL、WBC 6,800/μL、Ht 38.2%、TP 6.2 g/dL、Alb 4.0 g/dL	●腫瘍部からの出血により貧血状態にあったが、内科病棟で輸血療法を受け改善された。 ●近日中にTPNによる栄養管理となるが、BMIおよびTP・ALPは基準値内にあり、栄養面での問題発生の可能性は低いと思われる。 ●経口摂取できないことで少なからず苦痛が生じると思われ、慰安的態度で接する必要があるが、現段階では栄養・代謝面で問題はないと判断する。
排泄パターン	⑨腹会陰式直腸切断術、人工肛門造設術予定 ⑩経肛門的イレウス管を留置し、手術まで毎日腸管洗浄予定	●手術によって腹部と旧肛門部に創が形成される。このため、創部の疼痛が発生する（♯3）。 ●疼痛は体動を困難にし、十分な換気を抑制し無気肺の発生要因ともなる。また、体動が少なくなると麻痺性イレウスの危険が高まる（♯8 CP②③）。 ●さらに、腹部と旧肛門部に形成される創が大きく（それぞれ約25cm、20cm）複数の部位にわたることや、腹部の創に隣接してストーマが造設されることなどから創部感染のリスクが高い。このため、無菌操作の遵守と確実な創部保護、ストーマケア時の汚染拡散防止などに配慮する必要がある（♯5）。 ●術前に行われる経肛門的イレウス管の留置や腸管洗浄は、対象の羞恥心を増大させ自尊心に影響を及ぼすと考えられる。イレウス管の留置や腸管洗浄時の羞恥心に配慮して、自尊心を損なうことのないように支援する必要がある（♯2）。
活動-運動パターン	⑪VC（肺活量）：2,200mL、 %VC（%肺活量）：70% %FEV$_{1.0}$（1秒率）：70% とくに自覚症状はない。 ⑫高血圧症　BP150〜80mmHg前後で経過。現在、内服薬を中止している。	●麻酔は気管内挿管による全身麻酔が予定されている。気管内挿管の影響で、気道内の分泌物は増加すると思われる。しかし、対象の肺機能は基準値より低いことや創部痛による咳嗽抑制により、気道浄化が効果的に行われない可能性がある。このため、術前の呼吸機能訓練、排痰訓練などを行い手術に備える必要がある（♯4）。 ●現在、内服を中止しているが、血圧は極端な高値ではない。しかし、麻酔や術後の精神的ストレスによって変動をきたす可能性が高く、血圧の上昇は術後出血の原因となる。このため、バイタルサインを継続的に観察し、異常時はすぐに対処できるように準備する必要がある（♯8 CP①）。
睡眠-休息パターン	⑬入院前は22：00、就寝6：00起床で、よく眠れていた。 ⑭入院後は不眠時に眠剤を服用しているが、熟睡感はない。	●眠剤を服用しても熟睡感が得られないのは、生活環境の変化によるものだけではなく、病気や治療・将来に対する不安も考えられる。このため、睡眠のための病室環境を整えるとともに、訴えや思いを傾聴し不安の軽減に努めることが必要である（♯1）。

項目	情報	アセスメント
自己知覚 －自己概念 パターン	⑮「人工肛門って聞いたことはあるけど、自分で始末できるのかな。まったく想像できない。いやだな」	● 人工肛門に対する知識不足とセルフケアに対する不安感情があるものと推察される。 ● 人工肛門に対する知識不足は、術後のボディ・イメージの形成を妨げ、ストーマの自己管理行動を遅滞させるおそれがある。 ● このため、人工肛門に関する知識提供を行うとともに、術後回復期には十分なストーマケア訓練を実施し、ストーマトラブルを回避できる指導が必要である。社会復帰への自信が高まるよう支援する必要がある（♯7）。
役割－関係 パターン	⑯短歌会の役員をしている。 ⑰夫と死別し1人暮らしである。 ⑱「もう1人暮らしは無理かねえ」 ⑲「今度のことで息子には迷惑をかけている」	● 対象は、社交的な性格で趣味も多い。しかし現在は病気になったことで、これまでのような生活ができなくなると考えている様子である。また、息子に対して恐縮するなど、自尊心が低下している状況と考えられる。 ● このため、治療や検査、ストーマケアなどに関して、意思決定に必要な情報を提供し、対象の自尊心を回復・維持できるよう支援する必要がある（♯2）。

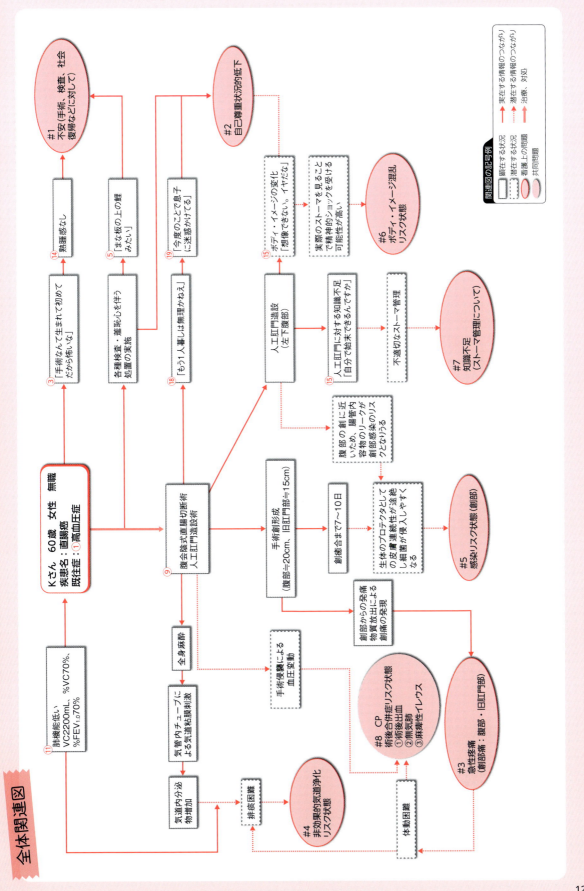

◎関連図の書き方の解説

STEP 1　対象者の概要を記述する

　関連図の最初の記述は、対象の大まかな背景についてです。つまりどのような健康上の問題を抱えている人物なのかを記述します。これは氏名・年齢・性別・職業・疾患名・合併症などですが、問題の説明に不要な情報を記述する必要はありません。

　対象の概要は、紙面の上部中央に配置すると関連因子との線引きが比較的容易です。また通常、文章は上から下に向かって読みますので、説明の出発点になる対象者の概要は上部に配置したほうがよいでしょう（ 図1 参照）。

STEP 2　治療内容を記述する

　次に対象がどのような治療を受けているのか、あるいは予定されているのかを記述します。この事例では、直腸癌の治療のために腹会陰式直腸切断術・人工肛門造設術が予定されています。直腸癌は「医学上の問題」にあたります。医師は「医学上の問題」を解決するために手術療法を実施します。「医学上の問題」は、対象の立場からみれば健康上の問題にあたります。看護としては、健康上の問題に遭遇した人間の反応に焦点をあてて、「看護問題」「共同問題」を抽出します。関連図ではこうした治療内容の記述も必要になりますが、「医学上の問題」と「看護問題」を混同しないように注意しましょう（ 図2 参照）。

STEP 3　対象の身体的側面・精神的側面・社会的側面の関連因子を分類・整理する

　一定の基準値から逸脱した情報が、問題の「関連因子」として整理されます。実際には、前述の「情報収集とアセスメント」の段階で看護診断が実施され、「看護問題」「共同問題」が抽出されることになります。

　これらの「関連因子」と「看護問題」をわかりやすく図示するためには、似たもの同士を分類・整理して特定の領域に集めるとよいでしょう。たとえば、身体的・精神的・社会的側面という3つの視点で分類・整理するという方法があります。この3つの側面の割合には変動がみられます。急性期にある対象は身体的側面の割合が多く、社会的側面の割合が少ないかもしれませんし、回復期にある対象ではその逆になるかもしれません。

　表1のように、問題と関連因子の対応表を作成すると分類・整理が容易になります。

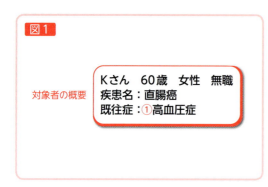

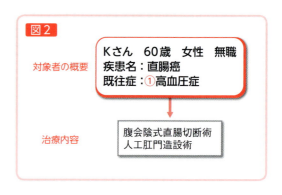

表1 問題と関連因子の分類・整理

	問題	関連因子
身体的側面	1．非効果的気道浄化リスク状態	・肺機能低い ・全身麻酔（気管内挿管） ・気道内分泌物の増加 ・排痰困難
	2．急性疼痛（創部痛）	・疼痛による体動困難 ・手術創の形成（腹部、旧肛門部） ・創部からの発痛物質放出による創痛の発現
	3．術後合併症リスク状態 　①術後出血 　②無気肺 　③麻痺性イレウス	・手術侵襲による血圧変動 ・体動困難による身体活動の低下 ・手術創の形成（腹部、旧肛門部）
	4．感染リスク状態（創部）	・手術創の形成（腹部、旧肛門部） ・創部の癒合までに7〜10日程度
	5．知識不足（ストーマの管理について）	・腹部の創に隣接した人工肛門造設予定 ・「自分で始末できるんですか」 ・不適切なストーマ管理の可能性
精神的側面	1．不安（手術・検査、社会復帰などに対して）	・「手術なんて生まれて初めてだから怖いな」 ・眠剤を服用しているが、熟眠感なし ・手術までに各種検査の実施 ・「まな板の上の鯉みたい」
	2．自己尊重状況的低下	・「もう1人暮らしは無理かねえ」 ・「今後のことを息子に迷惑をかけている」 ・羞恥心の伴う処置の実施
	3．ボディ・イメージ混乱リスク状態	・人工肛門造設予定 ・「想像できない。いやだな」
社会的側面	現段階では明らかな問題は見当たらない	現段階では情報なし

STEP 4　レイアウトの検討

　問題と関連因子の分類・整理が終わったら、「看護問題」「共同問題」「関連因子」の配置を検討します。配置の検討をせずに書き始めると、バランスよく書くことはおそらく困難です。

　どこに配置すれば線の交錯が少なくてすむか、下書きをしながら検討しましょう。紙面を有効に使って、わかりやすく図示するためには「関連因子」と「看護問題」「共同問題」が散在しないような工夫が必要となります。

　この事例では、紙面の左側から右側に向かって、身体的側面の問題、精神的側面の問題、社会的側面の問題が記述されるようレイアウトしてみました。関連図を書く時期が周手術期前期にあるため、身体的問題の割合が多く、精神的・社会的側面の割合が少なくなっています。

　また問題の説明には、必ずしもすべての「関連因子」を図に組み込む必要はありません。顕在的・潜在的問題が説明できれば、代表的な関連因子だけでもかまいません（図3 参照）。

STEP 5　問題と関連因子の記入

　いよいよ問題と関連因子を紙面に記入します。まず「＃4　非効果的気道浄化リスク状態」という問題と、その関連因子である「肺機能低い」「全身麻酔」「気管内チューブによる気道粘膜の刺激」「気道内分泌物の増加」「排痰困難」を記入し、因果関係を説明する矢印で結びます。

　全身麻酔時には多くの場合、気管内挿管を実施しますが、気管内チューブによる気道粘膜刺激によって、気道内分泌物の増加が予測されます。正常な肺機能であれば、気道内に貯留した分泌物の排出に問題はありませんが、この対象は肺機能が低下しているため「＃4　非効果的気道浄化リス

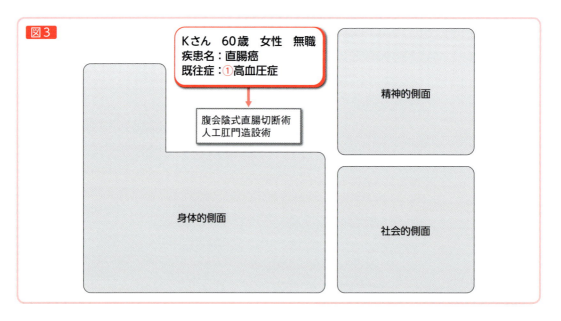

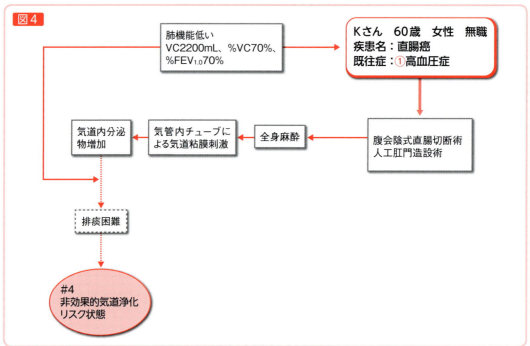

ク状態」が問題化されます（図4 参照）。

次いで、「#3 急性疼痛（創部：腹部・旧肛門部）」「#8 術後合併症リスク状態①術後出血、②無気肺、③麻痺性イレウス」「#5 感染リスク状態（創部）」などの問題と関連因子を同様の手順で記入します。因果関係を説明する矢印は、問題と関連因子の枠同士を結ぶだけでなく、矢印同士が結ばれる場合もあります。どこに結べばより妥当かを考えて結びましょう。矢印のたどり着く先は、必ず「看護問題」「共同問題」となることを意識してください（図5 参照）。

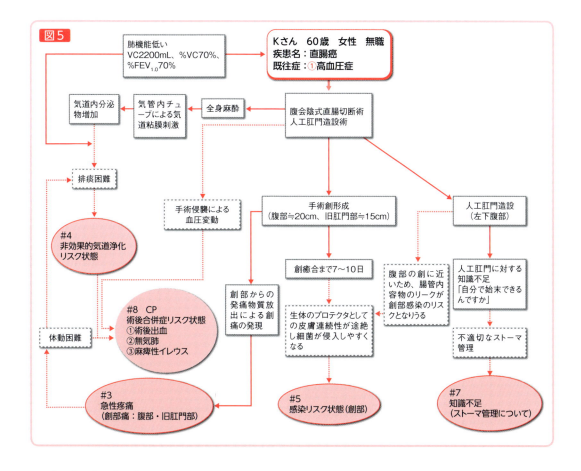

◎まとめ

　関連図は、アセスメントと看護診断が行われる、「特定の時点」における対象の問題を説明するにすぎません。時間の経過とともに対象は変化しますので、いくら苦労して作成した関連図であっても、いつまでも使えるというわけではありません。必要に応じて、新たな情報に基づいて書き換えられることになります。それだけに、短時間でわかりやすい関連図を書く力が必要になってきます。しかし、臨床ではほとんどの場合、看護記録の「結果・評価」欄で問題が解決されたか否か、計画修正の必要はないかなどが検討されます。

　ここに示した関連図の書き方は、あくまでも1つの例にすぎません。学生である皆さんは、さまざまな関連図の書き方を参考にして、自分にとって最も書きやすい方法を確立していただきたいと思います。いずれ皆さんも学生を指導する立場になるのですから。

⑪慢性腎不全患者の関連図の書き方

◎関連図の書き方のポイント

●関連図は無限大

　関連図の書き方には、「これが正解」「これが満点」というものはありません。関連図は、収集した情報を整理・分析し、病態生理から看護に至るプロセスがひと目でわかるように図式化したもので、患者さんの全体像をとらえて看護上の問題を導き出す過程を明確にする手段です。

●生活に関する情報を重点的に

　慢性腎不全にかぎらず、一般的に慢性疾患患者の看護問題を導き出すためには、現状に至る患者さんの生活背景についての詳細な情報収集が必要です。たとえば、患者さんのライフスタイルが疾患の発生にどのように関与しているのか、現在の疾患のコントロール状況にどのように影響しているのか、などです。

　また、患者さんが退院後は生活者に戻ることを前提に、今後起こる可能性のある問題とライフスタイルとの関連について情報を収集し、問題の特定（看護診断・共同問題）や問題の要因（看護診断の関連要因）を導き出すように情報を整理することが大切です。

●情報収集の5つのカギ

　関連図を作成する段階の流れは、
①患者の生活背景を把握する
②疾患への認識度を確認する
③患者に現れている症状（自覚症状・他覚症状）を押させ、疾患の病態を把握する
④症状に伴う客観的データ（血液データ・検査所見）を押さえる
⑤心理的・社会的側面からの情報を押さえる
⑥①〜⑤までの情報から顕在する事実（問題）や今後起こる可能性のある、潜在的な問題は何かを導く

といった5段階からなります。

　この5つのポイントを念頭に置いて、情報を整理・分析していくと患者さんの全体像が把握しやすいと思います。

◎事例紹介

❶患者紹介（シャント造設予定時）

【患　者】 Aさん、52歳、男性
【職　業】 自営業（クリーニング店経営）
【家　族】 妻と2人暮らし。長男家族は遠方に、長女家族は近所に住んでいる。
【性　格】 辛抱強く、生真面目であり、仕事に対して人一倍責任感が強い。
「体調の悪いときでも、過去の入院時以外は1日も店を休んだことがない」と話す。
【診断名】 慢性腎不全
【既往歴】 40歳時に急性糸球体腎炎、50歳時に慢性腎炎

❷経過

▶入院までの経過

　2年前に慢性腎炎を指摘されて入院し、食事療法と薬物療法を受ける。退院時に、食事指導や生活指導を本人が受ける。その後、外来通院していたが、体調が良好であったことと仕事が忙しくなったため、1年ほど前から受診も不定期になっていた。2週間前に風邪を引き、微熱があったにもかかわらず仕事をしていたところ、1週間前から食欲の低下、強度の疲労感や下肢の浮腫の増強、尿量の減少を自覚し、妻に付き添われて当院を受診した。診察の結果、慢性腎不全の増悪と診断され、精査加療目的および透析導入目的で入院する。

▶入院後の経過

1．入院時の所見と治療内容

バイタルサイン：体温37.5℃、脈拍数80回/分、呼吸数20回/分、血圧164/95mmHg

身体所見：体重55kg、身長168cm、顔色不良、眼瞼結膜蒼白、強度の全身倦怠感あり。

尿検査：尿量1000mL、尿蛋白、尿潜血

血液データ：赤血球（RBC）320万/μL、白血球（WBC）6700/μL、血色素（Hb）7.5g/dL、血球容積（Ht）27.0%、血小板（Plt）29.9万/μL、血清クレアチニン（Cr）9.2mg/dL、血清尿素窒素（BUN）105mg/dL、尿酸（UN）8.0mg/dL、Na 137mEq/L、K 4.9mEq/L、Cl 107mEq/L、Ca 8.0mg/dL、P 6.9mg/dL

腎機能検査：糸球体濾過値（GFR）10mL/分

画像診断：腎エコーによって左右腎臓に萎縮や嚢胞、皮質高エコーが認められる。

薬物療法：降圧利尿薬、高尿酸抑制薬、高リン酸血症改善薬、貧血治療薬を内服。入院直後から、一時的に下肢鼠径部の血管を利用し、透析治療を週2回実施している。

2．治療方針

　今後、早急に内シャントを造設する予定である。

◎情報収集とアセスメント

今回は、オレムのセルフケア理論の枠組みを用いて情報の整理・アセスメントをしてみましょう。紙面の都合上、看護診断（ND）・共同問題（RC）が導き出されていなかった項目については、省略しています。

項目	情報	アセスメント
空気・水分	S（患者の主観的情報）： ・「身体がだるくて」「足にむくみがきて、おしっこの量も減ってきたように感じる」 O（客観的情報）： ・体温37.5℃、脈拍数80回/分、呼吸数20回/分、血圧160/95mmHg ・息にアンモニア臭あり。両下肢にむくみあり。 ・IN/OUT：経口水分1500mL、尿量1000mL（水分制限あり） ・心胸比56％	●腎不全の進行に伴い、糸球体から濾過される尿量が減少する。さらに、ナトリウム・水分の貯留によって血漿量が増加し、心臓への静脈還流が増して心拍数が増加する。その結果、血圧を上昇させる。 ●また、血漿量の増加に伴い、レニン・アンジオテンシが活性化されて血圧が上昇する。これらの要因から高血圧になっていると考えられる。心胸比50％を超えており、高血圧に加えて水分の貯留による循環血液量の増加や腎性貧血による心臓への負担から、心不全を起こしやすいと考えられる。体重増加や浮腫、心胸比、電解質異常、血圧変動のモニタリングを厳重に行うことが必須である。 #RC：うっ血性心不全／肺水腫／高血圧／体液・電解質均衡異常／貧血
食物	S： ・「食欲がない」「味が薄くておいしくない」「味が感じられない」 O： ・腎臓食が処方されている。食事摂取量は3分程度。お茶を制限以内で摂取。 ・身長168cm、体重55kg（通常58kg） ・顔色不良、眼瞼結膜蒼白 ・血液データ：RBC320万/μL、TP 6.0g/dL、Alb 3.3g/dL、Hb7.5 g/dL、Ht27.0％	●腎不全の進行に伴う高窒素血症で、広範囲な消化管粘膜の炎症やアンモニア臭による味覚の変調が起こる。このため食欲不振、悪心、嘔吐が生じ、食事が十分に摂取できないと考える。また、水分制限や血圧コントロールのため減塩食が処方されており、味が薄いことも食欲の低下につながっている。 ●血液データをみてもTP、Albが低値を示しており、低栄養状態にあると考える。強度の全身倦怠感や微熱の持続などによる体力の消耗を考慮し、経口摂取状況を観察する必要がある。 #ND：食欲低下に関連した栄養摂取消費バランス異常：必要量以下 ●食欲低下により経口からの食事摂取が進まず、栄養摂取不足で体力が低下している。また、腎性貧血が進んでいるため抵抗力が低下しており、感染のハイリスク状態にあると考えられる。現在、症状が強く出ており、感染予防のための清潔のセルフケアも介助が必要になる。また、下肢鼡径部からの穿刺で透析を行っていることから、穿刺部からの感染も考えられる。感染予防と並行して、徴候の観察が重要である。 #ND：体力の低下、抵抗力の低下、セルフケア不足、下肢鼡径部からのカテーテルの挿入に関連した感染リスク状態

項目	情報	アセスメント
活動と休息	S： ・「動くと身体がだるくて」「トイレだけは自分で行ってるよ」「入浴したいけど微熱もあるし……」 O： ・トイレ以外、臥床で過ごしている。	●倦怠感が強く、トイレ以外は臥床安静にして過ごしている。また、微熱の持続および食欲低下による食事摂取量の不足による体力の低下があり、ADLに一部介助が必要である。患者の症状に合わせた部分介助によるセルフケアの援助が必要である。
		＃ND：強度の倦怠感、体力の低下伴う臥床安静に関連したセルフケア不足シンドローム（摂取・入浴・更衣・排泄）
生命、機能、安寧を脅かすもの	O： ・自営である仕事が生きがいであり、仕事のために定期受診もしなかったという時期があった。 ・辛抱強く、仕事のためなら体調が悪くても我慢してしまう性格である。 シャント造設を受け入れようとしない発言が多々聞かれる。透析の話になると表情が暗くなる。 S： ・「とうとう透析になっちゃった」 ・「透析をするなんて、もう私はおしまいだね」 ・「シャントはつくらなくちゃいけないのかな」 ・「透析以外の治療はないの？仕事に支障が出るよ」 ・「お客さんにも隠しておかなきゃ。なんだか特別な人みたいに思われるのも嫌だし」	●医師からは、現在の腎不全の進行度についてと、今後はシャントを造設して永久的に透析治療が必要だという説明を受けている。現段階では、急性増悪期を対処として一時的に下肢鼡径部の血管を使用しての透析を行っているが、シャントを造設することが一生涯透析を続けていくことという意識につながり、自分には必要なことだと感じながらも受け入れることができない状態にある。仕事柄、人と接することが多く、他人に対して疾患を抱え、特殊な治療を必要としているということを隠そうとしている。今後、透析治療について受け入れられないままだと、自己を否定的にとらえてしまい、対人関係や治療の継続などに問題が生じることも考えられる ●性格上、体調が悪くても無理をする傾向が考えられるため、過労が及ぼす腎不全への悪影響について指導し、体調を自己管理できるように指導する必要がある。患者自身がセルフケアの責任を負うことができるように、疾患や治療に対する理解や受け入れを促す援助が必要である。
		＃ND：生涯にわたる治療法の受け入れ、人間関係における他者の反応の変化に関連した自己概念混乱
健康逸脱	診断名：慢性腎不全 現病歴、治療：入院時の経過参照 ＜疾患の受け止め方＞ S： ・「こんなに深刻な病気だとは思わなかった。本当にそんなに悪いのかなあ。もう少し病期について勉強しておけばよかった」「入院して透析を2回行ったが、透析後はすごく身体が楽になる。何回か透析をすれば、シャントをつくらなくても一時的な透析でよくなるんじゃないかなと思う」 O： ・腎不全が進行しており、尿毒症期への移行期であると医師から説明を受ける。	●2年前に腎不全を指摘されているが、退院後に自覚症状もなく体調も良好で経過したため、疾患を軽く受け止めていたと思われる。定期的な受診ができていない状況からも、疾患の理解も十分にされていなかったことがうかがえる。また、退院時に食事や安静についての指導を受けてはいるが、仕事優先で生活してきたため、ほとんど守られていなかったようである。 ●今回、風邪を引いたことをきっかけに腎不全が増悪しており、症状や検査データから腎不全非代償期から尿毒症期への移行期にあると考えられる。この時期になると、透析治療により腎臓機能を代償することが必要になる。

項　目	情　報	アセスメント
	<疾患に対する理解> S： ・「透析は一生涯続けなければならないんですよね。透析以外の治療はないのかな」「シャントはどうしてもつくらなくてはだめなのかな」「やらなくては仕方がないことだとも思っているんだけど」 O： ・今後は透析治療が必須で、シャントを造設する予定だと医師から説明を受ける。 <コーピング・メカニズム> S： ・「体調がよかったときは仕事にかまけて受診にも行かなかった」「前回の退院時に食事指導を受けたんだけど、あまり覚えていない。もらった資料は妻に渡して適当にやってもらった」「仕事が好きだから、つい仕事を優先してしまう。食事の指導や疲労予防についての話も聞いたけど、ほとんど守られていなかったね。でも、これからはそうはいかないかな」 O： ・ここ1年、定期的な受診をしていない。 <支援状態> O： ・娘が面会に来ている。 ・「今回は、私も父の面倒をみなくちゃ」との言葉が、娘から聞かれる。	●患者は医師から腎不全が進行しているため生涯を通じての透析治療が必要なこと、および透析導入に際してシャントの造設が必要なことの説明は受けている。しかし、「こんなに深刻だとは思わなかった」などの発言から、疾患の受け止め方も甘く、透析の必要性についても理解はしているものの、今後一生涯をとおして疾患の管理のために不可欠なものだと受け入れられていない現状がうかがえる。 ●過去において、食事や安静などの生活指導を受けているにもかかわらずほとんど守れていなかったり、家族への支援への働きかけもしていないことから、自己の疾患や生活管理への認識が不足しているものと考える。また、仕事優先の生活で、患者を支援していく家族も、これまで指導を受けた経験がなく、患者をサポートしていくための知識や技術が不足していると考えられる現状のままでは、今回の入院により症状が安定して退院になった場合、医療者からの指示が守れず、さらに腎不全が進行してしまう可能性がある。 ●一方、「もう少し病気を勉強しておけばよかった。少し生活を考えないと」という発言も聞かれており、患者の症状の回復状態をみながら、適切な時期に患者教育を行い、退院後うまく疾患と付き合いながらセルフケアをしていけるように、援助していく必要があると考える。 ●家族からも協力的な言葉が聞かれており、家族に対しての教育を行い、患者のセルフケアを支援していけるように援助していくことが重要である。 #ND：疾患・治療に対する認識不足、永久的な治療に対する受け入れ困難、日常生活上の自己管理の知識・技術不足に関連した非効果的自己健康管理概

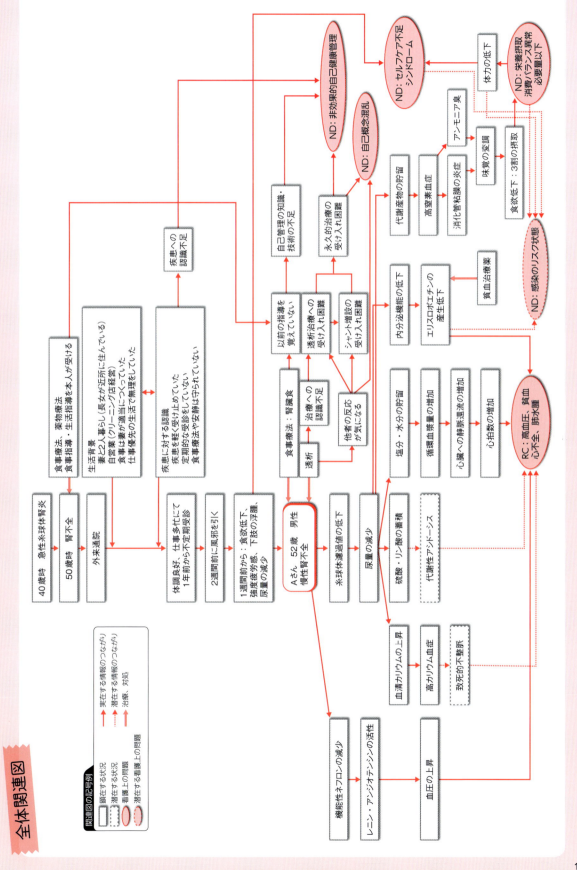

◎関連図の書き方の解説

慢性疾患のセルフケアに関連する看護診断、「**非効果的自己健康管理**」を導き出すプロセスを段階に分けて説明します。

「非効果的自己健康管理」という看護診断は、患者さんの自身が自己の病気の自己管理の障害となるものを明らかにし、治療や病気の自己管理に向けて日常生活に教育・指導内容を取り込み、行動変容をできるように援助するものです。この看護診断を導くには、疾患に至るまでの経過やライフスタイル、個人の疾患に対する理解度、自己管理能力、さらに自己管理をしていくうえでの心理的・社会的側面から情報をとらえ、アセスメントする必要があります。

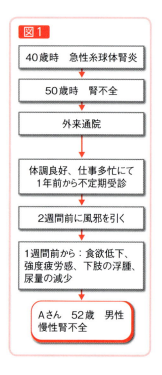

STEP 1 現在までの流れを経時的に整理 図1

まず、今回の慢性腎不全と診断されるまでの経過を、腎不全に関連する事項を整理して経時的に示します。

Aさんは、40歳時に急性糸球体腎炎の既往があり、また50歳時に慢性腎炎と診断されています。その後、外来通院していましたが、体調が良好だったことと仕事が多忙という理由から1年前から定期的な受診をしていませんでした。2週間前に引いた風邪が引き金となり、仕事での無理もあって腎不全が悪化し、今回の入院につながっています。

このように、step1では患者さんがどのような経過で現在に至るのかを、疾患に絡めて情報を整理すると、その流れがわかりやすくなります。

STEP 2 生活背景に焦点を当て、現疾患との関連をアセスメント 図2

次に、今回の入院に至るまでの患者さんの生活背景に焦点を当てましょう。

慢性疾患の患者さんは、退院後はまた自分の生活に戻り、生活者として生きていきます。ですから、患者が現疾患に至るまでにどのような生活背景があったのかを詳細に情報収集する必要があります。そして、その生活背景に問題点があると判断した場合、教育的ケアを提供して患者の行動変容を導くことが必要です。

Aさんは、前回入院時に食事指導や生活指導を受けていました。しかし、退院後の生活では、仕事優先の生活をしており、治療の基本である食事面における最も有用な援助者である妻もきちんと指導を受けていなかったため、Aさんのサポートができていない現状でした。さらに、Aさん自身が疾患に対して甘い認識をもっており、定期受診も守れていない状況でした。これらのことから、今回の入院に至るまでの生活で、疾患の自己管理に向けての行動はされておらず、認識も不足していたとアセスメントできます。

このようにstep2では、患者さんのこれまでの生活背景に焦点を当てることで、その生活が現疾患にどのように関連しているのかをアセスメントしていきます。

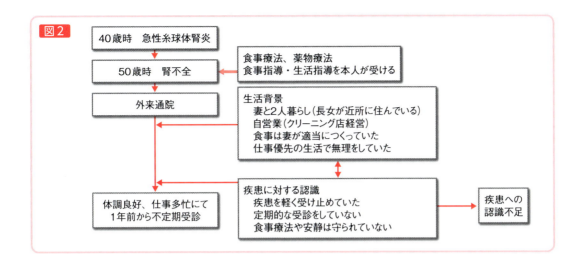

図2

STEP 3 疾患や治療に対する患者の思いや認識に焦点を当てる 図3

step 3は、入院してからの疾患や治療に対する患者さんの認識や思いに焦点を当てましょう。

今回の入院で、Aさんは慢性腎炎の進行による腎不全が増悪したと診断され、生涯を通じての治療（透析治療）が必要であること、透析のためにシャントの造設が必須であることを医師から説明されました。また、食事においても治療食として腎臓食が処方され、食事療法を継続しなければなりません。こうした自己の疾患や治療に対する認識や思いをアセスメントし、退院後の生活に向けた自己管理についても問題があるかを考えます。

Aさんは、今回透析治療の導入になり、治療によって身体的には体調がよくなることを実感しつつも、生涯をとおして、自分に必要な治療なのだということを受け入れることが困難な状況と考えられます。透析のためのシャント造設についても、受け入れることがまだできていない状況で、退院後の生活管理についても現時点では知識や技術が不足しています。このような疾患・治療の理解や認識が不十分な状況のままで生活者に戻った場合、医療者からの治療計画を守れず、疾患の自己管理や生活管理が困難であると考えられます。

このようにstep 1～3をとおして、「**非効果的自己健康管理**」という看護診断が導き出されました。

◎状況が違う場合の関連図

中年期であり、慢性腎不全の透析導入期と診断された患者さんの「**非効果的自己健康管理**」の例をあげ、関連図のプロセスを解説しました。

しかし、患者さんの状況によって抽出される問題はさまざまであり、優先度も異なってきます。

たとえば、慢性腎不全ではその病期によって病態や症状が異なってきます。したがって、患者さんに現れている症状を詳細に情報収集して病態を十分に理解し、患者がどの病期に分類されるのかを正確に把握することが重要になるのです。

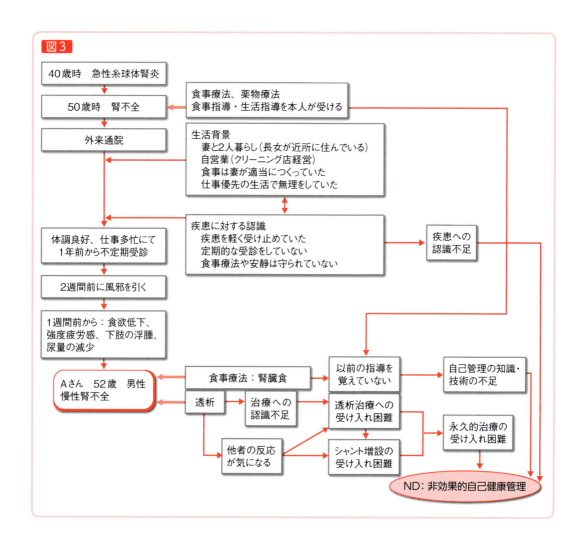

◎関連図を書くための工夫

　最初にも述べたように、関連図の書き方にはこれが正解というものはないので、自分で工夫しながら仕上げていけばよいと思います。ただし、患者さんの身体的・心理的・社会的側面から必要な情報が網羅されていること、その情報の関連性が明らかであることが必要最低限の条件だと思います。

　ここで、関連図の書き方の1つとして、本学の生涯発達看護学各論における成人期実習での関連図の作成過程を紹介しましょう。

　成人期実習の患者を選定した後、まず事前学習で病態関連図を作成します。病態関連図では症状発症の機序や検査、治療などについてもなるべく詳細に記載します。この段階では、患者さんの個人情報にかぎりがあるため、患者さんの疾患を中心に病態関連図を作成し、病態を理解しておきます。

　次に、実際に患者さんや記録物から身体的・心理的・社会的側面から個人情報を収集し、事前学習で作成した病態関連図に情報を追加しながら整理していきます。整理の際に、病態関連図上で患

者さんに現れている症状や実施している検査・治療などの情報だけを残し、その情報に関連する個人情報を追加して完成させていくという方法もあります。

　このように、疾患を中心にした一般的な関連図から、個人情報を中心にした関連図へ2段階のステップを踏むことで、最終的に看護上の問題が導き出されるのです。また、この関連図から情報からアセスメントの根拠にもなります。

　そのほか関連図の書き方として、慢性疾患患者の関連図を書く場合は、まず患者さんの生活背景についての情報をまとめることを指導しています。慢性疾患の患者さんはその疾患を抱えながら、また元の生活に戻っていくということを考えると、抽出されるすべての問題の根本に生活背景が関連していると考えられるからです。

　以上、本学の関連図の作成の方法論を紹介しましたが、関連図を難しいものととらえずに、自分なりの工夫を凝らしながら書いてみてはどうでしょうか。

● 参考文献
1）木下由美子、佐藤鈴子編著：成人看護　慢性期：通院・在宅・終末期ケア編、医歯薬出版、1999
2）山口瑞穂子、関口恵子監修：The疾患別病態関連マップ、学習研究社、2001
3）岡崎寿美子：コツを押さえて自由自在に関連図を書く、ナーシングカレッジ、12：72～73、2001
4）リンダ J.カルペニート著、新道幸恵訳：看護診断ハンドブック、第10版、医学書院、2013
5）瀬戸正子、二渡玉枝ほか：ナースのための検査値マニュアル、第2版、廣川書店、2001
6）浅野嘉延、吉山直樹編：看護ための臨床病態学、南山堂、2011
7）大東貴志、河邊博史ほか：腎・泌尿器、系統看護学講座専門分野Ⅱ成人看護8、医学書院、2011

⑫ 糖尿病患者の関連図の書き方

◎ 関連図の書き方のポイント

● 関連図をなぜ書くのか

　患者がいまどんな状態にあり、どのような看護上の問題が存在するのかを明らかにするために、関連図を作成します。身体的・心理的・社会的な側面から集めたさまざまな情報を、それぞれの関連性を示したうえで、1枚の図にまとめます。関連図を書く過程で、①論理的な思考ができる（思考過程の検証ができる）、②患者の全体像（全容）を明らかにできる、からです。

　つまり、関連図を書くことで、どのよう情報を使って看護問題を導いていくのかがわかるようになります。また、その問題が個々に存在するのではなく、互いに影響したり関連したりしていることも理解できるようになります。そのため、患者の全体像をイメージでき、患者の看護上の問題を構造化することができます。

● 関連図を書くうえでの基本的なルール

①情報から要素を抜き出す

　1枚の紙の上に収められる情報はかぎられているので、カギ（key）となるSubjective（主観的）データなどから要素を抜き出します。

②矢印は因果関係で結ぶ

　情報同士を結ぶ矢印は、「足が痛い」→「眠れない」などと、「原因→結果」という因果関係で結びます。

③矢印の最後は看護上の問題

　関連図は、看護上の問題を導き出す目的で作成します。そのため情報の因果関係の最後は、看護上の問題で結びます。

　また、看護診断（問題）では、「現在生じている問題（実在型）」と「近い将来生じる可能性がある問題（リスク型）」を区別する必要があります。さらに、可能なかぎりの健康を実現させたいという願望に動機づけられた「ヘルスプロモーション型」もあります。

④書き方を統一し、凡例をつける

　関連図は、見やすく、整理しやすくするため、情報の種類ごとに「囲み方」を分けます。そのルールを決め統一して、図の端に「凡例」とします。

⑤予測→予測と結ばない

　実在しない情報同士は因果関係が明確でないため、矢印で結びません。

●関連図を書くための5つのポイント

関連図を書くためには、以下の5つの視点で、それぞれ情報を抜き出し、順番に沿って関連図を作成します。

①病態を明らかにする、②データで基準値から外れているものは何か、③この疾患からどのような障害が生じているか、④患者はどのように感じているか、⑤存在する事実（実在する問題：実在型）と、現在あるデータから予測されることは何か（潜在する問題：リスク型）。

視点と順番を明らかにすると、書き方をイメージすることができ、情報の不足、解釈の不十分なところにも気づくことができます。

●関連図作成の流れ

①病態を明らかにする

関連図を書くにあたっては、まず病態を明らかにします。病態の理解が不十分であると、患者の問題がどこから生じているのかを明らかにしにくくなります。

この事例は、2型糖尿病患者ですから、病態は膵臓のランゲルハンス島からのインスリン分泌の減少です。つまり、インスリンは分泌されているものの、量的に不足し（「インスリン分泌不足」）、作用が十分でない状態です。その結果、「慢性高血糖」状態となっています。インスリン不足を補うために「インスリン療法」が、エネルギー摂取を適正にすることで高血糖を改善するために「食事療法」が行われています。

②データで基準値から外れているものは何か

入院時、「血糖値は208mg/dL、HbA1c（NGSP：世界標準）は9.6％」で、「高血糖」状態であり、入院1〜2か月前の血糖コントロールが不良であったことがわかります。また、入院後も、「昼食前の血糖値は202〜362mg/dL」で、血糖の「コントロール不良」の状態です。入院後3日目には、「低血糖（59mg/dL）」も起こしています。

③この疾患からどのような障害が生じているか

この患者は、すでに「閉塞性動脈硬化症（ASO）」「糖尿病神経障害」「糖尿病網膜症」を合併しています。これらの合併症は「慢性的な高血糖状態」が続くことで生じます。血糖の「コントロール不良」のために、病状は進行しています。慢性高血糖状態が引き起こした合併症は、疾患の重症度に大きくかかわります。そのため、これら疾患名と一緒にまとめてしまうと、解釈が混乱してしまいます。

④患者はどのように感じているか

①〜③について、患者がどう感じているかという主観的データ（Sデータ）を明らかにしましょう。患者からの情報を解釈すると、「足が痛い」「足先のしびれ」が入院後も続いており、さらに「足が痛くて眠れない」「よくならないからイライラする」と感じています。そして、「酒・タバコがやめられない」と言っています。病気や治療に対して、「知識を深めても仕方がない」「注射はしたくない」と考えており、「低血糖があったときにナースステーションまで歩いて行った」という発言は、低血糖に対する理解不足を示しています。ここで大切なのは、Sデータと客観的データ（Oデータ）が対応していることです。Sデータだけで判断すると、客観性に乏しくなり、正しい判断が下せません。

また、Sデータには身体的側面に対することだけでなく、心理的・社会的側面と家族がどのように感じているかも含まれます。

⑤存在する事実（実在型）と、いまあるデータから予測される事柄（リスク型）は何か

看護上の問題の特定あるいは予測を行います。存在する事実から特定される問題は、実在する看護上の問題（実在型看護診断）、事実から予測される問題は潜在する看護上の問題（リスク型看護診断）です。

この事例では、糖尿病について知識を深めても仕方がない、注射はしたくないというSデータと低血糖について理解できていない言動から「知識不足」、足がいつも痛いことから「慢性疼痛」、その結果、眠れないことから「睡眠パターン混乱」、わかっていても酒・タバコがやめられないということから「非効果的コーピング」が特定できます。

また、言葉としては「不安」を訴えていませんが、「疾病の進行」に対して脅威を感じていることが考えられます。眠れない状態も「不安」を増強させることが推測できます。そのため、潜在する看護上の問題とすることができます。

共同問題（合併症など、医師と共同で解決する問題）ばかりになっている関連図をみかけることがありますが、看護上の問題を意識して問題の特定あるいは予測を行ってください。

◎事例紹介

❶患者紹介

【患　　者】 Oさん、60歳、男性
【診 断 名】 ２型糖尿病、ASO、糖尿病神経障害、糖尿病網膜症
【職　　業】 昨年、病気を理由に退職
【家　　族】 子どもはなく、妻と２人暮らし。

❷経過

▶受け持つまでの経過

10年程前に会社の検診で尿糖を指摘され、治療を勧められたがとくに自覚症状がないので放置していた。

昨年、倦怠感と両足先のしびれ感が出現したために１週間入院した。その後も、３回入退院を繰り返した。退院後、血糖降下薬は飲んだり飲まなかったりで、食事もカロリー計算はせず、見た目でカロリーの高そうなものを止めていただけであった。

４～５日前から両足の疼痛が出現したため、入院となる。血糖値208mg/dL、HbA1c9.6％であった。翌日から薬物療法が開始となり疼痛は軽減されたが、歩くと痛みが生じ足先のしびれは持続している。

血糖コントロールの目的で、入院当初からインスリン治療を混合型インスリン朝６単位、夕４単位で開始したが、血糖値が下がらないために入院３日目に増量した。すると、その３日後に低血糖を起こした。そのため、現在は血糖値をみながらインスリンの量を調整するために、スライディン

グスケール法を行っている。

　食事は、糖尿病食1,600kcal、身長158.2cm、体重49.8kg、BMI19.9、理想体重55.1kgである。

　安静度はフリーである。歩くと下肢に疼痛が出現するが、日常生活行動は自立している。患者は家にいると、お酒ばかり飲んでいる。

　入院後8日目から、受け持ちとなる。

【治療方針】　血糖コントロールの目的で、インスリン療法と食事療法を行う。また下肢疼痛およびしびれ感の緩和の目的で薬物療法を行う。

【看護方針】　インスリン療法開始のため自己注射および血糖の自己測定の手技が獲得できるように指導する。また、退院後も食事療法が継続できるよう、患者が実践可能なことを一緒に考え提案する。足病変のリスクがあるため、フットケアの必要性と方法を指導する。

◎情報収集とアセスメント

ゴードンによる機能的健康パターンに基づいて情報の整理とアセスメントを行います。

項　目	情　報	アセスメント
健康知覚／健康管理パターン	S：糖尿病教室には、ひととおり出たから行っていない。知識をこれ以上深めたいとは思わない。深めたってどうすることもできない。一生治らないんだから、現状維持だよ。 S：注射はしたくないよ。 O：糖尿病教室に患者を誘うと渋々了解する。参加しても、メモを取っていない。パラパラと資料を見て、目に付いたところだけ数秒読んでいる。	●糖尿病の合併症などについて、大まかに理解しているが、詳しいことはわかっていない。病気を少しでも理解したいという意欲が感じられない。 #　知識不足
栄養／代謝パターン	入院時 S：家ではあまり食べていなかった。 O：家にいると、お酒ばかり飲んでいる（妻の姉より）。 O：血糖値208mg/dL、HbA1c9.6%。 インスリン療法開始後 O：空腹時血糖値122～154mg/dL、昼食前血糖値202～362mg/dL、夕食前血糖値109～219mg/dL、HbA1c9.4%。 入院後3日目 O：血糖値が下がらないためインスリン増量、その3日後に低血糖を起こした(59mg/dL)。 S：低血糖があったとき、ナースステーションまで歩いていったら、看護師さんに注意された。	●HbA1cが高いので、自宅での食事がコントロールできていなかったことが考えられる。 ●昼食前の血糖値が高く、コントロールができていない。 ●低血糖のことが理解できていない。 #　知識不足
睡眠／休息パターン	S：眠時間は4時間くらいかな。ときどき足が痛くて目が覚めたんだ。 O：眠そうな様子をしている。 O：不眠時には、ブロチゾラム0.25mg1錠を内服	●下肢の疼痛のため、熟眠できていない。 #　睡眠パターン混乱

項目	情報	アセスメント
認知／知覚パターン	S：今年になってから目がかすむようになった。遠くのほうがかすんで見えるよ。近くは見えるよ。 O：糖尿病単純網膜症のため、ピレノキシンを点眼している。 S：歩くと痛くなってくるんだよ。薬を飲んでいるときは痛くない。でも、足先のしびれはとれないよ。 O：昨年ASOと診断されている。足背動脈の触知は不良である。下肢の疼痛は、持続時間は30秒～5分間で毎日ある。 P：神経障害に対してはメコバラミン500μg 3錠、エパルレスタット50mg 3錠を内服、疼痛が強いときはジクロフェナクNa座薬25mgを挿入。 ・つまづいたりすることはなく、足取りはしっかりしている。	●現在のところ日常生活に支障はないが、今後も進行する可能性がある。 ●下肢の疼痛は、ASOによる循環障害と糖尿病神経障害によるものと考えられる。 ●下肢に循環障害と神経障害があるため、足病変のリスクがある。 # 慢性疼痛
自己知覚／自己概念パターン	S：足が痛くて2日も3日も眠れないときには、孤独だと感じるよ。 O：患者の表情は暗い。 O：家族の見舞いはなし。	●妻の見舞いもなく、患者は寂しそうである。 # 孤独感リスク状態
	S：糖尿病が治らないことはわかっているけど、痛みやしびれが消えなくて夜もよく眠れない。病気が良くならない。	●痛みやしびれが消えず、病気がよくならないことから、言葉には出さないが疾病の進行に対して脅威を感じていることが考えられ、不安を感じていると思われる。 # 不安
役割／関係パターン	S：女房は入院しても1度も来ていないよ。 (妻の姉) S：昨年、病気を理由に退職 S：患者は家にいると、お酒ばかり飲んでいる。薬も飲まないし、妻に怒鳴って暴力をふるう。 S：妻は高血圧で治療中であり無理のできない状態であるが、患者が仕事をしないので、妻はパートの仕事をしている。 S：退院したらどこかの施設を紹介してほしい。	●妻の姉の話から、患者は仕事もせず、妻に暴力をふるうため、患者に対し失望してることがうかがえる。 # 家族機能障害
コーピング／ストレス耐性パターン	S：酒やタバコはいけないってわかってはいるんだけれど、病気がよくならないのでイライラするのでやめられない。 O：落ち着かない様子がみられる。 O：飲酒：焼酎3杯／日 O：喫煙：20本／日	●糖尿病と一生つきあっていかなければならないという覚悟ができていないため、酒やタバコによる間違った方法でストレスを発散させている。 # 非効果的コーピング

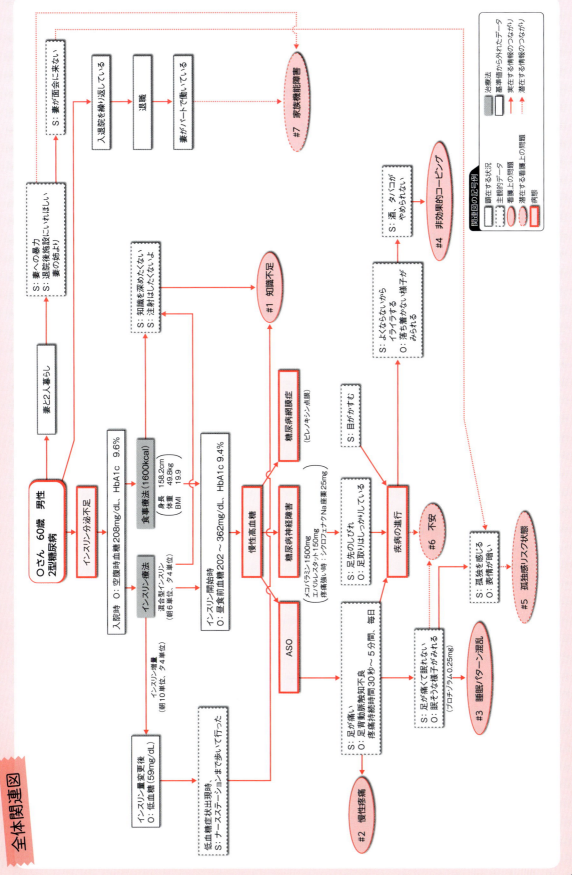

◎関連図の書き方の解説

書き方のコツとして、関連図は「患者情報」から書き始めます。患者情報を中心もしくは左上に置く方法もありますが、中心の上に置いたほうが書きやすいでしょう。病態と関連性がある情報が多いので、病態から下に展開していけば大きなスペースが使えます。

身体的・心理的・社会的側面の情報を書く領域をあらかじめ決めておきましょう。身体的側面は患者情報の下、心理的、社会的側面は左右に置くと、整理しやすくなります。

関連図を書くにあたっては、先に述べたようにまず病態を明らかにすることが大切です。病態があやふやだと、患者の問題がどこから生じているのかを明らかにしにくいからです。このケースの場合は2型糖尿病なので、インスリンは分泌されているものの、量的に不足している状態であり、そのため高血糖状態になっています。

糖尿病治療の基本は、食事療法・運動療法・薬物療法ですが、ASOを合併しているので運動療法は適応になりません。入院前は、血糖降下薬と食事療法で治療が行われていましたが、血糖コントロール不良のため、今回インスリン療法を開始しました。

STEP 1 病態と治療

2型糖尿病のためインスリン分泌不足が生じています。インスリン不足を補うために、インスリン療法とエネルギー摂取を適正にするために食事療法が行われます。インスリンの分泌が不足すると、血糖を消費したり蓄えたりする仕組みがうまく機能しないので、血液中に血糖が増加し高血糖状態になります 図1 。

STEP 2 データが基準値から外れているもの

次に、データが基準値から外れているものを記入していきます。このケースでは、入院時は高血糖状態であり、空腹時血糖208mg/dL、HbA1c9.6%でした。入院時のHbA1cが高いことから、入院1〜2か月前の血糖コントロールが不良であり、食事療法や薬物療法をうまく行えていなかったことがわかります。また、インスリン療法を開始しても昼食前の血糖値が202〜362mg/dLなので、

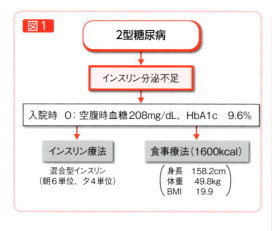

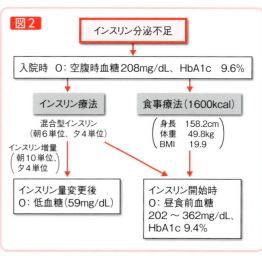

コントロール不良の状態です。インリン療法を増量した3日目に低血糖を起こしたので、血糖値は59mg/dLです 図2 。

STEP 3 どのような障害が生じているか

この病態からどのような障害が生じているかを記入します。このケースは、血糖コントロール不良による慢性高血糖状態が持続した結果、ASO、糖尿病神経障害、糖尿病網膜症を合併しています。そのため、これら合併症による障害があります。

慢性的に高血糖の状態が続くと、動脈硬化の進行を早めることになり、ASOが発生します。高血糖は神経線維を侵し、糖尿病神経障害を引き起こします。さらに、眼底に血管瘤や小さな出血が生じると糖尿病網膜症を発症します 図3 。

STEP 4 患者はどのように感じているか

患者がそれらをどのように感じているか（Sデータ）を把握することは看護を行ううえで大切です。このケースは、前述した合併症による症状の足の痛み、足先のしびれ、目がかすむことを訴えています。

さらに、足が痛くてよく眠れないこと、病気がよくならないためにイライラしていること、そのためにわかっているけれど酒・タバコがやめられないこと、妻が面会のこないことなどがSデータとしてあげられます。

また、糖尿病に対して「知識を深めたくない」「注射はしたくない」と言っていることや低血糖に対する理解不足があります。

ここで大切なのは、患者のSデータと看護師の入手しているOデータが対応していることです。患者の言動に振り回されてもいけないし、看護師の思い込みだけでも、正しい判断をくだせません。

Oデータでは、患者を糖尿病教室に誘うと渋々了解します。その参加態度も「メモをとらない」「資料も目についたところだけを数秒読んでいる」とあるように消極的です。患者はインスリン療法や食事療法に対し、情報にあるように「知識を深めたくない」「注射はしたくない」と考えています。低血糖を起こしたときにナースステーションまで歩いていった」と言っていることから、患者は糖尿病やその治療のことなどについて、理解できていないという行動を示しています。

患者は、昨年ASOと診断されています。「足が痛い」という症状は、歩くことによって下肢の循環が障害されることにより生じるASOの症状です。また、糖尿病神経症も合併しています。「足先

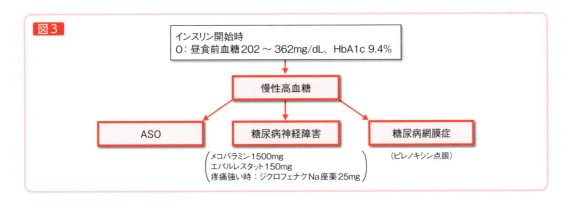

図3

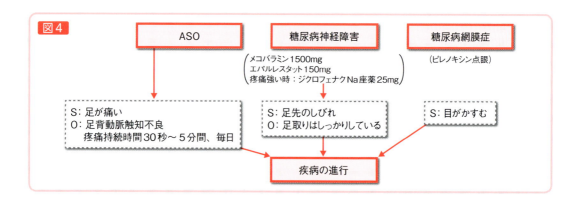

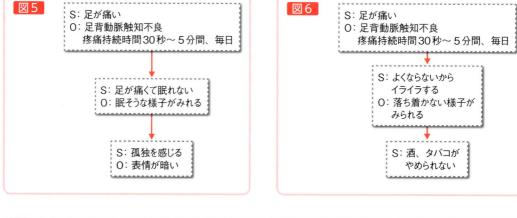

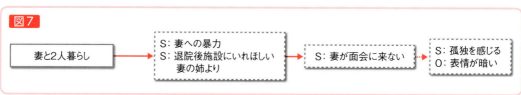

のしびれ感」は、その症状です。さらに、患者は糖尿病網膜症を合併しています。「目のかすみ」は、その症状です。そして、これらの合併症は、血糖がコントロールされていないために、疾病が進行していることを意味しています 図4 。

足の痛みは、「足が痛くて眠れない」ということにつながり、さらに眠れないということが、「足が痛くて眠れないときは孤独を感じるよ」という患者の訴えにもつながっていくことになるのです 図5 。

疾病の進行に対しては、「糖尿病が治らないことはわかっているし、痛みやしびれが消えずよくならないからイライラする」という反応をしています。さらに、「酒やタバコはいけないとわかっているけれどやめられない」という悪循環にもなっています 図6 。

患者は妻との2人暮らしです。しかし、妻への暴力や退院後は施設に入れてほしいなどの妻の姉からの情報で、妻との関係性が悪いことが予測されます。そのため、「女房は入院しても1度も来ていないよ」と言っていることから患者は寂しさを感じていることが考えられ、「孤独を感じる」ことの一因になっていると思われます 図7 。

STEP 5　問題の特定と予測

次は、問題の特定あるいは予測を行います。存在する事実から予測される問題は、実在型看護診断（問題）であり、いまある事実から予測される問題は、リスク型看護診断（問題）です。

このケースでは、糖尿病について知識を深めたくないというSデータと、低血糖について理解できていない言動から「♯1　知識不足」、歩くと足が痛いということから「♯2　慢性疼痛」、足が痛くて眠れないことから「♯3　睡眠パターン混乱」、わかっていても酒・タバコはやめられないというSデータから「♯4　非効果的コーピング」が、看護診断（問題）として特定できます。足が痛くて眠れないときに孤独を感じるというSデータと患者の表情が暗いというOデータ、さらに妻が面会に来ないということから「♯5　孤独感リスク状態」が予測できます。

患者は、60歳で妻と2人暮らしです。入退院を繰り返した結果、会社を退職しました。妻は家計を助けるためにパートで働いています。妻の姉からは、患者は家に帰ると、お酒ばかり飲んでいる。薬も飲まないし、妻に怒鳴って暴力をふるう。退院したらどこかの施設を紹介して欲しいなどの情報を得ています。まだ、情報が十分ではありませんが「♯7　家族機能障害」が予測できます。また、患者は言葉として不安を訴えてはいないものの、病状が進行していることから、「♯6　不安」が看護診断（問題）として予測できます。

STEP 6　実在する問題と予測される問題

患者は、インスリン療法や食事療法に対して知識を深めたくないと考えており、それを裏付ける客観的データとしてやる気のない態度が観察できること、また低血糖に対しても理解できていない行動を示していることから、「♯1　知識不足」という実在する看護診断を特定できます。このケースでは入退院を繰り返していることから、この問題が優先順位の最初にあげられます 図8 。

また、「足が痛い」という患者の訴えと、それを裏付ける「足背動脈の触知不良」という末梢の循環不良を示すOデータ、さらにその疼痛の持続時間は30秒〜分間で毎日あるという事実から、「♯2　慢性疼痛」という実在する看護診断が特定できます。疼痛という問題は、患者にとって身体的な苦痛です。優先順位としては、2番目にあげられます 図9 。

足が痛いという苦痛は、さらに足が痛くて眠れないという不眠の原因にもなっています。Oデータでも患者の睡眠不足の状態が確認できているので、「♯3　睡眠パターン混乱」という実在する看護診断が特定でき、患者とっては疼痛の次に苦痛な問題であることが考えられるため、優先順位の3番目に上げることができます 図10 。

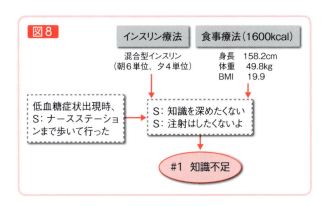

図8

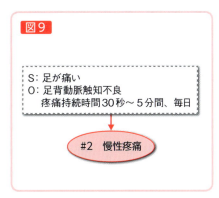

図9

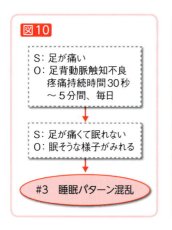 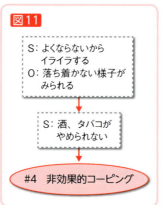 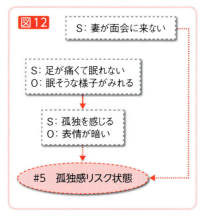

患者は、「糖尿病がよくならないからイライラする」と言っています。さらに、「酒やタバコはいけないってわかっているんだけれど、やめられない」と言っています。Oデータからも落ち着かない様子がみられ、ストレッサーの要因を考えられていない状況から、「#4 非効果的コーピング」という実在する看護診断が特定できます。優先順位としては、具体的な苦痛に関連する問題の次である4番目にあげられます 図11 。

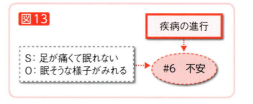

足が痛くて眠れないという状態は、さらに「2日も3日も眠れないときには、孤独だと感じるよ」という訴えの原因になっています。また、妻が面会に来ないということも患者が孤独に感じることの原因になっていることが予測できますが、まだ情報が十分でないことから、予測される看護診断として「#5 孤独感リスク状態」をあげることになります。

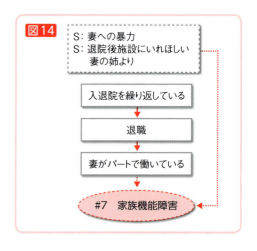

事実関係はまだ明確でないので、破線の矢印で示しました。優先順位は、精神的な苦痛として存在していることが考えられるので、実在型看護診断の次となる5番目にあげられます 図12 。

言葉として不安を訴えてはいませんが、患者は疾病の進行に対して脅威を感じているものと考えられます。足が痛くて眠れない状態もまた不安を増強させることが推測され、「#6 不安」を予測される看護診断としてあげることができます。ただ、事実関係がまだ明確でなく前の問題に比べて情報が不十分なため、優先順位は6番目にあげました 図13 。

慢性高血糖の状態から合併症であるASOと神経障害及び糖尿病網膜症を併発したために入退院を繰り返し、会社を退職しました。そのため、妻は病弱であるにも関わらずパートで働いています。また、妻の姉の情報から妻への暴力もあり、退院後は施設に入れてほしいと家族は考えています。これらのOデータから、経済的にも精神的にも支え合うという家族機能が障害されていることが考えられ、「#7 家族機能障害」という看護診断が予測できます。事実関係は前の問題に比べてさらに情報が不十分なため、優先順位は7番目にあげました 図14 。

◎作成上のよくある悩み

実際に関連図を書くに当たって、皆さんからよく聞かれる疑問や悩みを取り上げ、お答えします。

Q：病態で書くことが多すぎ、病態ばかりになってしまうのですが。

A：全体関連図は、病態を理解することが目的ではありませんから、すべてを書く必要はありません。いま、患者さんに起きている現象、今後起こる可能性がある現象に繋がるものだけを書いていけばよいと思います。

Q：関連図はどのタイミングで書けばよいのですか。

A：関連図を書く目的にもよりますが、皆さんの場合は大抵、看護上の問題点を導き出す目的で書くことが多いと思います。その場合、関連図を書くのはケアプランを立てる直前です。患者の状態がある程度把握でき、今後、予想の範囲を超えてニーズが変化することがない、ケアプランが立てられると思ったときに書くとよいでしょう。

Q：急性期で、患者さんの変化が激しく、関連図が書けずに困っています。

A：患者の状態が把握できなくて困っているのだと思いますが、事前学習は十分に行いましたか。慢性期の場合、患者に出会ってから勉強をしても十分間に合いますが、急性期の場合は病態、症状、経過などを、事前にしっかり調べておく必要があります。

　前で紹介した5つのポイントで言えば、①～③は患者に会っただけで、「いま、この状態なんだ」と想像できるくらいになっておきましょう。そうすれば、アセスメントする、つまり関連図を書くことは、実は慢性期よりも簡単な場合が多いのです。「患者の変化が激しすぎて……」とよく聞きますが、急性期は経過のパターンがおおよそ決まっていますから、予測がしやすいのです。

　もう1つ、慢性期の場合は「現状を全体的に理解する」ために関連図を書きますが、急性期の場合は「いま、起きていることの原因を明確にする」ために書くと考えれば、書きやすいと思います。

Q：文献で調べてみると、起こり得る合併症が多すぎて書ききれないのですが。

A：文献には、起こる可能性のある合併症すべてが書いてあります。しかし、患者の個別性（性別、年齢、既往歴など）を考えてみれば、その患者に起こる可能性が低いものもあります。可能性が高いものを書くようにしましょう。

●参考文献
1）江川隆子：ゴードンの機能的健康パターンに基づく看護過程と看護診断、第4版、ヌーヴェルヒロカワ、2013
2）古橋洋子：看護診断を導く情報収集・アセスメント、第4版、学習研究社、2013
3）鹿村眞理子：コツを押さえて自由自在に関連図を書く、ナーシングカレッジ、6（17）：80～81、2002
4）Herdman, T. A.他、日本看護診断学会監訳：NANDA―I 看護診断定義と分類　2015－2017、原著第10版、医学書院、2015
5）岩本安彦他：糖尿病最新の治療2013－2015、南江堂、2013
6）川口てる子：糖尿病患者のQOLと看護、医学書院、2001
7）矢田昭子他：基準看護計画、第2版、照林社、2011

⑬ 妊娠末期に妊娠高血圧症候群を伴った褥婦の関連図の書き方

◎関連図の書き方のポイント

●ライフサイクルに注目する

　母性看護学領域の関連図は、女性のライフサイクルを頭に入れながら書くことが第1のポイントです。本事例は、妊娠末期に妊娠高血圧症候群があった褥婦の1日目の関連図です。関連図の縦軸の上方向に妊娠期の情報を書き、次に分娩期の情報を書き、そこから産褥に派生する状況および看護上の問題を書きながら、下方向になるにつれて育児と両立しながら退院を迎えるように書くことがコツです。

●新生児の状況を入れる

　第2のポイントは、褥婦が分娩することにより、新生児が出生されるという営みを必ず関連図に一緒に書くことです。新生児の状況を横軸に書くことによって、児の健康状態がその後の褥婦に大きくかかわることが理解しやすくなるでしょう。

●2つの変化に分類する

　第3のポイントは、産褥期に派生する状況を「退行性変化」と「進行性変化」に大きく分けながら

表1　妊娠高血圧症候群の定義と分類（日本産科婦人科学会、2018）

病型分類	妊娠高血圧腎症	①妊娠20週以降に初めて高血圧が発症し、かつ、タンパク尿を伴うもので分娩後12週までに正常に復する場合をいう ②妊娠20週以降に初めて発症した高血圧に、タンパク尿を認めなくても次のいずれかを認める場合で、分娩後12週までに正常に復する場合をいう（肝機能障害、進行性の腎障害、脳卒中、神経障害、血液凝固障害）
	妊娠高血圧	妊娠20週以降に初めて高血圧が発症し、分娩後12週までに正常に復する場合で、かつ妊娠高血圧腎症の定義に当てはまらないもの
	加重型妊娠高血圧腎症	①高血圧症が妊娠前あるいは妊娠20週までに存在し、妊娠20週以降にタンパク尿、もしくは基礎疾患のない肝腎機能障害、脳卒中、神経障害、血液凝固障害のいずれかを伴う場合 ②高血圧とタンパク尿が妊娠前あるいは妊娠20週までに存在し、妊娠20週以降、いずれかまたは両症状が増悪する場合 ③タンパク尿のみを呈する腎疾患が妊娠前あるいは妊娠20週までに存在し、妊娠20週以降に高血圧が発症する場合 ④高血圧が妊娠前あるいは妊娠20週までに存在し、妊娠20週以降に子宮胎盤機能不全を伴う場合
	高血圧合併妊娠	高血圧が妊娠前あるいは妊娠20週までに存在し、加重型妊娠高血圧腎症を発症していない場合
症候による亜分類	重症についてタンパク尿の多寡による重症分類は行わない	次のいずれかに該当するものを重症と規定する。なお、軽症という用語はハイリスクでない妊娠高血圧症候群と誤用されるため、原則用いない ①妊娠高血圧、妊娠高血圧腎症、加重型妊娠高血圧腎症、高血圧合併妊娠において血圧が次のいずれかに該当する場合 　収縮期血圧：160mmHg以上の場合 　拡張期血圧：110mmHg以上の場合 ②妊娠高血圧腎症、加重型妊娠高血圧腎症において、母体の臓器障害または子宮胎盤機能不全を認める場合
	発症時期による病型分類	妊娠34週未満に発症するものは早発型（early onset type：EO）
		妊娠34週以降に発症するものは遅発型（late onset type：LO）

書くことです。分娩と同時に生じるさまざまな病態や解剖生理の現象が、この２項目で整理されます。

●疾患の情報を加える

第４のポイントは、妊娠高血圧症候群の定義から、関連する情報を縦軸、横軸に加えていくことです。

●潜在する状況から問題を予測する

そして、第５のポイントとしては、母性看護学領域の産褥期の関連図では、顕在する状況から看護上の問題をあげると同時に、潜在する状況からも看護上の問題をすばやく査定することが重要になります。それは、出産しに来られる産婦やその家族は、「無事にお産を終え、短期間に母子ともに健康で退院するのが当然である」という認識のもとに入院してくるからです。

この暗黙の大前提がある領域の看護ですから、予測されうる看護上の問題をいち早く情報からアセスメントし、逐一タイムリーに対処していかなくてはなりません。患者とその家族が、新しく誕生した赤ちゃんを交えながら、笑顔で安心して退院できるように看護することがモットーなのです。

●基本的知識を身につける

以上の５つのポイントをしっかり押さえれば、学生の皆さんが母性実習で必ず受け持つ産褥期の患者の関連図を十分に書けることになるでしょう。しかし、何と言っても妊娠・分娩・産褥の基礎的な知識を身につけることは最大のポイントです。

◎事例紹介

❶患者紹介

【患　　者】　Ａさん、30歳
【身長、体重】　156cm、非妊娠時体重50kg
【既往歴、家族歴】　なし
【産科歴】　なし。初産婦
【職　　業】　区役所勤務（事務職）。産休後、復職予定
【嗜　　好】　外食が多く、やや塩辛い食事が好き。
【性　　格】　些細なことが気になる神経質タイプ。今回の妊娠は、そろそろ子どもがほしいと思ったときであったが、仕事との両立を心配している。
【結　　婚】　28歳
【同居者】　夫（会社員、32歳）と２人暮らし。妊娠中も炊事・洗濯を手伝っていた。今回の妊娠を喜んでおり、子の名前を考えたりしていた。
【キーパーソン】　夫、実母（57歳、隣町に居住、健康）

❷経過

▶妊娠中の経過概要

　妊娠37週の妊婦健診で下肢浮腫（＋）、血圧140/78mmHg、尿蛋白（－）、1週間で500gの体重増加がみられたために妊娠高血圧症候群と診断され、塩分制限した食事をとるように指導された。その後の妊婦の健診でも血圧140/70mmHg台や下肢浮腫（＋）が続く。

▶分娩時の所見

　12月10日（妊娠39週1日）、18時20分に正常分娩で女児（3012g、Ap 9、成熟児）を出産した。分娩所要時間10時間10分、会陰切開縫合術施行（ミラクリット連続縫合）。

　会陰、頸管、腟壁裂傷なし。胎盤、卵膜遺残なし。出血量210g、胎盤娩出後の子宮底12.5cm、硬度良好。

　分娩直後に血圧154/86mmHg、下肢浮腫（＋）、尿蛋白（－）であったが、1時間値は血圧130/68mmHgと下降し、2時間値では血圧124/64mmHg、下肢浮腫（＋）、尿蛋白（－）であった。子癇前症状はみられず。2時間値子宮底12.0cm、硬度良好。体温37.2℃であった。

　分娩台の上で清拭後の新生児を抱き、「すごくかわいい。ママですよ、よろしくね」と声かけしながら笑顔で見つめていた。

　帰室すると、夫が「元気な赤ちゃんだったね。大変だっただろう。お疲れ様」とねぎらい、実母は「おめでとう。よく頑張った」と笑顔で満足した表情であった。

　夕食後、抗生物質、子宮収縮薬、抗炎症薬を服用。血圧122/60mmHg、頭痛・吐き気なし。

▶産褥1日目の状態

　午前6時の訪室時、Aさんは「おしもの切開した傷が少し痛く、お小水は順調に出ていますが拭くときが怖いです。夕ご飯はほとんど食べましたが、便は出ていません。昨晩は、お産のときの筋肉痛や興奮でなかなか熟眠できませんでした。ときどき、お腹の収縮する痛みもあります。赤い色の血がMパットに2/3くらい出て取り替えています」「まだ、疲れた感じがします。でも今日から母乳を飲ませたいです。赤ちゃんを抱くのは初めてで怖いけど頑張ります」と眠そうな顔でいう。

　体温36.8℃、血圧116/58mmHg、脈拍72回/分、下肢浮腫（＋）。頭痛・吐き気なし。子宮底13.5cm、硬度良好。

　乳房Ⅱa型、乳頭凸形、乳頭を圧すると、乳管口左右2個開口、透明初乳がにじみ出る。

MEMO

アプガースコア（Ap）

項目 \ 点数	0	1	2
心拍数	（－）	100以下	100〜
呼吸数	1分以上無呼吸	弱い啼泣、浅い呼吸・不整	強い啼泣、正
筋緊張	まったく弛緩	四肢は曲げている	活発な運動
刺激・感受性	欠如	しかめ面をする	咳またはくしゃみ
皮膚	チアノーゼ、蒼白	体幹淡紅、四肢チアノーゼ	全身淡紅

※出生後1分の時点で5項目を総合的に観察・採点して新生児の呼吸中枢の麻痺の程度を評価する。
8点以上：良好、7点以下は仮死と評価する。

◎情報収集とアセスメント

入院時から術後1日目朝までの情報をもとに情報の整理とアセスメントを行いました。データベースとして、松木光子の「生活統合体モデル」に基づいた生活行動様式の枠組みを用いました。

項　目	情　報	アセスメント
①子宮	[分娩時情報] ・正常分娩、分娩所要時間10時間10分 ・児の体重3012g、胎盤、卵膜遺残なし ・出血量210g ・分娩直後子宮底12.5cm、硬度良好 ・分娩2時間値子宮底12cm、硬度良好 [産褥1日目情報] ・子宮底13.5cm、硬度良好 ・「赤色悪露がMパット2／3くらいある。ときどき、お腹の収縮する痛みがある。排便なし。自尿あり。今日から授乳したい」という。	●分娩後および産褥1日目の子宮底長や硬度、悪露の色・量から、現時点では子宮収縮良好と判断できる。子宮復古は主として子宮筋線維細胞の収縮によるものである。 ●Aさんは正常分娩で、分娩所要時間は標準値なので筋線維の疲労は考えにくく、児体重も標準値で子宮筋線維の過度の伸展も考えにくい。胎盤・卵膜遺残もなく、子宮復古は順調に進むと考えられる。 ●ただし、子宮内膜再生は6週間近くかかるため、ⓐ胎盤剥離面への感染には注意が必要であり、また排便がみられていないことから、今後、直腸充満による子宮復古不全の可能性はある。
②腟・外陰部	[分娩時情報] ・会陰切開縫合術（ミラクリット連続縫合） ・会陰、頸管、腟壁裂傷なし [産褥1日目情報] ・「おしもの切開した傷が少し痛い。拭くときが怖い」という。 ・赤色悪露中位値	●会陰切開縫合部位は、常に排尿や悪露によって汚染されやすく、Aさんは消毒不十分な可能性もあり、感染の危険性が高い。切開創は産褥5日目にはほとんど治癒するが、ⓑ縫合不全や感染などがあると、会陰切開部位創傷の治癒が障害される危険性がある。
③乳房	[分娩時情報] ・正常分娩、分娩所要時間10時間10分 ・児の体重3012g、Ap 9、成熟児 ・会陰、頸管、腟壁裂傷なし。 [産褥1日目情報] ・乳房Ⅱa型、乳頭凸形、乳頭を圧すると、乳管口左右2個開口、透明初乳がにじみ出る。 ・「おしもの切開した傷が少し痛い。熟眠できませんでした。まだ、疲れた感じがします。でも今日から母乳を飲ませたいです。赤ちゃんを抱くのは初めてで怖いけど頑張ります」という。	●分娩と同時に胎児胎盤系ホルモンの急激な減少により、乳汁分泌系ホルモンのプロラクチンと射乳ホルモンのオキシトシンが分泌される。これらのホルモンは睡眠不足や精神的ストレス、疼痛で分泌が低下する。ⓒAさんは、睡眠不足や会陰切開創部痛があって乳汁分泌不良を生じる可能性がある。現時点では、乳房・乳頭の形も授乳に適したものであり、乳管口の開口数や乳汁の性状も順調である。乳頭刺激によってオキシトシン分泌は促進されるので、早期からの授乳は大切である。Aさんの児は体重などからは吸啜力がよさそうであると推測されるが、ⓓ母親の抱き方が不慣れなため、十分に吸啜させることができなく、母乳栄養確立困難の可能性がある。
④全身	[妊娠経過概要] ・既往歴なし ・妊娠37週の妊婦健診時、下肢浮腫（＋）、血圧140/78mmHg、尿蛋白（－）、1週間で500gの体重増加の所見で妊娠高血圧症候群と診断され、塩分制限食を指導された。その後、血圧140/70mmHg台や下肢浮腫（＋）が続く。	●Aさんは妊娠偶発合併症の存在はなく、妊娠によって初めて高血圧の症状を呈したため、妊娠高血圧症候群の軽症と考えられる。妊娠期は、塩分制限食、産休による休息によって症状悪化はみられず、正常分娩に至ることができた。しかし、分娩期は陣痛や努責が誘因になって産婦の循環動態に負荷がかかり、血圧が150台まで上昇したと推測される。

項　目	情　報	アセスメント
	・産休まで事務職 ・神経質 ・外食が多く、やや塩辛い食事が好き。 [分娩時情報] ・正常分娩、分娩所要時間10時間10分 ・分娩直後血圧154/86mmHg、下肢浮腫（＋）、尿蛋白（－）であったが、1時間値血圧130/68mmHgと下降、2時間値血圧124/64mmHg、下肢浮腫（＋）、尿蛋白（－）であった。子癇前症状はみられず。 ・夕食後、血圧122/60mmHg ・頭痛・吐き気なし。 [産褥1日目情報] ・血圧116/58mmHg、下肢浮腫（＋） ・頭痛・吐き気なし。 ・「熟眠できませんでした。まだ、疲れた感じがします」「今日から母乳を飲ませたいです。赤ちゃんを抱くのは初めてで怖いけど頑張ります」という。	子癇前症状はみられず、その後は血圧が下降し、一過性の血圧上昇と考えられる。しかし、産褥期に、⒠Aさんの神経質な気質を基盤に、睡眠不足や育児に不慣れなこと、母乳栄養確立困難さ、会陰切開部痛などが誘因になり、妊娠高血圧症候群で再現する可能性もある。休息を取り入れつつ育児に自信がもて、塩分制限食をとり、退院後の日常生活でも注意が大切なことを指導する必要性がある。 ● また、産褥期に下肢浮腫のみ続く際には、長時間立位による末梢循環不全から浮腫を生じたとも判断し、妊娠高血圧症候群が治癒しているのかを見極めることも大切である。
⑤育児	[妊娠経過概要] ・そろそろ子どもがほしいと思ったときの妊娠であった。 [分娩時情報] ・分娩台上で新生児を抱き、「すごくかわいい。ママですよ、よろしくね」と声かけしながら笑顔で見つめていた。 [産褥1日目情報] ・「今日から母乳を飲ませたいです。赤ちゃんを抱くのは初めてで怖いけど頑張ります」という。	● Aさんは妊娠を肯定的に受容し、妊娠期から母親の役割が取得されていた人であった。分娩後から児を抱いて声かけする様子からも、分娩体験を受け入れて児への愛着が高まり、十分に母親としての自分を受け入れていると考えられる。産褥期は、母親が育児知識や技術を新生児と接するなかで習得していく期間である。Aさんは、早くも母乳を与えたい気持と児の抱き方に不安を感じる気持ちが生じ始めている。⒡神経質なAさんの性格を尊重しつつ、初産婦に伴う育児の知識と技術不足の可能性を軽減できるような看護を提供する必要がある。また、⒢Aさんのように神経質な気質で、睡眠休息不足、育児に不慣れなどがあると、分娩後のホルモンのアンバランスに伴って情緒変調を起こしやすく、マタニティ・ブルーを生じる可能性がある。
⑥家族・社会	・夫（会社員、32歳）と2人暮らし。妊娠中も炊事・洗濯を手伝っていた。今回の妊娠を喜んでおり、子の名前を考えたりしていた。 ・実母は57歳、隣町に居住、健康 [産褥1日目情報] ・帰室時、夫が「元気な赤ちゃんだったね。大変だっただろう。お疲れ様」とねぎらった。実母は「おめでとう。よく頑張った」と笑顔で満足した表情であった。	● Aさんの夫は妊娠中から家事を手伝い、子の名前を考えるなど父性意識の高揚が推測された。分娩後のAさんに対するねぎらいからも、児への愛着が高まり、Aさんへの愛情も感じられ、妻への精神的サポートが今後も得られると考えられる。実母もAさんへの愛情が感じられる。しかし、⒣子どもの誕生とともに、夫婦の人間関係は父・母・子の三者関係になり、核家族ゆえに役割葛藤が生じ、家族プロセスの変調の可能性もある。

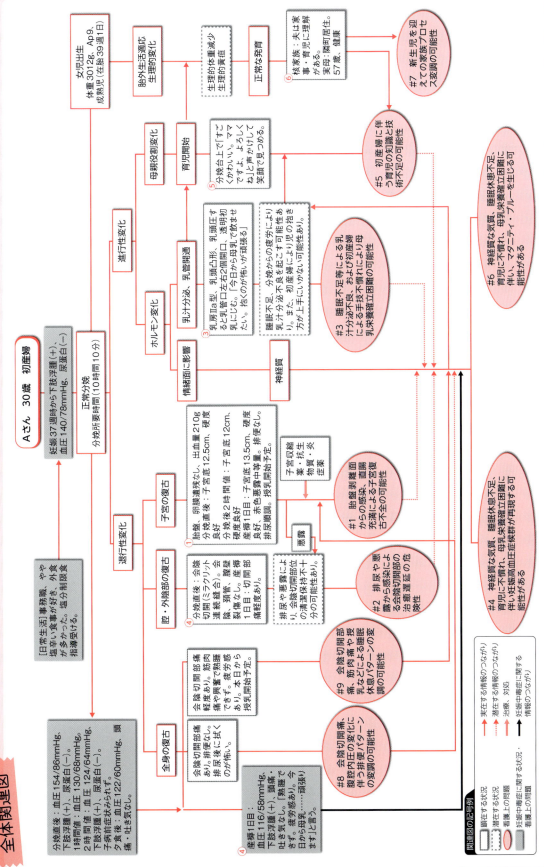

◎関連図の書き方の解説

❶関連図を書く過程

STEP 1 関連図の縦軸の書き方 図1

関連図の上方向から、Aさんの妊娠期の状況、分娩期の状況、産褥期の状況を縦軸に書いていきます。

STEP 2 関連図の横軸の書き方 図2

産婦が分娩することにより、新生児が出生するという営みを横軸右側に書きます。児の健康状態を記入することで、その後の潜在する状況や、看護上の問題にかかわります。

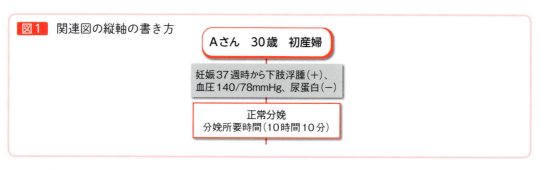

図1 関連図の縦軸の書き方

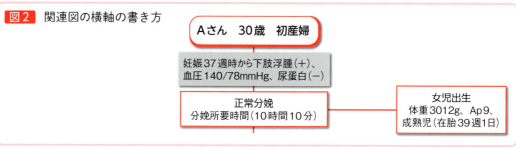

図2 関連図の横軸の書き方

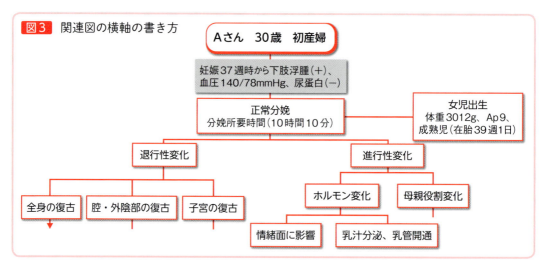

図3 関連図の横軸の書き方

STEP 3 産褥期に派生する状況の書き方 図3

産褥期に派生する状況を、「退行性変化」と「進行性変化」に大きく分けながら書きます。
退行性変化には、「子宮の復古」「腟、外陰部の復古」「全身の復古」があります。進行性変化には、ホルモンの変化による「乳汁・乳管開通」と「情緒面の影響」があります。また、「母親役割の変化」もあります。

STEP 4 妊娠高血圧症候群に関する情報を書く 図4

妊娠高血圧症候群の症状が、いつから出現したのかを書きます。Aさんの場合は妊娠37週からです。妊娠高血圧症候群の原因は不明ですが、誘因として考えられる生活・社会情報を横軸に書き加えていきます。さらに、分娩・産褥期の妊娠高血圧症候群の症状の変化を横軸に加えていきます。

❷ 情報・アセスメント項目との関連

STEP 1 退行性変化（子宮復古） 図5

関連図の縦軸に、妊娠期・分娩期の経過を書き、横軸に新生児の出生状況を記入したら、次は産褥期に派生する状況の書き方に入りましょう。退行性変化の中心は、子宮の復古です。情報項目に「①子宮」の欄の情報を関連図に書きます（①）。そこから導き出されたアセスメント ⓐ をネーミング化し、関連図の看護上の問題「＃1　胎盤剥離面からの感染、直腸充満による子宮復古不全の可能性」と記入しました。直腸充満にかかわる＃8の看護上の問題と関連するために、実線で結びました。

STEP 2 退行性変化（腟・外陰部復古） 図6

次に、腟・外陰部の復古は、情報項目「②腟・外陰部」の欄の情報を関連図に書きます（②）。そこから導き出されたアセスメント ⓑ をネーミング化し、関連図の看護上の問題「＃2　排尿や悪露から感染による会陰切開部の治癒遅延の危険性」として記入しました。

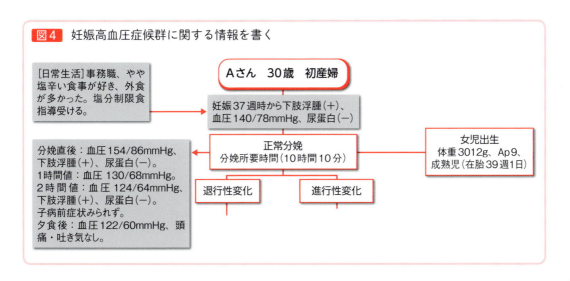

図4　妊娠高血圧症候群に関する情報を書く

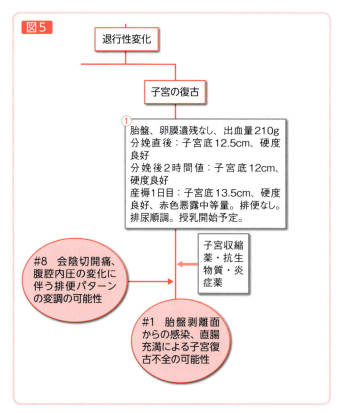
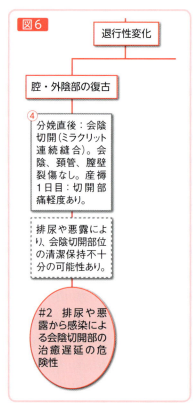

STEP 3　進行性変化　図7

　進行性変化は、乳汁分泌・乳管開通が中心になります。情報項目「③乳房」の欄の情報を関連図に書きます（③）。そこから導き出されたアセスメントⓒとⓓをネーミング化し、関連図の看護上の問題「#3　睡眠不足などによる乳汁分泌不良、および初産婦による手技不慣れにより母乳栄養確立困難の可能性」として記入しました。睡眠不足にかかわる#9の看護上の問題と関連するために、実線で結びました。

STEP 4　妊娠高血圧症候群の状況　図8

　ここで、全身の復古にも大きくかかわる妊娠高血圧症候群の状況を、情報項目「④全身」の欄から情報を関連図に書きます（④）。そこから導き出されたアセスメントⓔをネーミング化し、関連図の看護上の問題「#4　神経質な気質、睡眠不足、育児に不慣れ、母乳栄養確立困難に伴い妊娠高血圧症候群が再現する可能性」として記入しました。顕在化・潜在化しているすべての看護上の問題が、妊娠高血圧症候群の症状の増強にかかわるという考えから、実線で結びました。

STEP 5　母親役割変化　図9

　母親役割変化は、情報項目「⑤育児」の欄の情報を関連図に書きます（⑤）。そこから導き出されたアセスメントⓕとⓖをネーミング化し、関連図に「#5　初産婦に伴う育児の知識と技術不足の可能性」と「#6　神経質な気質、睡眠不足、育児に不慣れ、母乳栄養確立困難に伴いマタニティ・ブルーを生じる可能性」をあげました。

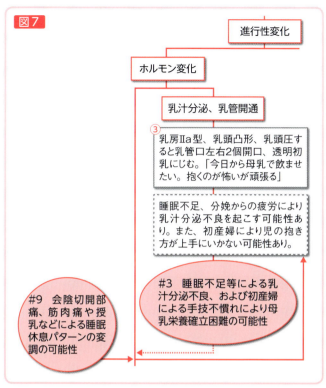

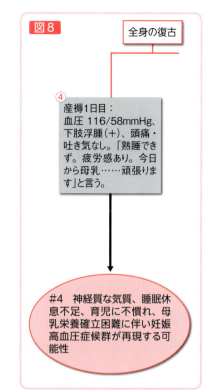

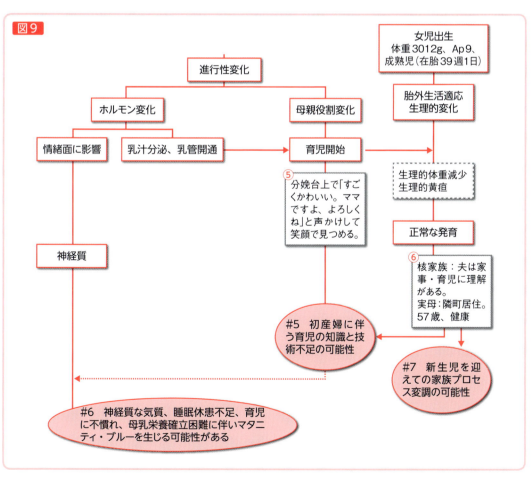

また、それに関連し、情報項目「⑥家族・社会」の欄の情報を関連図に書きます（⑥）。そこから導き出されたアセスメントⓗをネーミング化し、関連図に「#7　新生児を迎えての家族プロセス変調の可能性」としてあげました。

◎関連図の作成で学生が間違いやすい点

●目に見えない問題

第1番目に学生が間違いやすいのが、産褥1日目の患者のいちばん重要な問題点を「会陰切開創」に着眼する点であり、子宮内の胎盤剥離面の創傷などに目が行かない点です。そのために学生の作成する関連図には、「子宮復古」に関する情報が抜けていることが多く、看護上の問題としてあがらないことが多いようです。子宮復古不全になると、どれだけ人命にかかわるかを知識として押さえておくか必要があります。

また、関連図を作成し終えたときに、事例をもう一度読み返して、医療や看護行為が行われている記述があれば（事例の場合では、子宮収縮薬、抗炎症薬、抗生物質）、それが何を目的として行われているのか……と、逆の発想で検討することを勧めたいと思います。そうすれば、自分たちが目に見えている現象ばかりにとらわれていたと気づくでしょう。

●今後の変化

第2番目に間違いやすいのが、現時点において患者の状態が良好なら、看護上の問題として取り上げようとしないアセスメントの仕方です。たとえば、事例の乳房の問題も、現時点では乳管口も開通して乳汁も出ているから良好です。しかし、産後の乳房はホルモンの変化を受け、3～4日目に乳房緊満感がでて、乳房うっ積状態になりやすくなるなど、時間の経過に伴う著明な変化があります。この生理的変化を知識として携えていないと、現状のみのアセスメントに終わり、看護上の問題としてあがらないのです。

●広く対象をとらえる

第3番目に間違いやすいのが、対象のとらえ方が限局的なことです。妊娠期・分娩期の情報を十分に読み取り、産褥の現時点に関する情報は何かを見極める思考が大切です。

また、母子は一対という考え方をもたなければなりません。母親側の情報だけを一生懸命に収集しても、児の側の情報を得ておかなければ一方的なアセスメントになり、看護上の問題がみえてこないことになります。児の体重や吸啜力、黄疸の有無などは、授乳や母親役割取得に大きく関係する要素であることを覚えておいてください。

◎患者の条件が変わった場合の関連図

妊娠高血圧症候群を伴った褥婦は、妊娠期から症状が重症になり、早産や常位胎盤早期剥離などを起こし、胎児仮死・死亡、最悪の場合には妊産婦死亡に至るケースもあります。分娩方法も、母

児の状況や子宮頸管の成熟度などによって選択されます。これらの条件が変わった場合の関連図も知識として身につけ、受け持ち患者の関連図の作成に役立ててください。

また、産褥期の妊娠高血圧症候群患者には、ほかに「次回妊娠時に生じうる妊娠高血圧症候群の危険性」や「成人病への移行の可能性」などの看護上の問題があります 図10 。

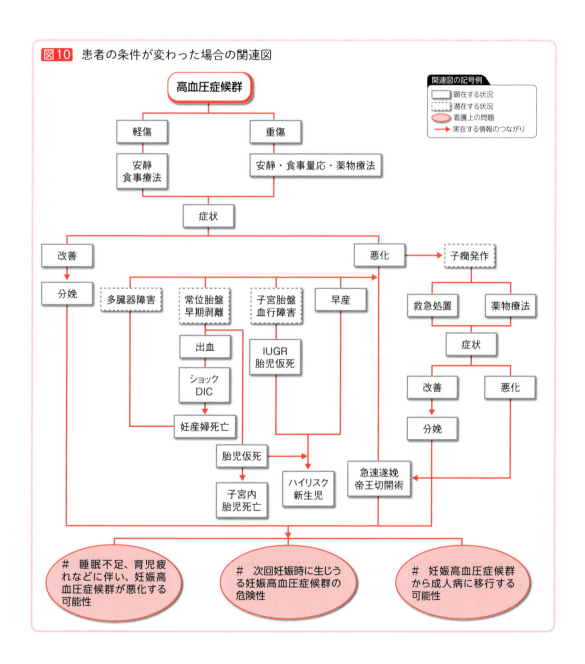

図10 患者の条件が変わった場合の関連図

●参考文献
1) 久米美代子、小川久貴子：正常分娩の妊産婦の看護、疾患の理解とケアプランで学ぶ看護過程セミナー2、改訂版、医学芸術社、2003
2) 久米美代子、刀根洋子編：フローチャートでわかる母子看護、メディカ出版、2002

⑭ 子宮癌患者の関連図の書き方

◎関連図の書き方のポイント

●関連図を書く目的をしっかりもつ

　ここでは、患者さんを理解するために全体関連図の書き方を説明していきます。受け持ちの患者さんと出会い、情報を収集します。しかし、情報が多すぎて何が問題なのかを整理できないことがあります。また、1つの焦点に絞って看護するという方法もあるでしょうが、それが本当に的を射ているのか、見落としはないのか定かではありません。

　そのために情報を何かしらの看護論を用いて整理していきます。ただ、情報を一つひとつ分析していくと今度は細切れになってしまいます。そこで、理論を使って出てきた問題あるいは診断を関連させることによって、整理された患者さん像を作り上げるのが、関連図です。

　ですから、分析・解釈した内容と全体関連図がバラバラであっては余計にわかりにくくなるのです。そのような気持ちで看護過程のなかの関連図を書いていきましょう。

●病態関連図を書いておく

　子宮頸癌で受け持つことが多いのは、急性期実習でしょう。そうすると、手術が中心になると思いますが、子宮頸癌の治療は病期によって化学療法や放射線治療など複数の治療が同時に行われることがあります。治療が複数になると関連図の方向性がわからなくなり、治療とそれに伴う副作用を理解するだけで相当な労力のはずです。

　まず、同じ用紙のなかで複数の治療の病態関連図を書いてみましょう。違う治療でも同じような副作用が出現していたりするかもしれません。使われている薬が副作用のための治療なのか、別の症状なのかが後で整理できるはずです。

　さらに手術となると生体侵襲や麻酔、手術療法の合併症などもありますし、何より変化が早く日々看護問題が変わる可能性があります。他の疾患にしてもまず自分の頭の中の病態を整理し理解することが大切です。

●顕在性の問題なのか、潜在性の問題なのかわかりやすく提示する

　関連図を書いているうちに、いろんなリスクを考えるあまり確率の低いリスクまで出現してきてしまいそうになります。とくに急性期のケースでは予測というものが看護の鍵になっていますので、どこまで予測の範囲としたらよいのか、ともするとすべて起こるかもしれない……というデータだけになり、その人自身の問題が隠れてしまいがちになります。

　いままさに起きている症状や状態、起きるかもしれない症状とわかりやすく記号を変えるなどす

るとよいです。あまりに潜在性の問題が多くなってきたときには一度立ち止まってみましょう。

◎事例紹介

❶患者紹介

【患　者】　Ｊさん、48歳、女性
【職　業】　主婦、証券会社事務員（常勤）
【体　格】　身長160cm、体重55kg
【性　格】　・自分で納得しないとストレスがたまるタイプ（本人より）
　　　　　　・自分に対して厳しいところがある（夫より）
【家　族】　夫（52）会社員、娘（19）大学生、息子（17）高校生の４人暮らし。家族は、皆協力的で夫や娘が交互に食事など家事をしてくれている。息子は受験生のため、塾通いなどあり夜は帰りが遅い。
【既往歴】　なし。アレルギーなし。感染症なし。
【嗜　好】　喫煙歴なし。飲酒は付き合い程度。

❷経過

▶入院までの経過

【現病歴】　半年前より時折不正出血があったが、仕事が忙しく検診が受けられていなかった。しばらく続いていたため近医受診。病院でコルポスコピーや組織診や腫瘍マーカーなどの検査の結果、子宮頸癌との診断を受ける。医師から本人と夫へ病名と手術予定を告げられた。

▶入院後の経過

【入院後】　手術前日に入院。医師からＪさんと夫に「MR・CTなどの結果で転移は見られなかった。手術での病理検査の結果で追加治療を検討する」との話があり、また排泄障害の可能性など手術における合併症についても説明があった。Ｊさんは、「ショックでしたけど、やるしかないです。早く仕事にも戻らないと。子どもも成人してないので、子宮をたとえ取ったとしても死ぬわけにいかないでしょう」と話されている。
【手　術】　広汎子宮全摘術、手術時間７時間15分、出血量2010mL（自己血輸血）
【手術後】　子宮頸癌（病期Ｉｂ１、扁平上皮癌）
　　　　　　手術直後は創痛の訴えがあり、血圧も高めであったが、痛み止めをしてから落ち着いている。体温も２日目には正常になっており、バイタルサインズに異常はみられなかった。硬膜外より持続で痛み止め（オピオイド）を３日間使用。創部にドレーン挿入し低圧持続吸引中。術後翌日までに145mL血性の排液あり。
【受け持ち時】　術後４日目。バイタルサインズはSpO$_2$ 98％、体温36.8℃、脈拍72回/分、呼吸22回/分、血圧102/56mmHg。創痛あり。鎮痛剤朝も使用している。動くときや咳嗽時にかばうような仕草あり。３日目にドレーンが抜去され、シャワー浴を本日自力で実施。膀胱留置カテーテルは５日目に抜去予定。本人から「これ（膀胱留置カテーテル）抜くの

が心配。創も痛いから動きたくないし」「仕事はもう無理かなあ」と。食事は3日目より開始し、本日から普通食。「あまりお腹すかないけど、頑張ってたべなきゃ」と7割摂取。病室は4人部屋の窓側。

◎情報収集とアセスメント

情報収集・アセスメントは多くの学校が採用しているヘンダーソンの基本的欲求の理論を使用する。また、診断名は秋葉らのヘンダーソン看護論の実践を参考に使用した。

	基本的情報	アセスメント
常在条件	・48歳女性 ・夫、娘、息子の4人暮らし ・主婦、証券会社勤務 ・性格「納得しないとストレスに感じる」（本人） 「自分に対して厳しいところがある」（夫）	●成人後期の女性である。 ●エリクソンの発達課題は生殖性であり、危機とされるのは停滞性である。この時期の女性は、子育てや社会的次の世代の育成などを積極的に行うとされており、Jさんも家族内の母親、妻としての役割と会社員としての社会的役割を担っている。
病理的状態	・子宮頸癌（Ⅰb1　扁平上皮癌） ・広汎子宮摘出術＋リンパ節郭清 ・半年前より不正出血がみられた。しばらく続くので不信に思い近医受診。紹介にて病院受診し、上記診断。転移なし。 ・硬膜外麻酔3日間使用（オピオイド） ・創痛はあるが、体動時のみ。 ・アレルギーなし。 ・ドレーン抜去3日目 ・病理結果で今後の治療方針を決定する。	●子宮頸癌は子宮癌の60%を占め、90%は扁平上皮癌である。発症年齢は20歳代後半から40歳代前半。ヒトパピローマウイルスが原因とされ、ワクチン接種が進められている。 ●Jさんはワクチン接種履歴なく、不正出血の症状があり受診し診断されている。Ⅰb1は、腫瘍が子宮頸部に限局する4cm以下である。第1選択治療が手術療法である。これ以上の進行では放射線療法や化学療法が併用される。 ●Jさんの治療は広汎子宮摘出術が予定され、この手術では、子宮と子宮を支えている組織や付属器も摘出する。卵巣は残す場合もある。血管や神経が多く、とくに排尿や排便にかかわる神経があるため、手術後排尿や排便が困難になることが多い。そのため、術後に排便・排尿コントロールが必須である。また、大きなリンパ節（大腿鼠径部）を摘出すると後に下肢の浮腫を招き生活に支障をきたす恐れがある。リンパマッサージなどの指導も必要。

基本的欲求の14項目のアセスメント

基本的欲求	必要な情報	分析・解釈
1. 正常に呼吸をする	・喫煙歴なし。 ・全身麻酔後4日目、酸素中止 ・出血量2010mL、Hb9.2g/dL ・自家血輸血 ・手術時間：7時間15分 ・SpO₂ 98% ・体温36.8℃、脈拍72回/分、呼吸22回/分、血圧102/56mmHg ・呼吸苦なし。チアノーゼなし。	●呼吸器疾患もなく、喫煙歴もない。全身麻酔下で7時間以上手術が行われたが、翌日には呼吸器に問題なく酸素が中止になっている。呼吸苦などの訴えなし。喫煙歴はないが、麻酔長時間により気道クリアランスの障害も注意が必要。 ●血圧が低めであるが、これは広範囲臓器の摘出のための生体侵襲による炎症反応と、自己血の輸血はしているものの2010mLの出血量からくる貧血のためであると考える。創痛がありながらも歩行はできており、なんとか喀痰もできている様子。 ●Hb9.2 g/dLであるため酸素運搬機能低下があり、活動耐性を減弱させる要因となるため、活動時に呼吸苦出現がないか観察していく必要性あり。酸素運搬能不足は身体活動に影響するため、「4.身体の位置を動かし、よい姿勢を保持する」のなかで取り上げる。

基本的欲求	必要な情報	分析・解釈
		看護問題 未充足（「4. 身体の位置を動かし、よい姿勢を保持する」と統合）
2. 適切に飲食をする	・食欲ないが7割摂取。 ・3日目全粥、4日目より普通食開始。 ・「あまりお腹すかないけど、頑張って食べなきゃ」 ・腹部症状なし。 ・身長160cm、体重55kg ・Hb9.2g/dL、TP6.6g/dL、Alb4.2 g/dL	●術前は普通食を摂取。BMI21、TP6.6g/dL、Alb4.2g/dLより栄養状態に問題はなかった。しかし、手術による多量出血のため術後はTP、Alb、Hbともに低下しており、貧血状態である。 ●麻酔により一時絶飲食であったが、腸蠕動確認後すぐに食事が開始となり現在は普通食を摂取できている。空腹感がないため、満足感があるとは言えないが、7割は摂取されている。回復につれ栄養状態改善すると考えるが、現状での栄養状態と貧血より、創部の癒合が阻害される恐れがある。摂取量、栄養状態を今後も確保していく必要がある。
		看護問題 ＃ 貧血、低栄養状態
3. あらゆる排泄から排泄をする	・術後1日目排ガスあり。 ・術後4日目少量粘液状排便あり。 ・腸蠕動音聴取可 ・膀胱留置カテーテル挿入中 ・医師より手術説明時排尿障害の可能性について説明あり。 ・「これ抜くのが心配。創も痛いから動きたくないし」	●術式が直腸付近の切除のため腸蠕動機能に影響を及ぼしやすく、また麻酔による腸蠕動低下からの回復の遅れにより便秘になりやすい。創痛により腹圧をかけることも難しいことと、体動が少ないことにより腸蠕動促進されにくい。いまのところ、排ガスがあり腸蠕動音も聴取されていることから、腸蠕動は回復しつつあると考えるが、腸癒着によるイレウスには注意が必要。観察していく。 ●排尿は、尿道留置カテーテルを挿入中。 ●骨盤内臓器切除の際、排尿神経の損傷の可能性が高く、術後排尿障害の合併症が起こりすい。カテーテル抜去後は排尿障害の有無を観察して行く必要がある。手術前より本人にも説明されており、今後のことについて不安そうな発言もあるため、現状をわかりやすく伝えていく。
		看護問題 ＃ 術式に伴う排泄障害の可能性
4. 身体の位置を動かし、よい姿勢を保持する	・創痛あり。鎮痛剤使用 ・病棟内は歩行可能。 ・トイレ自力で行っている。 ・シャワー浴自立 ・出血量2010mL、Hb9.2g/dL ・自家血輸血 ・手術時間は7時間15分 ・「動くと痛いから動きたくない」	●四肢および運動機能には問題ないが、手術後の創痛により身体を動かすことが困難である。さらに出血量が多かったためHb 9.2g/dLと貧血状態であり酸素運搬が良好にできず、身体を動かすだけの体力が十分回復していない。 ●しかし、長時間同一体位での手術にて下肢静脈血栓の危険性が高く、リンパ節郭清によるリンパ浮腫のリスクもあることから早めに離床活動をする必要がある。鎮痛剤使用しながら病棟内も自力で歩行することができているが、「動くと痛いから動きたくない」と話していることから、身体の動かし方は未充足と考える。動きたいという意思力はあるため、痛みの軽減と無理な体の動きには創部の治癒も遅らせるため痛みの増強しない身体の動かし方の知識を補う必要がある。
		看護問題 ＃ 創痛、貧血、エネルギー消耗に伴う活動耐性の不足
5. 睡眠と休息をとる	・普段は0時〜5時睡眠 ・入院前睡眠薬服用なし。 ・午前中うとうとしている姿あり。	●普段は5時間睡眠で、睡眠薬の服用歴もなく問題はなかったが、現在は創痛のため睡眠がとれていない。術後4日目のため体力が十分回復しておらず、日中も休んでいることが多い。

基本的欲求	必要な情報	分析・解釈
		●今後も痛みが続きさらに排尿困難への不安、病気への不安、職場復帰への不安など不安を助長するストレスも多いと思われるため睡眠障害の可能性がある。
		看護問題　#　創痛による睡眠の中断、さまざまな不安による入眠障害に関連した睡眠の障害のリスク状態
6. 適切な衣類を選び、着脱する	・持込みの寝衣着用中 ・家族が着替えを持ってきている。 ・自力で着替えている。	●Jさんは会社に勤め、普段から身だしなみを整えていたと考えられるが、現在は入院中のため寝間着着用を余儀なくされている。しかし、治療、休息のためには寝間着で過ごすことが現時点では必要であり、本人も不満の訴えがないことから充足されていると考える。
		看護問題　充足
7. 体温を生理的範囲内に維持する	・術後4日目 SpO₂ 98% ・体温36.8℃、脈拍72回/分、呼吸22回/分、血圧102/56 mmHg ・創部クリア ・ドレーン抜去部クリア ・胸部レントゲン問題なし。 ・4人部屋の窓側	●術直後は微熱が見られたが、これは生体侵襲による炎症反応である。術後4日目も微熱があるが、創部、ドレーン抜去部も発赤等見られてないことから、創部の感染はない。CRPの上昇も手術による組織損傷のため一時的なものと考える。しかし、多量の出血からWBC、Pltの低下により創部の感染の可能性もある。 ●環境の温度調整は大部屋のため勝手にはできないが、衣類などで調整することはできる。
		看護問題　#　多量出血による白血球低下に伴う易感染状態
8. 身体を清潔に保ち、身だしなみを整え、皮膚を保護する	・シャワー浴4日目より開始 ・自力でのシャワー浴実施可。 ・トイレ時、温水洗浄便座を使用	●家では毎日シャワーまたは入浴を行っており、清潔を保たれていた。入院中も身だしなみを気にされていることから、普段から、身だしなみは気にされていたと思われる。創痛はあるもののシャワー浴は自力でできており清潔にするという欲求は充足。 ●膀胱留置カテーテルが挿入中のため尿路感染の予防のためにも陰部の清潔を維持することは必要である。
		看護問題　充足：ただし、膀胱留置カテーテル挿入長引くようなら再検討する
9. 環境のさまざまな危険因子を避け、また他者を傷害しないようにする	・4人部屋の窓側 ・同室者と話す姿あり。 ・周囲の環境調整は自力でできている。 ・感染症なし。	●入院により環境の変化はあるが、同室者とは良好な関係にあるようで、時々楽しそうに話している姿もみられている。 ●ベッド周囲の環境は自分で調整できており、できない部分は家族が来訪時に依頼している。それにより、周囲に危険なものもなく、脅かすものもないことから充足と考える。
		看護問題　充足
10. 自分の感情、欲求、恐怖、気分を表現して他者とのコミュニケーションをもつ	・「自分で納得しないとストレスがたまる。」 ・「自分に対して厳しいところがある」 ・「夫が何でもやってくれるので、家の心配はないです。息子が受験生なので、動揺するのではないかと不安です」	●普段は明るい性格で、仕事に対しては厳しいところがあるとのことから、あまり自分の悩みや感情などは表に出さないのではないか。同室者や医療者とのコミュニケーションできているが、すべてを表現していないともいえる。 ●しかし、仕事復帰の事、子どもの心配、自己導尿の事、今後についてなど不安は多い。術式の内容についても語られていないが、妻であり母親であるため女性生殖器喪失についてのダメージも予測される。これにより、ストレスや不安は大きい状況であり、未充足とする。

基本的欲求	必要な情報	分析・解釈
		看護問題 ＃ 職場復帰、子供の動揺、家族の生活、病気の予後および排尿障害、女性生殖器喪失などに関連した不安
11. 自分の信仰や善悪の価値観に従って行動する	・信仰：仏教 ・日常はとくに何もしていない。 ・「自分が納得しないとストレスがたまる」	●日頃から宗教に関する習慣はなく、墓参りなどの家族行事のときのみであり、入院中に信仰の妨げはない。 ●自分が納得できるかどうかが価値観の判断になっているようであるが、価値観を脅かされるような状況にはなっていないことから充足と考える。 **看護問題** 充足
12. 達成感をもたらすような仕事をする	・証券会社に長年勤務している。 ・家族にとって主婦・母親であり、 ・手術前「早く回復して仕事に戻らないと」「まだ働かなきゃ」 ・術後「仕事は無理かなあ」	●Jさんの社会的役割は会社の一員、子どもにとっての母親、夫にとっての妻であり、家庭の主婦である。「自分に対して厳しいところがある」などから会社、家庭どちらもしっかりと行っていたと考える。しかし、病気入院のため現在は仕事を休み家庭も夫に任せている状況である。長く社会的役割をもっていた人にとって休むことはストレスになる。 ●母親・妻という女性としての役割も生殖器切除という認識は女性観の喪失につながり、自己価値を下げる原因でもある。仕事に対して、家族に対しての罪悪感をもち達成感・充足感がもてない状況になる可能性が高い。確認していく必要がある。 **看護問題** ＃ 女性生殖器切除に伴う自己の女性観の変容、休職、入院に関連した役割遂行の困難
13. 遊びやレクリエーションに参加する	・仕事関係、友人などが見舞いに来ている。 ・同室者との関係は良好で、時々話している姿がみられる。 ・病棟内歩行可、検査の帰りなどに売店に寄っている。	●仕事をもちメリハリのある生活を送られていたようであるが、入院により仕事も家庭の事もできない状況。また創痛のため体動もおっくうになっている。しかし、家族の面会や同室者とも会話で笑顔がみられているため、唯一の気分転換になっていると考える。 **看護問題** 充足
14. 学習し、発見し、好奇心を満足させる	・「ショックでしたけどやるしかない。早く回復して仕事に戻らないと。」 ・「まだまだ働かなきゃ」 ・「子どものためにも生きなきゃ」	●Jさんは母親、妻、会社員という立場にある。普段から自分が納得しないとストレスがたまるといっているように、自分で理解しようとする意志は高いと思われる。今後、排尿障害などがあった場合、学習するべき内容が明らかになってくる。しかし、現時点では体力回復が第一のための努力をされているため、充足とする。 看護問題 **看護問題** 充足

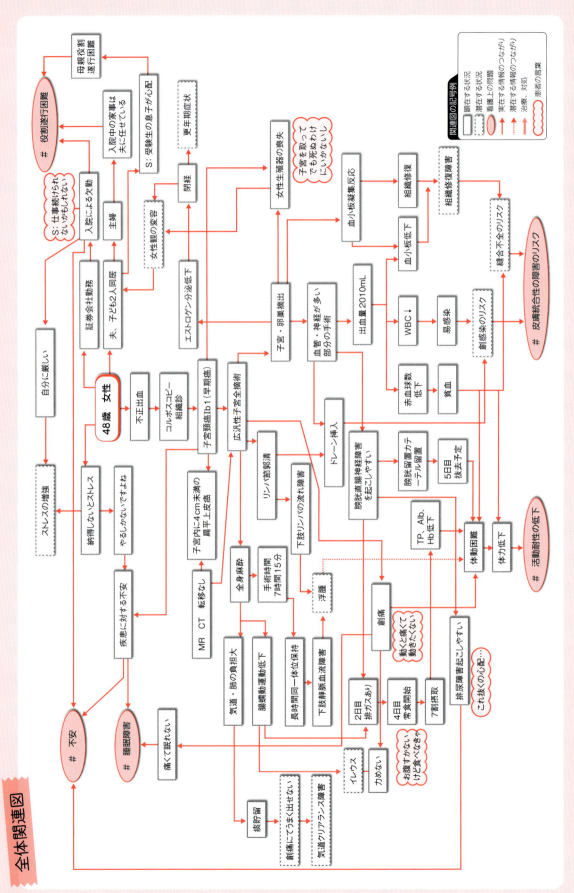

◎関連図の書き方の解説

　関連図を書き出す前に、どのような仮の診断があがってきているか確認してみましょう。今回のケースはヘンダーソンの基本的ニード論を用いて14項目分析しました。そこであがった診断名は「＃1　活動耐性の低下」「＃2　縫合不全のリスク」「＃3　創感染のリスク」「＃4　役割遂行困難」「＃5　睡眠障害」「＃6　不安」と6つでした。Jさんを中心にこれらの診断がどのように位置づけられ関連しているか、関連図を書いて考えていくことにしましょう。

STEP 1　書き始めは常在条件から

　関連図の書き始めは、書く人によって違いがあると思いますが、病気だけでない関連図であり、患者さん個人を中心に考えていくために、常在条件（その人が元々もっている条件）を先に仮押さえしておきます 図1 。そのあとに、病理的状態の根幹である疾患・主になっている症状・治療を書いておきます 図2 。そこからスタートです。

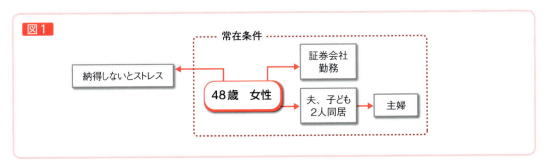

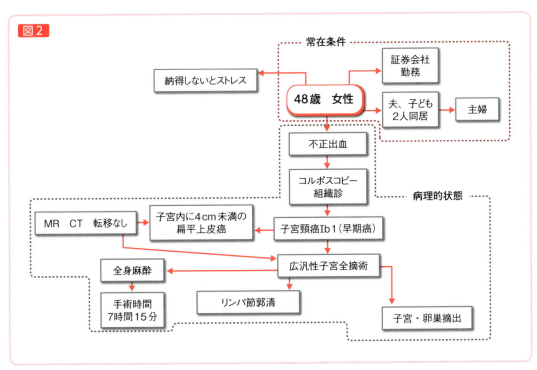

STEP 2 未充足になっている項目の分析・解釈を軸に書き進めていく

いくつかあがっている診断に連なっていくように、中心となっているところから診断までのつながりを自分が書いた分析・解釈に沿って書いてみましょう。

そのときに注意しなければならないことは、1つの枠にたくさんの情報を入れすぎないことです。たとえば、Jさんの術式は広汎性子宮全摘術ですが、この枠のなかに手術時間、出血量、全身麻酔など入れてしまうことがあります。枠の数が少なくなるので、すっきりするのですが、そのなかのどれが原因で結果なのかがわかりにくくなります。

麻酔のせいで下肢静脈血栓ができやすいのか、手術時間が長いことが原因なのかがわかりづらいだけでなく、線がつながりにくくなるという失敗をしてしまいます。一度ばらばらにしてみましょう。

図3 では常在条件、病理的状態を書き出した後に、「4．身体の位置を動かし、よい姿勢を保持する」という項目に沿って書き出した関連図です。アセスメントと見比べてみてください。

もう1つのコツは、ただ情報を羅列するだけでなく、原因と結果がわかりやすいように補足も入れていきましょう。たとえば、術式から出血量にすぐ結ぶのではなく、広汎子宮全摘出術というのは、「子宮周囲と付属器やリンパをすべて切除する術式でその部位は血管や神経に富んでいる部位であるため、出血量が多くなる」という流れがわかるほうが、後々排尿障害にもつながりやすいでしょう。そのようにして、あがっている問題が表現できるようにつなげていってみましょう。

STEP 3 関連している因子がないか探ってみる

アセスメントのなかには、複数回出てきている情報があるのではないでしょうか。たとえば、創痛は呼吸にも、活動にも、睡眠にも重要なキーワードとして出現しています。図にすることで、矢印の方向がわかりやすく、原因になっているのか、結果なのかを明らかにできるでしょう。そのように、関連している因子を探し、結んでいきましょう。

このケースでは関連図を書いてみて、「＃2　創感染のリスク」「＃3　縫合不全のリスク」と創部に関する合併症のリスクがあがっていました。そこで、この2つを統合して皮膚統合性障害のリスクという診断にしました。関連図を書いてみると、どれとどれを統合していったらよいのかわかりやすいですね。

このときにも言葉をまとめてしまうと見えづらいことがあります。たとえば、「出血2010mL」という情報では、「血液が少ない＝貧血」ということはあがりますが、血液は赤血球だけではないことを思い出してください。白血球、血小板それぞれが減少するということを分けて考えると、易感染や創傷治癒阻害など考えつくと思います。生体侵襲反応で血小板が集まって創を治そうとしているのに、その血小板が少ないとなると、治癒過程に問題が生じるリスクがあるということがつながります。あきらめずに病態関連図で学習した内容と照らし合わせながら関連図を組み立てていきましょう。

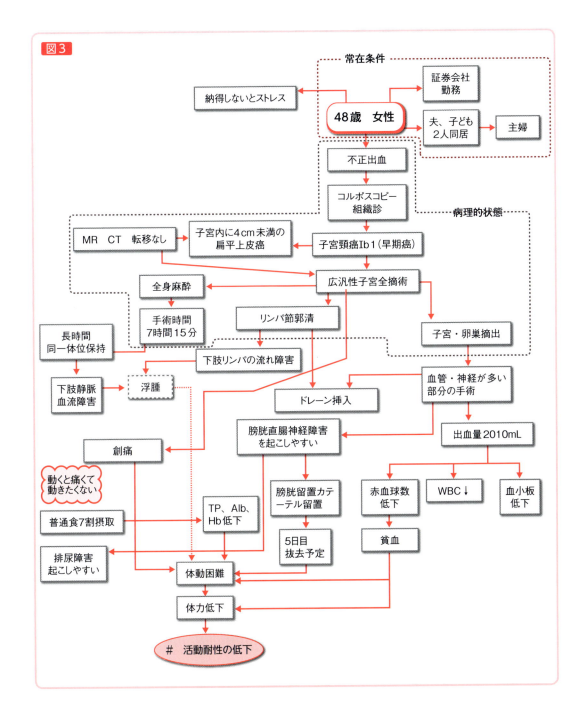

図3

STEP 4 病態だけでなく、精神面・社会面も合わせて考える

　急性期の状態では、まず身体面の理解が必要となりますので、精神面・社会面は脇に置いて行かれそうです。しかし、患者さんを全体としてとらえるときに精神面・社会面を抜きにはその人自身を表すことにはなりません。どの理論を用いても、必ず精神面・社会面はアセスメントされているはずです。精神面・社会面が病態のどの部分に影響を受けているのかを考えてみましょう。優先順位が現在高くなくても、根底にある精神面・社会面を見落とさないように整理しておいてください 図4 。

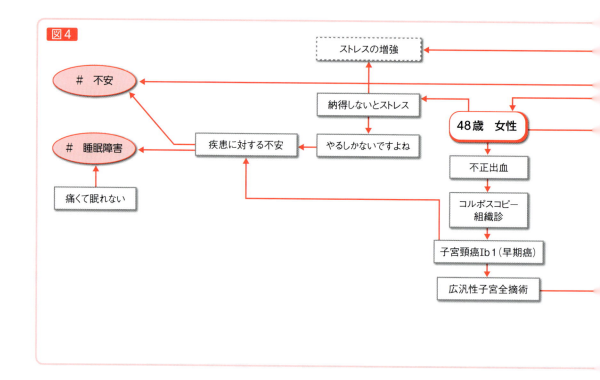

図4

◎おわりに

　子宮頸癌は進行度によって治療方針が大きく変わり、また出産前なのか後なのかによっても手術内容が変わってくるように、女性のライフサイクルに大きく影響を及ぼす疾患です。20〜40代の若い女性に多く、女性としてのシンボルの喪失感を感じたり、家族への申し訳なさを感じていたりと、病気への不安とともに大変精神的にダメージをもたれます。

　身体面とともに、精神的な理解も忘れずに看護していきましょう。また、今回は急性期にかぎっての関連図を作成しましたが、退院後にも起こりうるリンパの流れ不良に伴う下肢の浮腫、排尿障害、更年期症状の出現に対する看護も必要になってきます。急性期は展開が速いので、先を見越して予測できるような関連図がかけるといちばんよいと思います。

　ただ埋めるだけの関連図ではなく、自分が受け持っている患者さんを理解できるために書くという本来の目的を忘れずに自分なりの工夫を加えていってください。

●参考文献
1）秋葉公子ほか：看護過程を使ったヘンダーソン看護論の実践、第4版、ヌーヴェルヒロカワ、2013
2）日本婦人科腫瘍学会：子宮頸がん治療ガイドライン、2007年版、金原出版、2007
3）磯野可一：ナースの外科学、改訂5版、中外医学社、2010
4）池田正ほか：女性生殖器、系統看護学講座専門分野Ⅱ成人看護学9、第13版、医学書院、2012

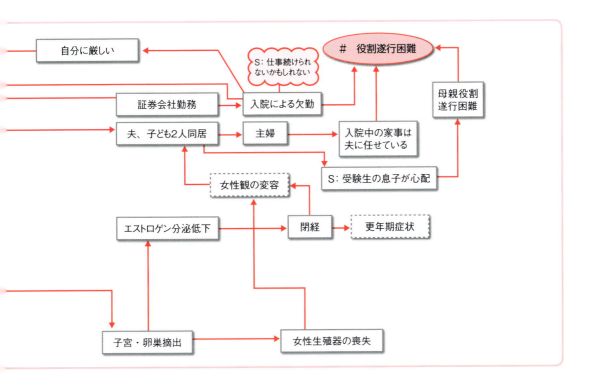

⑮ 正常分娩後の褥婦の関連図の書き方

◎関連図の書き方のポイント

●なぜ関連図スキルが求められるのか

　関連図は、書いても書かなくてもよいものです。書き方にルールがあるわけでもありません。そのため、自分が理解しやすいように、あるいは情報を整理しやすいように書けばよいといわれています。また、そのように理解している人が多いことでしょう。

　しかし、看護ケアの情報開示についてのニードが、今後ますます高まると思われます。ケアに受け手がプランニングの段階から参加する日も、そう遠くないでしょう。

　さらに、入院期間の短縮傾向が加速するなかで、いかに短時間でケアプランを立て、実施・評価をするかは、社会全体が看護職に求めていることでもあります。

　そのため、看護学生である皆さんには、①見てわかりやすい（ビジュアル効果）、②対象に理解されやすい（プレゼンテーション効果）、そんなスマートな関連図を作成する技術を、卒業までに身につけてくださることを期待しています。

●産褥期のポイント

　今回取り上げる産褥期は、母性看護のなかでも身体的回復のほか急激なホルモン動態の変化がみられる時期です。

　心理・社会的な面では、親としての役割変化という発達課題に直面する時期でもあります。産褥期にある女性の看護に際して着眼する点として、次の4点があります（表1）。

　分娩による疲労の程度、初産婦・経産婦の別による違いはありますが、一般的には産褥2日以内は①～②を中心に、産褥3日以降はさらに①～④を視野に入れて、ケアプランを立案していくとよいでしょう。

表1　産褥期にある女性に対する看護の視点

①生理的機能様式	妊娠によって変化した生理的変化が、妊娠前の状態に戻る過程を観察し、心身の休息と産褥復古現象を促進して、正常からの逸脱を予防する。
②自己概念様式	自己概念を脅かすことなく親としての意識が発達するように、妊娠期・分娩期の肯定的な受け入れ、および親子の相互作用と愛着の促進を図る。
③役割機能様式	親としての表出的、あるいは手段的な役割を適切に果たせるように、日常の育児法や授乳方法が実線レベルに到達できるようにする。
④相互依存様式	新生児を新たな家族メンバーとして受け入れるための調整と、家族計画・家庭経営を考えるようにする。

◎事例紹介

❶褥婦紹介

【褥　　婦】　U.Eさん、32歳
【産 科 歴】　2経妊、2経産
【職　　業】　専業主婦

❷経過

▶妊娠～分娩の経過

妊娠41週1日で男児(3386g)を出産し、現在は産褥1日目です。

前駆陣痛の段階で入院したため、分娩までに2日を病院で過ごしています。

分娩時間そのものは、12時間6分と正常範囲でしたが、長男を実家に預けての入院だったため、心身の疲労感は強かったようです。

長男は混合栄養でしたが、今回は強く母乳育児を希望していました。そのため、分娩8時間後から昼夜を問わず3時間ごとに授乳を行っていました。

分娩には夫も立ち会い、本人の希望が実現しましたが、疲労感が強く、分娩に対して否定的な感情が残っていました。

子宮収縮はやや不良で、血清悪露が多く、冷罨法を施している状態でした。

経産婦で授乳手技に問題はなく、新生児に対してもにこやかに話しかけており、医学上の問題はとくにみられませんでした。

◎情報収集とアセスメント

診療録と、褥婦に対する30分程度の初回面談で得られた情報をロイ適応看護モデルの4様式に区分し、第1行動アセスメントを行います。

アセスメントは、褥婦の現在の検査値や状態と、正常な経過をたどった場合に期待されるそれとを照合し、一つひとつの行動が「(肯定的)適応行動」「非効果的行動」のどちらかに当てはまるかを判断します。

現時点で適応行動と判断できる場合であっても、経過を観察する必要があると判断したものは、「継続観察の必要がある」と記述します。表の中でアンダーラインを引いた箇所が、今回注目した情報とアセスメントです。

この段階では、妊娠・分娩・産褥期の数値データが心理・社会的変化に関する基礎的な知識が、最も必要になります。

項　目	情　報	アセスメント
患者（受け持ち初日の情報）	・U.Eさん（32歳）、経産婦 ・分娩予定日：○月4日（計画妊娠） ・入院：○月10日　前駆陣痛自覚のため入院 ・分娩：○月12日　15時10分、第2前方後頭位、3386g、男児（分娩Ⅰ期11時間52分、Ⅱ期2分、計12時間6分） ・分娩時出血量：330mL、2時間後210mL ・会陰切開縫合：左5針	
酸素化	・血圧102/68mmHg、脈拍数70回/分、体温36.7℃、RBC415万/μL、Hb 12.6g/dL、Ht 36.8% ・息苦しさなし、皮膚色良好、浮腫±（下肢）、静脈瘤なし、痔なし、呼吸状態良好、リズム整	●血圧140/90mHg以下、頻脈・徐脈なく、発熱もしておらず、バイタルサインは安定している。検査値はいずれも正常範囲内で貧血などはない。 ●呼吸状態、皮膚色も良好で異常はない。 ●下肢の浮腫は妊娠性浮腫と考えられ、今後経過観察していく必要があると思われる。静脈瘤や痔はなく、とくに循環状態に著しい異常はないと考えられる。 ●検査値の基準値：RBC370万〜490万/μL、Hb 11.0〜15.0g/dL、Ht 35.0〜45.0%
栄養	・身長149cm、非妊娠時体重47.5kg、BMI 21.4、Hb 12.6g/dL ・食欲普通、納豆以外全量摂取（納豆嫌い） ・朝食・昼食：常食B、夕食：貧血・産褥食 ※産褥食：生活活動強度Ⅰ（軽い）→2500kcal、蛋白質80g、Ca 1.1g、Fe 20mg、脂肪エネルギー比25〜30%	●非妊娠時はBMI 21.4であり、正常である。 ●Hbの基準値は11.0〜15.0g/dLであり、貧血はないと考えられるが、鉄の需要増大によって今後も起こってくる可能性があり、経過観察が必要である。 ●食欲は普通で、ほぼ全量摂取できており、栄養必要量は満たしている。栄養状態に問題はないと考えられる。 ●常食B：2100kcal、蛋白質90g、脂質50g、貧血・産褥食：2200kcal、蛋白質90g、脂質55g、Ca 1.2g、Fe 20mg
排泄	・排便なし。 ・腹部膨満感なし。 ・排尿あり（9〜15時で1回、前日導尿していたため回数不明）。 ・排尿困難なし ・「尿意があまりないなあ」	●排便はないが、腹部膨満感がないため問題はないと思われる。しかし、産褥期には、減食運動不足に基づく腸蠕動低下に伴い、便秘が起こりやすい。経過を観察していく必要があると思われる。 ●排尿があるが、尿意が減弱になっている。分娩後は、児頭の圧迫によって膀胱頸の末梢神経が障害されるため、尿意減弱、また尿路屈曲による尿閉を起こす可能性があり、経過観察していくこが必要である。
活動と休息	・母子センター内のみフリー（処置室、食事のためのデイルームへは自力歩行で移動） ・歩くスピードはゆっくり。 ・倦怠感と、軽度のめまいがあり、ほぼ臥床で過ごす。 ・授乳は、3時間ごとに授乳室で行う。 ・「ゆっくり休めない。睡眠不足です。もっと夜とかゆっくり休みたい」	●分娩による疲労と授乳による睡眠不足があるため、倦怠感やめまいがあると思われる。また創部痛があるため、歩くスピードもゆっくりになっている。以上のことから、ほぼ臥床して過ごすことが多くなっており、身体的苦痛による活動と休息に問題が生じていると思われ、看護介入の必要がある。

項　目	情　報	アセスメント
保護	・瘙痒感なし。 ・会陰切開（左側）、会陰縫合あり。 ・創部痛＋、腫脹± ・体温36.7℃、脈拍70回/分、WBC 9700/μL、PLT 23.2万/μL、CRP 0.2mg/dL	●産後は、悪露が排泄されるため、外陰部が湿潤傾向にある。また、児が産道を通過したり、会陰切開したことで、軟産道損傷や会陰縫合部腫脹に伴って感染しやすい状態にあると思われる。 ●現在、感染は起こしていない（CRP基準値：0～0.5mg/dL）
感覚	・授乳時後陣痛あり。 ・創部痛あり（とくに起立動作時が強い）。	●授乳によりオキシトシン分泌が促進され、子宮収縮によって後陣痛が起きている。また、会陰切開による創部痛があり、安楽が阻害されていると考えられる。疼痛緩和ケアが必要である。
体液と電解質	・下肢浮腫± ・Hb 12.6g/dL、Ht 36.8％	●下肢浮腫は、妊娠性浮腫と考えられる。 ●Hb（基準値11.0～15.0g/dL）、Ht（基準値35.0～45.0％）から、とくに問題はない。
神経学的機能	・意識レベル清明 ・特記事項なし	●とくに問題はない。
内分泌	・子宮の高さ：臍下2指、硬度やや不良、収縮やや不良 ・出血50g/時間→クーリング施行 ・血清悪露：220＋30g、臭気なし。後陣痛あり。 ・乳房タイプⅡb。乳房緊満、乳頭硬さ中程度、発赤・亀裂なし。乳頭の形は正常。基底部可動性あり。乳管開通左2本、右2本、乳汁分泌4g/回	●産褥1日目で、子宮底N/2Fは正常である。しかし、硬度、収縮ともにやや不良であることから、今後子宮復古に向けケアを行う必要がある。 ●悪露の状態は正常であるため、今後も経過観察していく。乳頭・乳房は正常であり、現在乳房緊満はない。期待される乳汁分泌量に達していない。産褥2～3日までに乳汁分泌が増すようケアを行う必要がある
自己概念	・夫立ち会い分娩に対して「出産する姿は悲惨だから、（夫には）ショックだったかもしれない。口にはださにけど嫌だったと思う」 ・破水からお産までの経過を詳しく話す。 ・「金曜日から入院して月曜まで長くてしんどかった。予定日が過ぎていて、早く産まれてきてほしかった。産んだときは、人のお産をみるほど感動はなくて、産んだことで精一杯だった」 ・現在の状況「気持ちがすーっとした。でも身体がだるい」 ・性格：普通 ・「痛いし、もう3人目は産みたくない」を笑う	●産褥1日目であり、分娩の振り返りを行うことができている。また出産は計画的で希望したものであるが、感動はなかった。身体がだるい。3人目は産みたくないという言動がみられる。 ●これらの言動は、分娩による疲労などの身体的苦痛が大きいためであると思われ、正常な母親役割を獲得していくための「受容期」の特徴であり、とくに問題はないと思われる。今後、母親としての成長過程としての心理的変化を経過観察していく必要がある。
役割機能	・32歳の女性、主婦、母親、妻、産褥1日 ・長男と離れているため、気になる。 ・新生児に対して「赤ちゃんはかわいいね」 ・授乳は適切にできている。笑顔で児の頭をなでたり、指に1本1本触れたり、顔を触ったりしている。授乳時、児に声かをしている。 ・母乳育児希望（第1子は混合栄養） ・授乳3時間ごとはつらいが、児に対しては笑顔で接している。	●第1子である長男に対する、母親役割としての正常な心理的反応がみられる。 ●新生児に対して肯定的発言がみられる。また頭や指1本1本に触れたりと、子どもを我が子として確認する過程の最初の段階の1つがみられ、新生児に興味をもっていることがわかる。これは、母親役割を獲得するための「受容期」の段階である。

項　目	情　報	アセスメント
		●授乳に対しては、身体的疲労が強く、つらいと訴えている。しかし、適切な授乳や、児に対しての声かけ、笑顔で接することができており、母親役割を適切に<u>獲得しつつあると思われ、今後もそれを促すケアが必要である。</u><u>新生児の吸着・吸啜は良好であり、母乳栄養を希望していることから、今後、効果的な授乳ができるようにケアしていく必要がある。</u> ●第1子が混合栄養となった経緯を情報収集する必要がある。
相互依存	・夫、長男と3人暮らし→4人暮らしへ ・夫の両親はH県在住であるが、Uさんの両親は近くに住んでいる。現在、両親には長男の世話など家のことをしてもらっている。 ・夫は家事をしないため、退院したら自分がやるとのこと。 ・授乳室で、ほかのお母さんと分娩や育児について話をしている。 ・第1子、第2子ともに立ち会い分娩、夫婦関係良好。 ・新生児吸着・吸啜良好	●本人の両親とは別居しているが、近くに住んでいる。現在も入院中の家のサポートをしていることから、必要時にはサポートを依頼して確保することができると思われる。 ●<u>夫婦仲はよいが、家事分担はされていない。</u><u>退院後の負担を軽減するため、何からの形でサポートが受けられるように調整しておく必要がある。</u>授乳室で他者との交流もできており、とくに対人関係の形成において問題はないと思われる。

⑮ 正常分娩後の褥婦

全体関連図

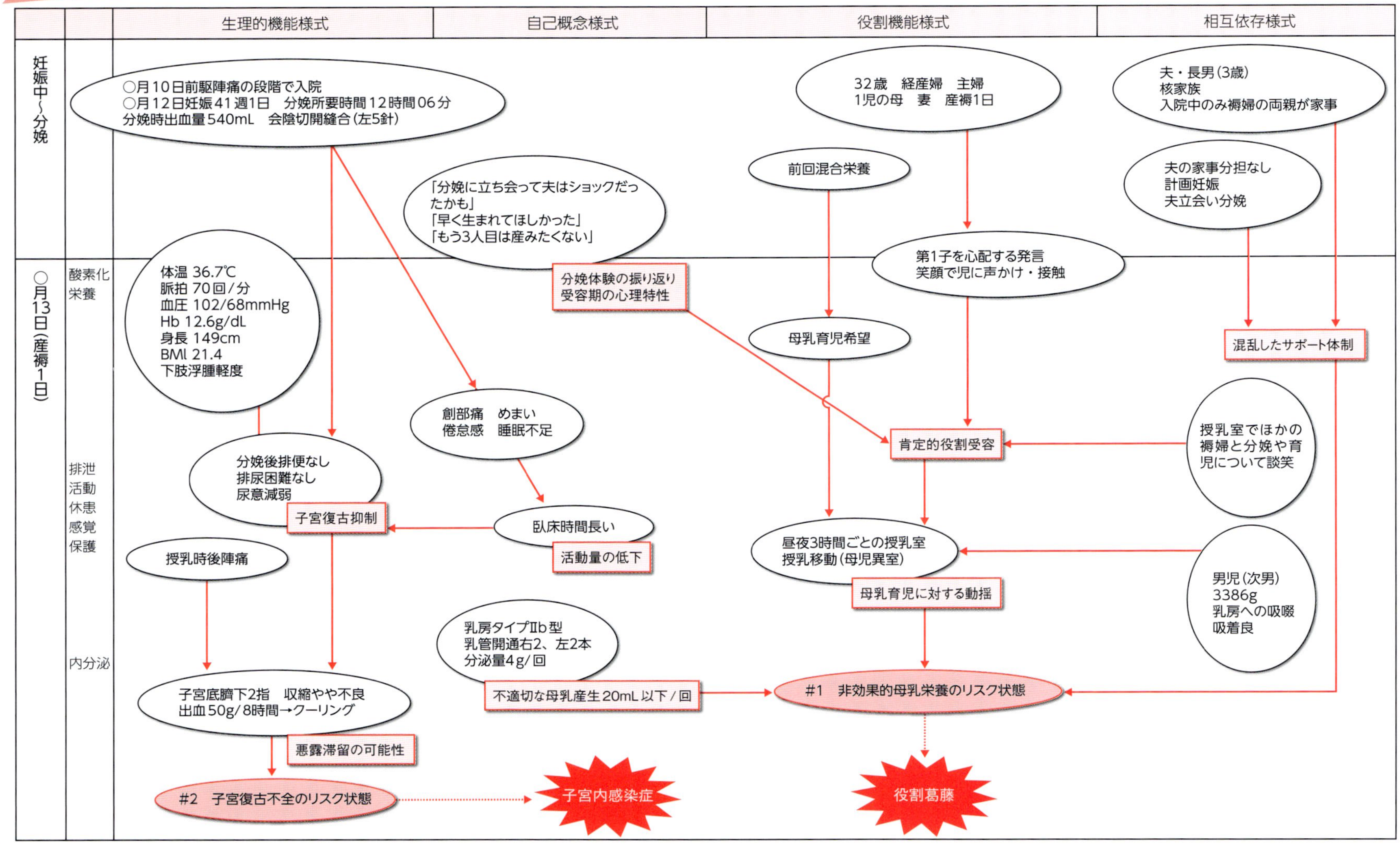

	生理的機能様式	自己概念様式	役割機能様式	相互依存様式

妊娠中〜分娩
- ○月10日前駆陣痛の段階で入院
- ○月12日妊娠41週1日 分娩所要時間12時間06分
- 分娩時出血量540mL 会陰切開縫合（左5針）

「分娩に立ち会って夫はショックだったかも」
「早く生まれてほしかった」
「もう3人目は産みたくない」

32歳 経産婦 主婦
1児の母 妻 産褥1日

前回混合栄養

母乳育児希望

第1子を心配する発言
笑顔で児に声かけ・接触

夫・長男（3歳）
核家族
入院中のみ褥婦の両親が家事

夫の家事分担なし
計画妊娠
夫立ち会い分娩

○月13日（産褥1日）

酸素化
栄養
- 体温 36.7℃
- 脈拍 70回/分
- 血圧 102/68mmHg
- Hb 12.6g/dL
- 身長 149cm
- BMI 21.4
- 下肢浮腫軽度

排泄
- 分娩後排便なし
- 排尿困難なし
- 尿意減弱

活動
休息
感覚
保護
- 創部痛
- めまい
- 倦怠感
- 睡眠不足

→ 臥床時間長い
→ 活動量の低下

授乳時後陣痛

内分泌
- 子宮底臍下2指 収縮やや不良
- 出血50g/8時間→ワールン グ
- 乳房タイプⅡb型
- 乳管開通右2、左2本
- 分泌量4g/回
- 不適切な母乳産生20mL以下/回

子宮復古抑制

悪露滞留の可能性

分娩体験の振り返り
受容期の心理特性

昼夜3時間ごとの授乳
授乳時間長い（母児異室）

授乳室でほかの
褥婦と分娩や育
児について談笑

母乳育児に対する動揺

男児（次男）
3386g
乳房への吸啜
吸着不良

混乱したサポート体制

肯定的役割受容

#1 非効果的母乳栄養のリスク状態 — 役割葛藤

#2 子宮復古不全のリスク状態 — 子宮内感染症

◎関連図の書き方の解説

まずは、完成した関連図を見てください。アセスメントの結果からSデータ（主観的情報）、Oデータ（客観的情報）を簡潔にした「情報ラベル」を作成し、「情報ラベル」相互の関連性を説明できるように配置してあります。

また、関連図から看護介入の必要性と方向性、優先度がみえるように工夫しています。

ロイ適応看護モデルでは、看護介入の方向性を見いだす段階を「第2行動アセスメント」とよびます。焦点刺激、関連刺激、残存刺激と区別しますが、今回は省略します。

図1

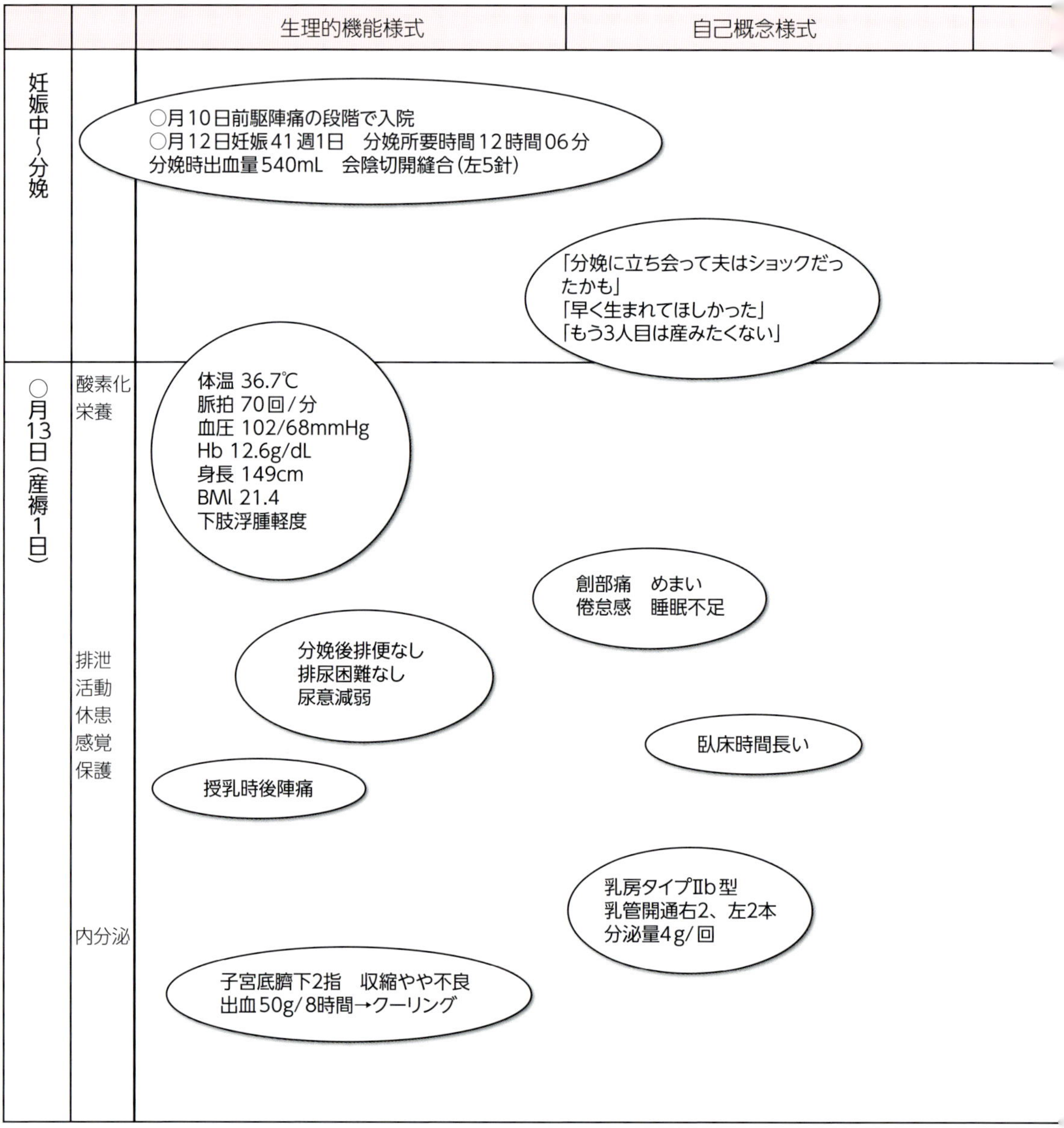

		生理的機能様式	自己概念様式	
妊娠中〜分娩		○月10日前駆陣痛の段階で入院 ○月12日妊娠41週1日　分娩所要時間12時間06分 分娩時出血量540mL　会陰切開縫合（左5針）	「分娩に立ち会って夫はショックだったかも」 「早く生まれてほしかった」 「もう3人目は産みたくない」	
○月13日（産褥1日）	酸素化栄養	体温 36.7℃ 脈拍 70回/分 血圧 102/68mmHg Hb 12.6g/dL 身長 149cm BMI 21.4 下肢浮腫軽度	創部痛　めまい 倦怠感　睡眠不足	
	排泄活動休患感覚保護	分娩後排便なし 排尿困難なし 尿意減弱 授乳時後陣痛	臥床時間長い	
	内分泌	子宮底臍下2指　収縮やや不良 出血50g/8時間→クーリング	乳房タイプIIb型 乳管開通右2、左2本 分泌量4g/回	

STEP 1　情報ラベルを様式別・時系列に配置する 図1

①最初に、関連事項をまとめて書けるように領域を設定します。生理的機能様式（身体面）の情報はいちばん左側に、次に自己概念様式（心理面）、さらに役割機能様式・相互依存様式（社会・文化的側面）と「情報ラベル」を配置する領域を想定します。

②次に、用紙の上から下へ、時間的流れを考えながら「情報ラベル」を記入します。

産褥期の場合、妊娠・分娩に関する情報と、産褥経過に伴って得られた情報というように、2つに分けて上下に配置すると、相互の関連性を判断しやすくなります。

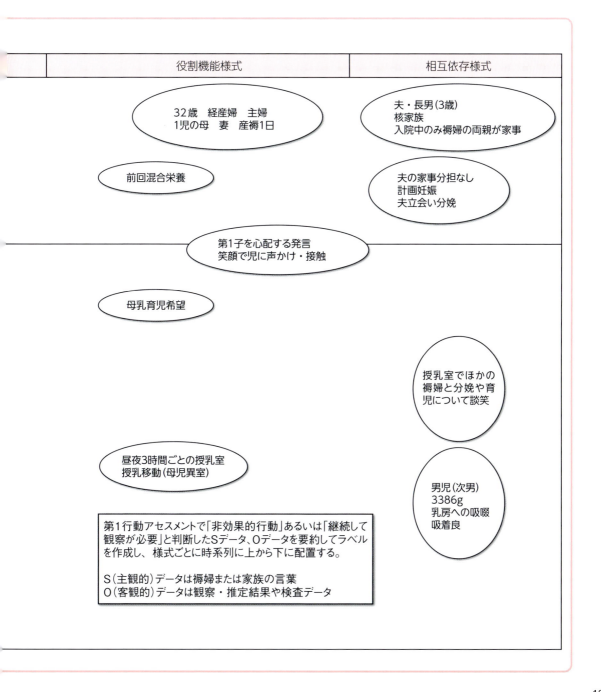

STEP 2 情報ラベルの相互関連を矢印で連結する 図2

③関連のある「情報ラベル」を線で結びます。

「強化因子」(肯定的行動を促進する情報ラベル)は、線を太くするなどの工夫をすることで、看護の方向性を見出しやすくなります。

④矢印は、関係の方向がわかるように記入します。

相互関係がある場合は、両方向に矢印を入れます。矢印を逆にたどれば原因(刺激因子)がどこにあるのかがみえてきます。「情報ラベル」に線が多く集まっている項目が重要なもであり、問題の優先度が高いと判断できます。

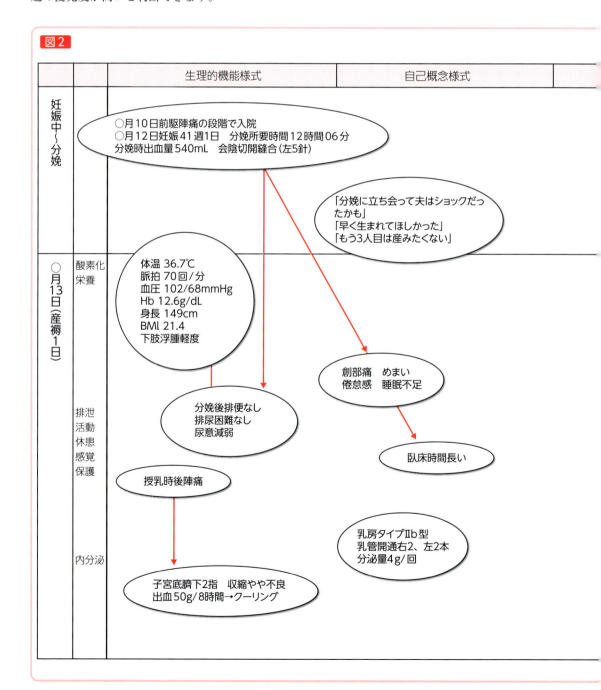

この段階で、「情報ラベル」を解釈した結果を「アセスメントラベル」として追加し、「情報ラベル」の連結が論理的に説明できるようにします。
　ラベルの枠組みを直線にするなどして、SデータやOデータと区別ができるようにしておきます。

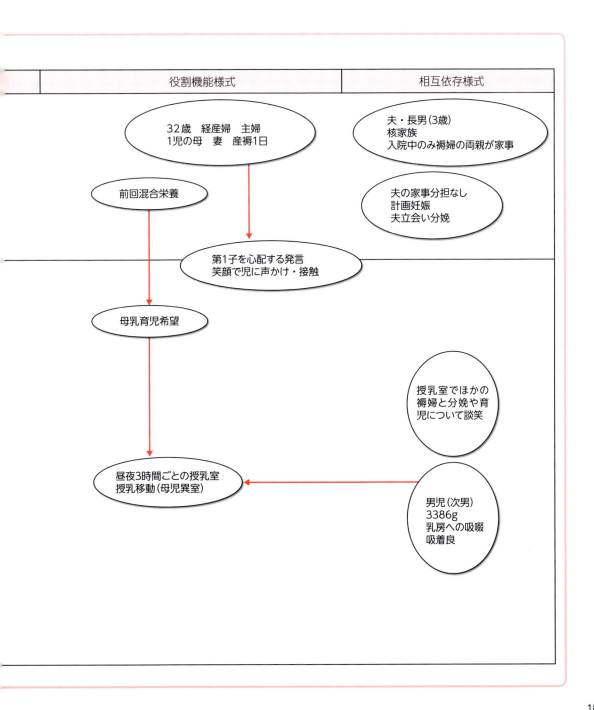

STEP 3 情報ラベルのアセスメントから関連性を検討する 図3

⑤これまでの①〜④の作業によって、それぞれの領域内でいくつかの看護問題がみえてきました。

たとえば、睡眠不足、創痛がある、子宮収縮が悪い、といった生理的様式に関する問題、あるいは「もう子どもは産みたくない」「核家族だが夫の家事分担ができていない」といった、自己概念や相互依存に関する問題などです。この段階では、かなりたくさんの看護問題が導き出されます。

しかし、これらをそのまま看護問題としてあげていくと、ケアプランアは膨大なものになってし

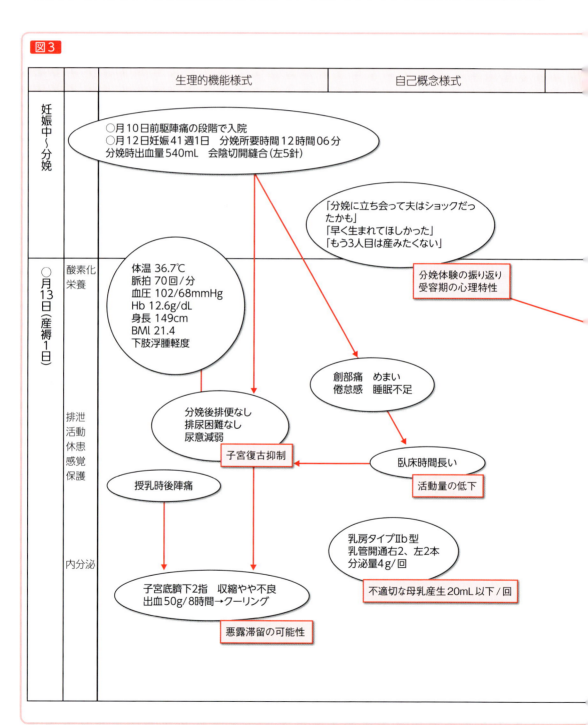

まいます。観察項目や看護ケアの内容もあちこちで重複し、収拾のつかない状況に陥ります。
　では、どうしたらよいのでしょうか。次のStep 4に進んでみましょう。

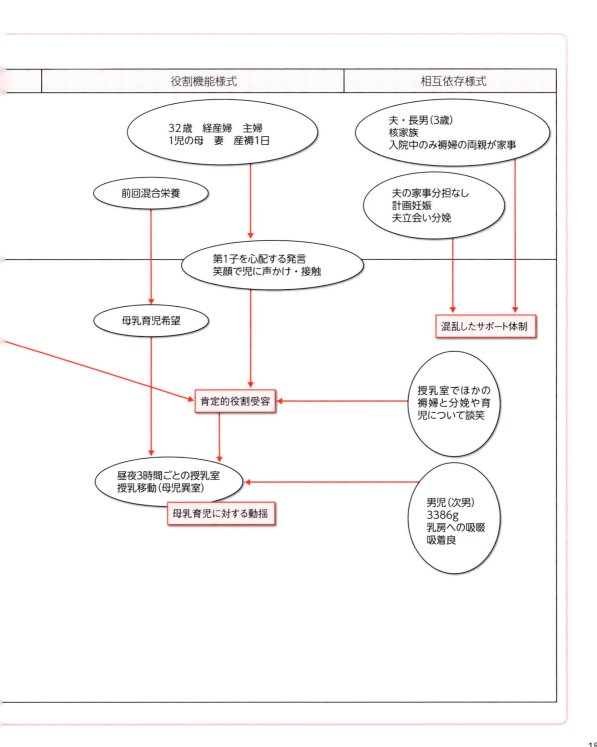

STEP 4 アセスメントの結果から看護診断を特定 図4

⑥これが最終段階になります。

1つの領域で見出された問題が、ほかの領域との関連があるかどうかを検討し、看護介入の焦点化を図ります。

たとえば、相互依存様式でアセスメントした「混乱したサポート体制」は、役割機能様式で導かれている、昼夜を問わず3時間ごとの授乳の結果として予測される「＃1　非効果的母乳栄養のリスク状態」と相互に関連していることがわかります。

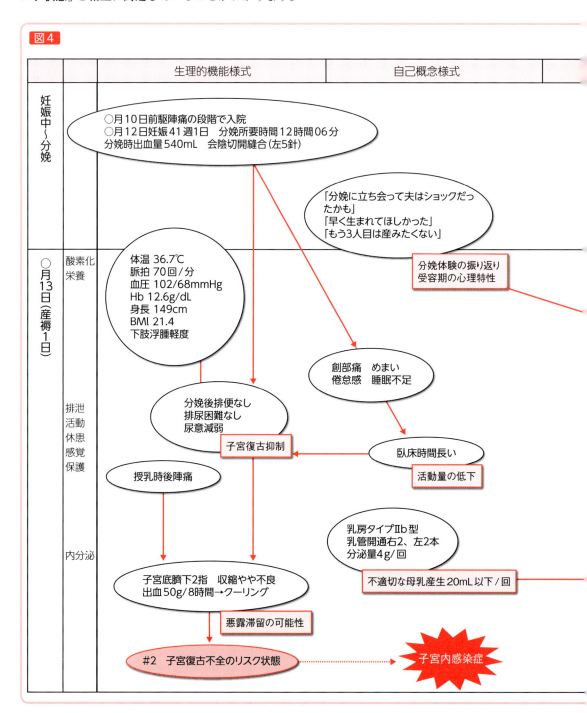

図4

看護問題として「混乱したサポート体制」を看護診断である非効果的家族コーピングとして独立して取り上げるよりも、「＃1　非効果的母乳栄養のリスク状態」の刺激因子ととらえ、家事分担についてどのように調整するかをケアプランとして立案します。

　このように、関連図をよく検討して看護問題をできれば1つか2つに絞り込み、さらに優先順位をつけてケアプランを立案します。前述した産褥期の4つのポイントから、どこに問題あるいは課題があるかを見出します。

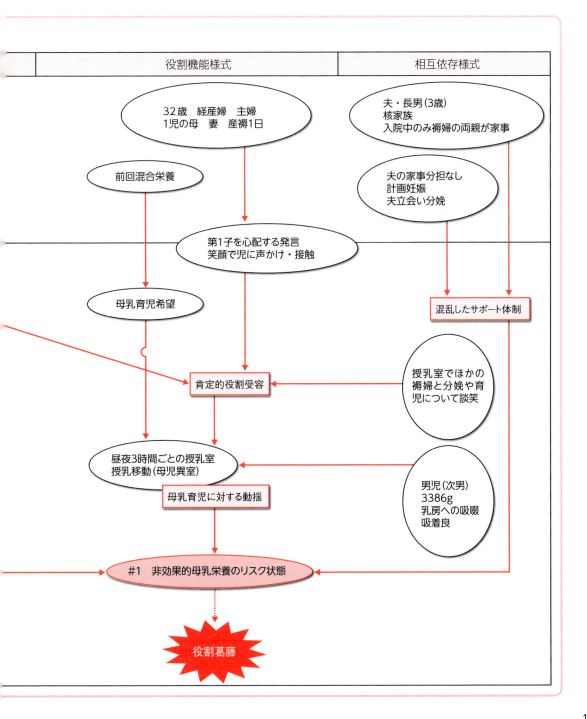

◎関連図を書くときのポイント

　看護問題には、実在型（問題焦点型）看護問題のほか、リスク型（潜在）看護問題、さらに肯定的適応型（ヘルスプロモーション型）課題があります。

　実在型（問題焦点型）看護問題は、非効果的行動が目に見える形で存在しており、かつその原因（刺激因子）が確認できる場合をいいます。

　リスク型看護問題は、非効果的行動が現れても仕方がないような原因（刺激因子）があるものの、現段階では肯定的適応行動が観察される状態です。

　たとえば、「会陰切開縫合があり、悪露排出のため感染を起こす条件は揃っているものの、創部に発赤や疼痛、腫脹などを認めない場合」です。

　看護ケアは、肯定的適応行動が持続できるように計画します。肯定的適応型（ヘルスプロモーション型）課題の場合は、肯定的適応行動を促進している原因（刺激因子）を強化することで、ウェルビーイングのレベルを高めるようなケアプランを立案します。母性看護学領域では、リスク型問題や肯定的適応型課題が多くを占めますので、疾患中心の見方とは視点を変える必要があります。

　ロイ適応看護モデルでは、情報を4様式に区分しますが、分類枠に迷う情報のいくつかを紹介しておきましょう。これは「仮にこのように考えると関連図を書きやすい」というヒントのようなものです。ぜひ活用してみてください。

●生理機能様式
　妊娠・分娩による変化をホルモン環境による変化として扱い、乳房、子宮、悪露を内分泌の項目として分類します。

●役割機能様式
　母乳育児を希望していることや、胎児・新生児に対する愛着感情表現を母親としての表出的役割行動とみなします。産褥日数は病者役割として扱います。

●相互依存様式
　新生児の情報を扱います。新生児の哺乳状態、新生児黄疸のこと、体重減少などを家族の一員であり、別人格をもつ「新生児期にある人」の情報として扱います。

●ちょっとひと言

　冒頭でも述べたように、関連図は作成する段階で看護について深く考える学習方法の1つであるといえます。

　対象である褥婦の全体像を思い巡らし、データの意味するところを読み取って決定し、同意を得ることが目的です。

　よくいわれるように、メモ的なものではあります。しかし、関連図上に示された情報ラベルの連結は、作成者の看護観が示されているといっても、過言ではありません。

　作成した関連図を、自分1人のものにしないで、実習グループで共有してディスカッションをすることで、さまざまな見方や考え方を自分のものにする機会になります。

　関連図を、論理的思考をつける道具として、活用してくださるこを期待しています。

●参考文献
1）白井瑞子、柳川真理、内藤直子：母性看護学実習で学生が示したロイモデル応用の関連図の構造分析、日本看護学会論文集（看護教育）、p.147
　〜149、2002
2）橋本波江、島崎啓子、馬場美穂：効果的なケアマネジメントに向けて─関連図の活用、看護展望、25（9）：1004〜1005、2000
3）白尾久美子、上山瑞穂、浜野好子ほか：看護過程における全体像の把握─関連図活用の意義と方向性、名古屋市立大学短期大学部紀要、6：
　147〜154、1994

⑯ ネフローゼ症候群患児の関連図の書き方

◎関連図の書き方のポイント

関連図を書くうえで、次の点に注意しながら作成していくことがポイントです。
①患者の疾患に関する病態や、病態からどんな症状が引き起こされているかを表現するようにします。
②患者の症状が、患者の生活にどのように影響を及ぼしているのか表現するようにします。
③患者の生活背景を把握し、現在の患者の生活との関連を表現するようにします。
④患者の発達段階、性格特性、家族機能に関することを表現するようにします。
⑤①～④で表現されたさまざまな因子から考えられる看護上の問題点とその関連を明らかにします。

◎事例紹介

❶患者紹介

【患　者】　M君、6歳7か月、保育園年長、初めての入院
【家　族】　40歳の父親と36歳の母親、小学校4年生の姉の4人家族。家業は酒屋で、自宅から車で10分程度の場所に父方の祖父母の自宅兼店舗がある。両親ともそこで働いている。
【性　格】　明るく活発、しっかりしているが甘えん坊の面もある。負けず嫌い。
【診断名】　ネフローゼ症候群（微小変化型）
【面　会】　夜だけ母が付き添っているが、昼間はほとんど1人でいる。週に2、3回父と祖父母が面会に来る。

❷経過

▶入院までの経過

2002年12月初旬頃、起床時の眼瞼浮腫に母親が気づいていたが、元気もよく昼には消失するのであまり気にしていなかった。しかし、徐々に浮腫が強くなり、保育園の看護師に指摘され、12月20日受診した。検尿の結果、尿蛋白（4＋）、ケトン体（3＋）、尿潜血（3＋）で、病院を紹介され即日入院となる。3～4か月の入院が必要と説明される。

▶入院後の経過

入院直後から、持続点滴とステロイド療法を開始した。入院時血液検査TP3.7g/dL、Alb1.6g/dLであった。約10日で尿蛋白、浮腫ともに減少し1月3日で点滴は中止となり、プレドニゾロン

も内服になった。

▶現在の状態

入院1か月たち尿蛋白は消失し、低アルブミン血症も改善してきた（Alb4.0g/dL）。プレドニゾロン25mg/日内服している。安静度は病棟内許可となり、シャワー浴も可能になった。

MEMO

ネフローゼ症候群

項目（診断基準）	数値
・蛋白尿	3.5g/日以上が持続 →蛋白尿、低蛋白血症が診断基準の必須条件
・血清総蛋白	6.0g/dL以下
・血清アルブミン	3.0g/dL以下
・血清総コレステロール	250mg/dL以上

◎情報収集とアセスメント

ここでは、ゴードンの機能的健康パターンの枠組みを使用します。

項目	情報	アセスメント
健康知覚－健康管理パターン	ネフローゼ症候群（微小変化型）プレドニゾロン25mg/日内服　病気を治すために飲まなければならないと思っているが、嫌がってぐずるようになってきた。採血時もかなり抵抗し逃げ回る。 ・「僕の病気はおしっこの病気」 ・（母）もっと早く病気に気がついていればと思います。仕事に追われてあまりかまってやれなっかたから、母親として失格ですね。5歳ころからあまり風邪も引かなくなって元気になったと思って油断していました。小学校に入学するまでに退院できるといいんだけど。検査や薬でかわいそう。ずっとついていてあげたい。	●初発のネフローゼ症候群で、急性期を脱し回復期に入っている。 ●治療の必要性は理解しているが、まだ主体的に治療に立ち向かうことはできない。 ●母親は児の疾患について感情的に受け止めている部分があり、自責の念を抱いている可能性がある。
栄養－代謝パターン	・現在は水分摂取、食事とも制限はない。食欲あり、学童食を全量摂取。野菜が嫌いだがお腹がすくためか残すことはない。飴、ガム、チョコレートなどが好物で祖母が面会のときに与えている。「お腹がすいた」と、食事が来るのを廊下で待っていることがある。 ・身長115cm、体重20kg、カウプ指数15.2 ・顔面浮腫軽減　水分摂取1000～1200mL/日	●回復期になり食事に関する制限はなくなった。ステロイド剤の副作用のため食欲が亢進してきている可能性があり、現在体格は標準であるが体重増加傾向に注意が必要である。
排泄パターン	・尿回数：8回、平均1000mL/日、淡褐色 ・トイレにて排尿。自分で蓄尿している。 ・排便：1回/日（ほとんど夕食後）、普通便、自分で始末できる	●とくに問題はないが、年齢的にも、きちんと蓄尿ができているか確認する必要がある。

項目	情報	アセスメント
活動-運動パターン	・病棟内のみ許可。走らないように指導されているが、同室の児と一緒に走りまわりベッド上でジャンプして遊んでいることもある。絵本を読んだり、ゲームをしたりしていることもある。「退屈、鬼ごっこしようよ」とナースに話しかけたりする。 ・シャワー浴を毎日行っている。介助者はナース。 ・手洗いやうがいを促しても嫌がり、行っていないのに「した」ということがある。家庭でも十分な習慣はできておらず、手洗いは石けんを使用せず流水だけで済ますことが多かったという。 ・病室を出るときにはマスクをするように指導されているが、顎までずらしてしていることが多い。	●安静の必要性、感染予防の必要性を理解していない。基本的生活習慣としての手洗いも、十分身についているとは言えず、免疫力の低下やステロイド剤の副作用による感染の危険を高めている。
睡眠-休息パターン	・母親が来るのを待って、21時〜22時に就寝。7時に起床。午睡することはほとんどない。 ・(母)「入院前より規則正しい生活になりました」	●家業のため、時間的に不規則な生活をしていたようだ。退院後の生活について両親と話し合う必要性がある。
自己知覚-自己概念パターン	・ひらがな、カタカナの読み書きはできる。簡単な計算はできる。 ・小学校に行くのを楽しみにしているが「まだ、漢字が書けないから行きたくない」と言うこともある。 ・「○○ができてえらいね」とほめると、「もう小学生になるんだから、子どもじゃないよ、何でも自分でできるよ」といったりする。	●年齢相応の理解力はある。疾患の説明と生活指導を理解することは可能と考えられる。 ●小学生になるということで大人に近づくという自覚を持たせている。この思いを大切にしながら見守り手助けする必要がある。
役割-関係パターン	・保育園年長児 ・家族構成(事例紹介参照) ・保育園から帰ると祖父宅で過ごし、夕食後両親と姉と一緒に帰宅する。母は店が忙しく、主に祖母に面倒を見てもらっている。姉とはよくけんかをするが仲がよい。 ・同年齢の同室児とよく遊んでいる。ときどきけんかをすることもあるが、大きなトラブルはない。	●幼児時に家族や保育園という所属集団とはなれて生活することによって、発達面での変調をきたす可能性もある。
コーピング-ストレス耐性パターン	・母親が夜来るのをとても楽しみにしている。朝、母親が帰るとしょんぼりしたり、攻撃的になったりすることがある。 ・両親は小学校入学までに退院できるか、再発しないかということを心配している。 ・3〜4か月の入院が必要と説明されている。	●入院生活、家族から離れることによるストレスがある。 ●両親は退院時期、再発について心配している。

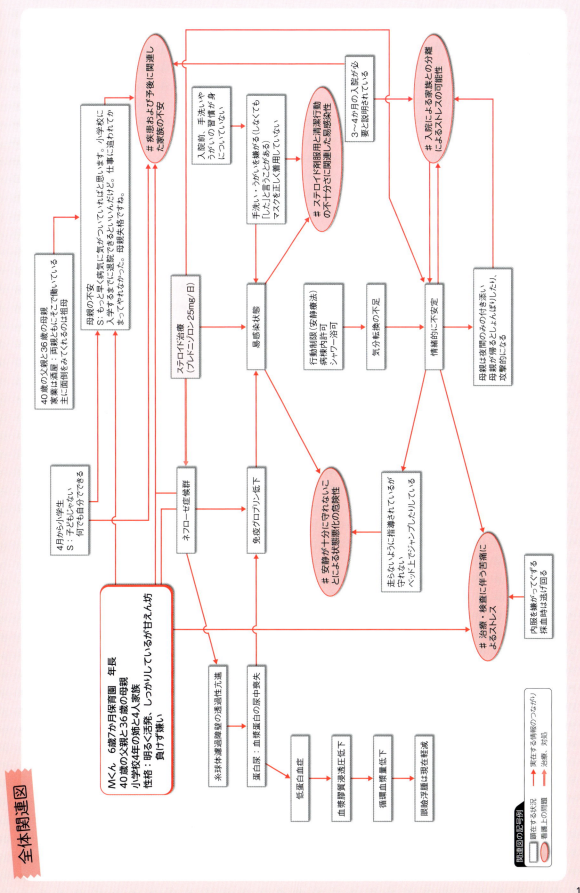

◎関連図の書き方の解説

❶「# ステロイド剤服用と清潔行動の不十分さに関連した易感染性」の関連図

　M君は、ネフローゼ症候群を発症しました。ネフローゼ症候群は、糸球体濾過障壁の蛋白透過性亢進により、蛋白尿、低蛋白血漿をきたす臨床的症候群です。

STEP 1 図1

　糸球体濾過障壁の透過性亢進より、血漿蛋白の尿中喪失を引き起こし、低蛋白血漿となります。さらに、低蛋白血漿によって血漿膠質浸透圧低下を引き起こし、また増加した循環血液の間質への滲出も伴い、浮腫が出現すると言われています。また、従来からの説によれば、尿中への蛋白漏出による血漿膠質浸透圧の低下が循環血漿量の低下を起こし、腎尿細管での水とナトリウムの再吸収が亢進して浮腫は増強すると言われています。

STEP 2 図2

　免疫グロブリンや補体成分の尿中への漏出、さらに治療上投与されているステロイドや免疫抑制薬の影響のため、易感染状態となります。

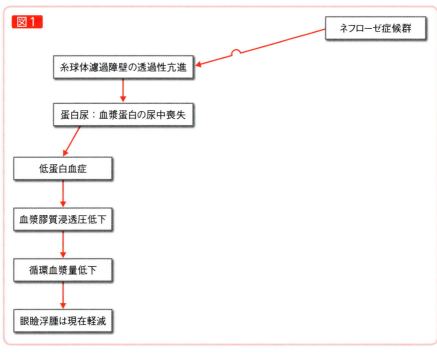

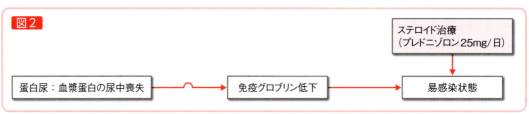

STEP 3 図3

また、手洗いやうがいの習慣がなく、手洗い、うがいを促しても嫌がるという情報からも感染のリスクは高くなります。よって看護上の問題として、「**#ステロイド剤服用と清潔行動の不十分さに関連した易感染性**」を考えました。

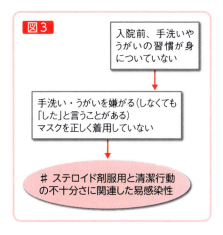

❷「# 安静が守れない事による状態悪化の危険性」の関連図

STEP 1 図4

ネフローゼ症候群の治療として行われるステロイド療法の長期使用に伴い、その副作用としての易感染状態となるため、療養中の感染予防のための管理は重要です。しかし、M君は手洗いやうがいが守れない状態です。

また、安静が必要で走らないように指導されていても守れず、ベッド上でジャンプしたりしているという行動がみられます。これらの行動から状態悪化を引き起こす危険性が考えられます。

STEP 2 図5

一方、これらの安静の指示や、1か月以上の入院生活による行動制限は、6歳の小児にとっては大きなストレスであり、気分転換の不足などにより情緒の不安定な状態を引き起こす。加えて、ステロイド治療の長期服用による副作用からも情緒面に影響を与えます。これらの精神的な不安定さによって、指示の守れないことにつながると考えられます。

以上の影響因子から看護上の問題として、「**#　安静が十分に守れない事による状態悪化の危険性**」が考えられました。

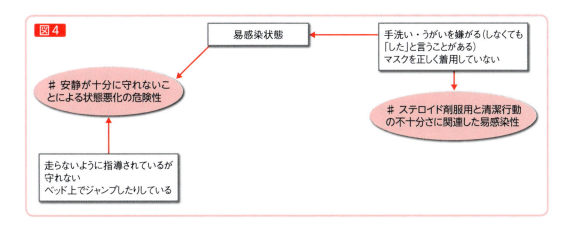

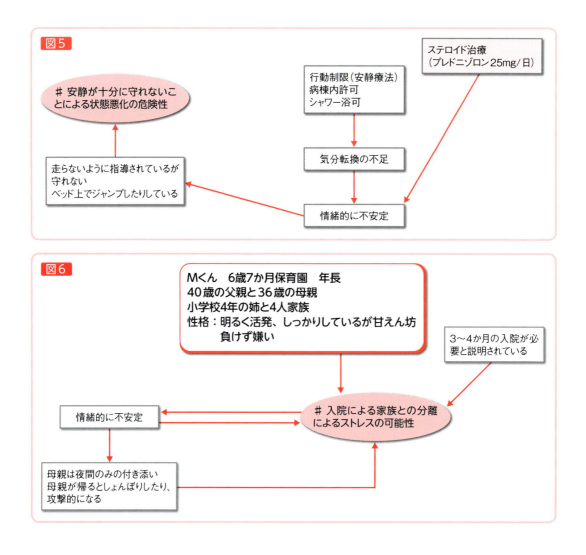

❸「# 入院による家族との分離によるストレスの可能性」の関連図

　入院生活による母親と過ごす時間の減少も、M君の情緒的な不安定さを引き起こしていると考えられます。母親が帰るとしょんぼりしたり、攻撃的になることから、精神的なサポートが必要な状態です。6歳という時期は、まだ親の援助が必要であり、親から自立できていません。加えて、入院による環境の変化と、治療に伴う不安なども加わり、現在のM君には家族のサポートは重要です。これらのことから、看護上の問題として、「# 　入院による家族との分離によるストレスの可能性」を考えました 図6 。

❹「# 疾患および予後に関連した家族の不安」の関連図

　ネフローゼ症候群はステロイド治療により治癒しますが、再発の危険性も高く、6歳でネフローゼ症候群を発症した両親の不安は大きいと考えられます。小学校入学前の大事な時期であり、両親は小学校に入学するまでに退院できるかを心配しています。
　また、母親は36歳でまだ若く、「もっと早く気がついていれば……。母親失格ですね」という言葉などから、母親としての役割の責任も感じています。これらのことから看護上の問題として、「#

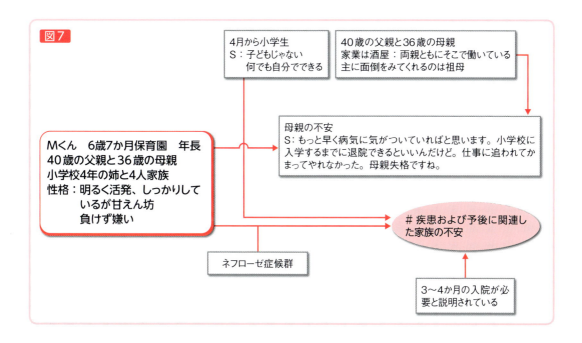

疾患および予後に関連した家族の不安」を考えました 図7 。

❺「#治療・検査に伴う苦痛によるストレス」の関連図

　M君は6歳であり、入院生活は始めての体験である。入院により行動が制限されること、慣れない治療や検査は6歳の小児にとって大きなストレスになります。母親は昼間は不在で、精神的なサポートも不足しています。加えて、ステロイド治療の副作用により、精神的にも不安定な状態です。いまのM君の状況は非常にストレスの大きい状況です。よって、看護上の問題として「#　治療・検査に伴う苦痛によるストレス」を考えました 図8 。

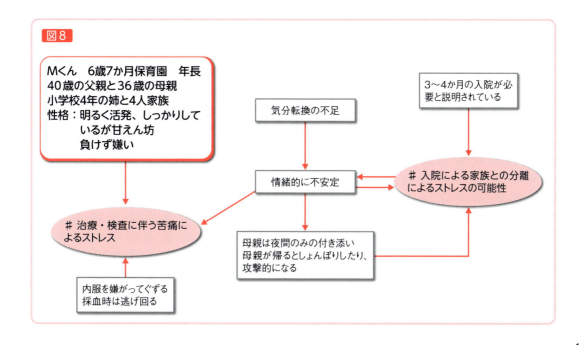

◎間違えやすい点と関連図作成の考え方

他の関連も考えよう

　関連図は、自分がもっている情報を整理することに意味があります。情報を整理するなかでその人の全体像が徐々に浮かび上がり、よくわかっている部分、事実はないのに思い込んでしまった部分などがみえてきます。学生の関連図によくみられるのは、1つの情報だけから診断があがっていることです。

　たとえば、ステロイド剤服用という情報だけが感染の危険性という診断につながっているといった具合です。確かにその関連性はありますが、そのほかに関連する情報はないのかよく思い起こしてほしいものです。

　また、発達段階を十分考慮することも必要です。この事例でいえば、「同室の患児とよく遊ぶが、ときどきけんかをする」という情報と「母親が帰ると攻撃的になる」という情報があります。母が帰ると攻撃的になるという情報は、児のストレスだと考えました。では、けんかをするという情報はどうでしょうか。ストレスのためにけんかをすると考えられないこともありませんが、6歳の子どもの発達段階を考えれば当然けんかをするでしょうし、そうして社会性を身につけていく大切なことだと考えこともできます。どのような原因で、どのようなけんかを、どのくらいの頻度で、ということがわからなければ判断することは困難です。情報と情報をつないでいくときに、注意しておきたい点です。

　同じネフローゼ症候群での再発の場合は、その誘因となったものにも目を向けておく必要があります。また、この事例では自己管理については触れませんでしたが、学童期以上の年齢であれば疾患や治療に対する自己管理に関しても考えなければなりません。また、ムーンフェース、多毛など外観に関する問題も年齢が高くなれば大きくなります。再発を繰り返し治療が長引けば、ステロイド剤の他の副作用や運動制限による身体的、精神的影響も考慮しなければなりません。

1つの情報から着実に

　関連図を見ると、それを書いた人の思考過程がわかります。難しく考えず、いまある情報をまずつないでみましょう。つなげない部分や、つながりに無理があるところはもう少し情報が必要なのかもしれません。空白にして情報を得て埋めましょう。

　どうしていいかわからないという人は、情報を小さな紙に1つずつ書き込んで、グルーピングする作業をしてみるのも1つの方法です。ここから絶対に看護診断につなげなければ、と思い込まないことです。一つひとつの情報を大切にしながら整理していると、診断だけでなく解決策までみえてきます。

●参考文献
1）特集：ネフローゼ症候群の治療とケアのポイント、小児看護、24(11)、2001
2）今村榮一、巷野悟郎：小児保健、診断と治療社、1994

⑯ ネフローゼ症候群患児

⑰大腿骨頚部骨折患者の関連図の書き方

◎関連図を書く前に

　大腿骨頚部骨折は、高齢者に多く、転倒といった軽い外傷で起きてしまう疾患です。骨折部位の骨髄からの出血が1000mLにも及ぶことが多いため、脱水や心不全になることもあります。また、脱水を起こすと腎機能の悪化、肺塞栓などの合併症も起こしやすいという特徴もあります。

　これらのことをアセスメントして、これらの合併症を防ぐための援助を考えていくことが必要になります。

　とくに、①手術前、②手術後〜リハビリ期とでは、情報の内容も大きく変わってくるため、分けて考えておくことが大切です。

●手術前

　骨折による疼痛、仰臥位安静や牽引による同一体位の保持による影響をアセスメントし、看護上の課題を考えます。

　大腿骨頚部骨折は、突然の受傷によって起こるため、高齢者はショックを受けます。また、緊急入院による急激な環境の変化、検査、牽引療法、手術に対して、大きな不安をもっています。そこに仰臥位安静が強いられることによるストレスが加わり、精神的混乱をきたすことも考えられます。

　これらのポイントに留意して、関連図を書いていきます。

　また、多くの高齢者は老化による身体機能の低下に加えて、大腿骨頚部骨折による身体機能障害が生じており、日常生活に何らかの介助を必要としています。

　転倒によって突然運動機能が障害され、日常生活の多くを他者の手に委ねなければならなくなった高齢者の心理面にも、目を向けたアセスメントをする必要があります。

●手術後〜リハビリ期

　術後は疼痛があり、夜間の睡眠も妨げられることもあるので、疼痛があることで高齢者にどのような影響を及ぼすのかをアセスメントしましょう。とくに高齢者は術後点滴やドレーン類の挿入、体動の制限などにより、安静時や夜間にせん妄を起こしやすいため注意が必要です。

　術後では、静脈壁の損傷や下肢の安静による末梢循環不全から深部静脈血栓症を起こすケースがよくみられます。

　また、大腿骨頚部骨折の手術後は、早期からリハビリテーションが開始されます。このリハビリテーションは、単なる運動機能回復のための訓練ではなく、高齢者にとって廃用性症候群の予防と、生活の質(QOL)向上のために重要です。

　高齢者のADLを拡大する意義は、大きいといえます。そのため、ADL拡大に向けて受傷する前

の活動レベルを把握して、拡大を阻害する因子をアセスメントしていきます。

体動による疼痛や、身体活動により疲労感によっても、リハビリテーションやADLの拡大が進まないこともあります。術後の疼痛や安静による筋力低下、バランスの不安定から転倒や脱臼を起こす危険性があることもアセスメントして、関連図上に表現していきましょう。

◎事例紹介

❶患者紹介

【患　　者】Oさん、83歳、女性
【身長・体重】148cm、体重39kg
【疾　患　名】右大腿骨頸部骨折
【家族構成】長女夫婦と孫1人の4人家族。キーパーソンは長女。次女は他県在住である。
【既　往　歴】70歳から高血圧と診断され、降圧薬の内服治療をしている。82歳の時（半年前）重症膵炎で、3か月入院加療を受けた。
【日常の過ごし方】週3回、通所リハビリテーションを利用していた。それ以外は自宅でテレビを見て過ごしていた。食事の支度、洗濯は娘が行っていたが、自分の部屋の掃除は自分で行っていた。
【趣　　味】和裁。お嫁に行った孫娘にもうすぐ子どもが生まれるため、布オムツをつくってほしいと頼まれている。
【性　　格】おとなしい。人と話をすることは苦手である。

❷経過

▶入院までの経過

娘と買い物から帰宅し、娘が玄関ドアを閉めている間に、玄関マットにつまずいて転倒した。疼痛による歩行困難が出現したため、ただちに近医を受診した。

X線（レントゲン）にて、大腿骨頸部骨折と診断。手術目的で、A大学病院に入院になった。

▶入院後の経過

入院後、疼痛除去と整復目的にてスピードトラクション牽引2kgが開始された。1週間仰臥位での安静が続いた。Oさんは、「何でこんなことになってしまったんでしょうかね。娘に迷惑をかけてしまうのが、申し訳ないです」話していた。

受傷後7日目に腰椎麻酔下で人工骨頭置換術が施行された。手術翌日からベッド上座ったり、車いすへの乗車など、リハビリテーションが開始された。しかし、患側の膝関節の屈曲時に疼痛を訴え、リハビリプログラムが遅れがちだった。1日のほとんどを、ベッド上仰臥位で過ごしており、疼痛のため睡眠も中断されがちで活動と休息のバランスが乱れている。

車いす乗車も、術後2日目の予定が、手術後4日目に介助のもとやっと乗車できた。医師から毎日午前と午後に最低1回は車いす乗車を勧められており、看護師も車いす乗車を促すが、午前か午後に一度車いすへの乗車を行うのがやっとである。Oさんは「看護師さんも私のことを思って、車

いすに乗りましょうと言ってくれるのはわかっています。でもどうしても右足が痛くて……」と涙を流す。

手術後7日目にリハビリテーションセンターでリハビリテーションが開始になる。平行棒を利用しての立位訓練を行った。Oさんは「こんな怪我さえしなければ……、一寸先は闇といいますけど、本当にそうですね。どんな格好でも、腰が曲がってかっこ悪くていいから、自分で歩けるようになりたいです」と話している。

【手術後の血液検査データ】

赤血球数（RBC）：352万/μL、ヘモグロビン（Hb）：11.6 g/dL、ヘマトクリット（Ht）：37.5％、血清総蛋白（TP）：5.9g/dL、アルブミン（Alb）：3.7g/dL

◎情報収集とアセスメント

ここでは、ゴードンの機能的健康パターンの枠組みを使用します。

項目	情報	アセスメント
健康認知－健康管理パターン	・こんな怪我さえしなければ……、一寸先は闇と言いますけど、本当にそうですね。	●玄関先での転倒で歩行不能になり、緊急入院になった。自分のちょっとした不注意で転倒し骨折したことで、精神的にショックを受けていると考えられる。また、急激な環境の変化により睡眠も十分取れていないことや、手術はしたものの疼痛のため思うように動けないことで、不安を感じている。 ●高齢者は環境の変化に適応できず、不安・不眠など精神的混乱を生じる危険性がある。このため、入院生活に適応できるように心身の調和を図る。手術後は合併症の早期発見および予防のための援助を行う必要がある。
栄養－代謝パターン	・身長148cm、体重39kg ・安静による食欲不振 ・Hb11.6g/dL、Ht37.5％ ・TP5.9g/dL、Alb3.7g/dL	●股関節周囲は骨折により、1000mL前後内出血があるといわれ、今後貧血や低栄養をきたすおそれがある。 ●創部痛があり、自ら身体を動かすことが困難なため、身体の同一部位に持続的な圧迫が加わりやすい。また、寝具・寝衣と皮膚の間に湿気がこもりやすく、皮膚は常に湿潤した状態になっている。 ●体圧がかかった部位の血流障害も加わるため、褥瘡が発生しやすい状態になり、これを予防する援助が必要である。
活動－運動パターン	・スピードトラクション牽引にて1週間仰臥位安静 ・筋力低下 ・医師から毎日午前と午後に最低1回は車いすへの乗車を勧められているが、午前か午後に一度車いすに乗車するのがやっとである。	●加齢による筋繊維数の減少からくる筋力低下が認められる。そのうえ、手術前にスピードトラクション牽引によって仰臥位安静を強いられたことで、筋力低下や関節拘縮をきたす可能性が高い。 ●手術後も人工関節の転位の予防のため患側の股関節の内転・内旋の動きが制限される。

項　目	情　報	アセスメント
		●「動くと痛い」という恐怖感があるため、自ら動くことへの意欲が損なわれ、ADLの拡大が遅延する危険性がある。 ●高齢者が長期安静臥床をしていると、血流の減少によるうっ血が起こり、深部静脈血栓を生じやすい状態となる。肺塞栓の原因にもなるので、患肢を高くあげ、静脈血流を良好にする必要がある。
睡眠－休息パターン	・緊急入院による環境の変化や痛みが強くて睡眠が中断される。	●大腿骨頚部骨折という突然の事故、また入院による急激な環境の変化から、不安や不眠を引き起こす危険性が高い。また、手術は大きなストレスになり、疼痛も加わって睡眠が妨げられ、せん妄などの精神的混乱をまねきやすい。 ●また、認知症を発症し進行する場合もある。カレンダーや時計などを活用し、日常生活にメリハリをつけるとともに、疼痛コントロールをはかり、睡眠がとれるよう援助する。
自己知覚－自己概念パターン	・何でこんなことになってしまったんでしょうかね。 ・どんな格好でも、腰が曲がっていても、びっこをひいていてもかっこ悪くてもいいから、自分で歩けるようになりたいんです。	●玄関先での転倒によって歩行不能になり、緊急入院になった。入院直後ただちに疼痛除去と整復目的でスピードトラクション牽引が行われた。受傷後7日目に人工骨頭置換術が施行され、翌日からリハビリテーションが開始された。 ●しかし、疼痛のため身体を動かすことに対して不安がありリハビリテーションが遅れがちでADL拡大が遅延する危険性がある。 ●したがって、除痛や不安の軽減をはかり、身体可動性を増す方法を指導し、患者が実践できるように援助する必要がある。

全体関連図

- Oさん 83歳 女性
- 玄関で転倒緊急入院
  - 何でこんなことになってしまったのだろう
  - 娘に申し訳ない
  - 急激な環境の変化
- 右大腿骨頸部骨折（内側骨折）
- 手術：右人工骨頭置換術
  - 下肢の安静
  - 末梢循環不全
  - 静脈壁の損傷
  - 拘束感
  - 創痛
  - 関節可動域の制限
  - 身体活動が困難
- 不安
- 不眠
- 生きる意欲の低下
- #2 精神的混乱の危険性
- 深部静脈血栓を起こす危険性
- スピードラクション牽引にて1週間臥床安静
  - 筋力低下・関節拘縮
  - 身体バランス不均衡
  - 内出血
  - 同一体位
  - 皮膚の圧迫
  - 安静による食欲不振
  - 低栄養・貧血
- #4 再転倒・脱臼の危険性
- ADL拡大の遅延
- #4 皮膚統合障害の危険性

◎関連図の書き方の解説

関連図を書くときには、以下の2つのポイントを頭に入れておくとよいと思います。それぞれの過程でテーマが出てきますが、そのたびに①→②の順に考えながら、情報を入れていくといいでしょう。

①加齢現象による影響と、疾患による影響とを結ぶ。
②治療内容を書く。その治療を受けることによって、身体面にどのような影響を及ぼすのかを考えていく。

STEP 1 「対象の年齢と性別、原因や治療内容」からとらえる看護上の課題

図1 での最初のキーワードは、「対象者の年齢と性別」になります。

大腿骨頚部骨折は転倒などにより突然発症する病気です。「骨折が発症した状況」も大事なキーワードになります。どんな経緯で骨折に至ったかを明記しておきましょう。

次に、治療内容を書き入れます。大腿骨頚部骨折は、手術を行うまでは牽引療法のため臥床安静になっています。ここでは、「牽引にて1週間臥床安静」です。

そして、「牽引にて1週間臥床安静」による身体面に及ぼす影響について考えましょう。

この場合では、「皮膚の圧迫」と「低栄養・貧血」から、看護上の問題として「♯1 皮膚統合障害の危険性」をあげました。

STEP 2 「急激な環境の変化」からとらえる看護上の課題

高齢者にとって入院という急激な環境の変化は、精神的混乱を起こす危険性があります。入院により不眠になる場合や不安を抱くケースも多くみられます。

図2 では、「急激な環境の変化」をキーワードとして、そこから「不眠」「不安」をあげ、看護上の課題として「♯2 精神的混乱の危険性」としました。

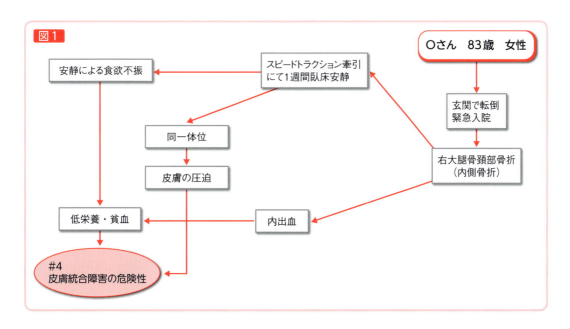

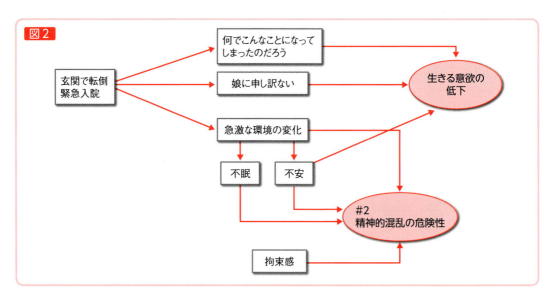

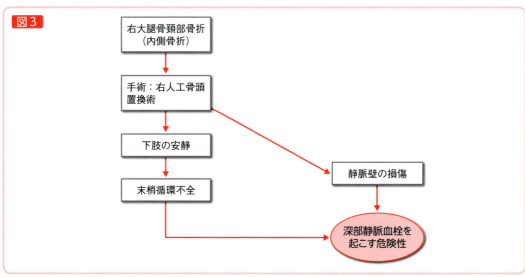

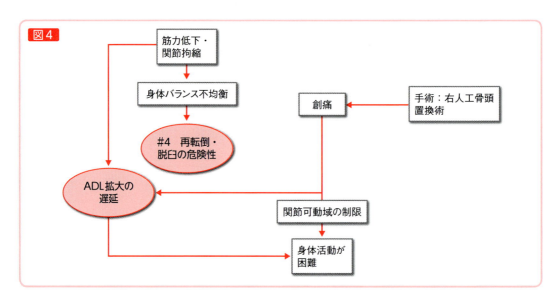

STEP 3 「身体活動に対する不安」からとらえる看護上の課題 図3

今度は、大腿骨頸部骨折の手術後の状況について考えていきましょう。

治療内容として、人工骨頭置換術が施行されます。手術後は、骨周辺組織への刺激により股関節の疼痛が生じます。

また、関節可動域の屈曲制限、外転制限、内外旋制限により身体活動に対する不安を抱きやすいため、「身体活動に対する不安」をキーワードとしてあげ、看護上の課題として「♯3 深部静脈血栓を起こす危険性」としました。

STEP 4 「運動制限」からとらえる看護上の課題 図4

術前からの安静に加え、術後も下肢の運動制限が必要になります。これにより、筋力低下や関節拘縮などをきたしている可能性が高いと考えられます。そのため、身体バランスの不均衡から転倒を起こしやすく、看護上の課題として「♯4 再転倒・脱臼の危険性」をあげました。

◎おわりに

大腿骨頸部骨折は寝たきりにつながる危険性がありますので、早期の歩行開始や、退院時の生活様式に見合った目標設定を立てましょう。高齢者とその家族の回復への意欲を支えられるような看護を提供しましょう。

●参考文献
1）小堀かおりほか：整形外科高齢患者のケア、整形外科看護、2003秋季増刊、メディカ出版、2003
2）加藤文雄ほか：整形外科エキスパートナーシング、改訂第2版、南江堂、1998
3）山口瑞穂子、関口恵子監修：New疾患別看護過程の展開、学習研究社、2002

⑱ 高齢肺炎患者の関連図の書き方

◎関連図の書き方のポイント

　関連図の書き方には、統一したものはありません。あくまで患者さんの全体像をとらえ、看護上の問題を導き出すための情報収集の手段です。

　ここでは、高齢の肺炎患者の情報からとらえたアセスメントと関連図の書き方を説明します。まず、肺炎患者に顕在化する問題と起こる可能性がある問題の情報を収集し、問題の特定（看護診断・共同問題）や問題の要因（看護診断の関連要因）を導き出すように情報を整理することが必要です。

　関連図を作成する段階の流れは、①疾患の病態のメカニズムを確認する、②特徴的な症状（自覚症状、他覚症状）を押さえる、③症状に伴う客観的データ（血液データ、検査所見）を押さえる、④心理的・社会的側面から不安や疾患の理解度、ライフスタイル、サポートなどを示す情報を押さえる、⑤①～④までの情報から顕在する事実（問題）や、今後起こる可能性のある潜在する問題は何かを導く、といった5段階です。この5つのポイントを念頭に置きながら情報を整理していくと、患者さんの全体像がイメージできると思います。

　では、この5つのポイントを念頭に置きながら、情報収集・アセスメント、関連図の作成を考えていきましょう。

●肺炎患者の情報収集のポイントとアセスメントの視点

　肺炎とは、感染やアレルギー、薬剤などさまざまな原因によって生じる肺の炎症の総称です。肺炎の症状を理解したうえで、以下のポイントを押さえながら、情報収集することが必要となります。

1．症状
①**発熱**：肺炎は高熱（38～39℃）が数日間続き、悪寒、頻脈なども生じる。高齢者では、必ずしも高熱を示さないため重症化を見逃しやすい。
②**咳嗽・喀痰**：激しい咳嗽はまれ。マイコプラズマ肺炎では激しい咳嗽が特徴。
③**呼吸困難**：浅くて早い頻呼吸などが出現するために、呼吸状態の十分な観察が必要である。軽度の動作でも呼吸困難が生じることがある。高齢者でも26回/分以上の頻呼吸は肺炎の初期徴候の1つである。
④**チアノーゼ**：口唇や爪のチアノーゼは重症呼吸不全の兆候で、酸素療法や呼吸管理が必要である。
⑤**胸痛**：肺炎の炎症が進行し、胸膜まで及ぶと胸痛（吸気時）を伴う。

2．情報収集のポイント
①発熱の程度と経過
②発熱の随伴症状と程度：食欲低下、倦怠感、頭痛、脱水、尿量の減少、嘔吐、下痢など
③咳嗽の状況および随伴症状と程度：（咳嗽）時期、頻度、持続時間。（随伴症状）喘鳴、呼吸困難、

食欲低下、不眠、嘔吐など。
④呼吸困難および随伴症状の程度：（呼吸困難）呼吸数、リズム、深さ、呼吸音、胸痛の有無など。（随伴症状）脈拍、血圧、体温の変化、チアノーゼ、鼓腸など。
⑤検査データ：胸部レントゲン（炎症の肺区域の確認など）、血液データ（炎症所見：白血球、CRP、赤沈など）、血液ガス分析
⑥治療内容：輸液、抗生剤の種類・量・回数、酸素療法の量、吸入の回数、解熱薬の量・種類・回数・時刻など
⑦日常生活状況：食事、排泄、清潔、睡眠（安静）、活動など
⑧その他：ストレスや不安など

◎事例紹介

❶患者紹介

【患　　者】Aさん、78歳、女性
【職　　業】無職
【趣　　味】油絵、読書
【家　　族】1人暮らし。市内に長女家族が住んでいる。夫は23年前に他界
【性　　格】温和。面倒見がよく、社交的。辛抱強い。几帳面
【機能障害】視力は低下している。老眼鏡を使用して新聞などは読める。義歯を使用している。身のまわりのことは自立している。
【アレルギー】なし
【診 断 名】細菌性肺炎の疑い
【既 往 歴】30年前に子宮筋腫で1か月入院

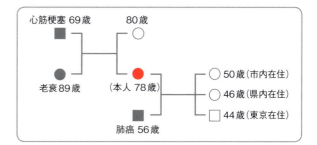

❷経過

▶入院までの経過

10月5日頃から倦怠感や37℃前半の微熱が続いたが、市販の感冒薬を内服してそのまま放置していた。10月8日に夫の命日のため、雨天のなかを墓参りに長女・次女家族と出かけた。翌日から10月15日の油絵展示会に向けて徹夜で準備をするといった多忙な日々を送っていた。10月17日展示会終了後、咳嗽・痰の症状が出現し、38℃台の発熱が認められ、近医を受診した。診察の結果、細菌性肺炎の疑いと診断され、精査加療目的で入院になる。

▶入院後の経過

【入院時所見】
・胸部レントゲン：左肺下葉に炎症所見あり。肺胞性陰影あり。

- バイタルサイン：体温39.0℃、脈拍90回/分、呼吸20回/分、血圧110/56mmHg
- 左肺野湿性ラ音聴取、左肺下葉air入り弱め
- 入院時血液データ：WBC 10200/μL、RBC 390万/μL、Hb 12.0g/dL、Ht 40%、TP 6.0g/dL、Alb 3.8g/dL、AST 33U/L、ALT 38U/L、Na 135mEq/L、K 1.8mEq/L、Cl 98mEq/L、BUN 14mg/dL、クレアチン 0.40mg/dL、CRP 8.0mg/dL、ESR（赤血球沈降速度）1時間値50mm、2時間値80mm
- 血液ガス分析データ：$PaCO_2$ 35mmHg、PaO_2 80mmHg、SaO_2 95%、pH7.40

【入院時所見】

ペニシリン系抗生剤、ソリタT3 500mLが投与開始になる。吸入1日3回、SaO_2 95%のとき、酸素療法を経鼻カテーテルにより開始の指示が出る。

MEMO

血液ガス分圧

項目	数値
動脈血	（—）
・酸素分圧（PaO_2）	80～100mmHg 臥位：103.5 − 0.42×年齢 座位：104.2 − 0.27×年齢
・二酸化炭素分圧（$PaCO_2$）	35～45mmHg
・酸素飽和度（SaO_2）	95～100%
・水素イオン濃度（pH）	7.35～7.45

◎情報収集とアセスメント

オレム看護理論の普遍的、発達的、健康逸脱的セルフケア要件を枠組みに、情報を整理してアセスメントを行った。

項目	情報	アセスメント
空気・水分	S（患者の主観的情報）： ・「呼吸が苦しい」「痰が喉のところに詰まっているような感じで思うように出せない」「咳が出て疲れて眠れない」「咳をすると左胸が少し痛い」 O（客観的情報）： ・体温38.0℃、脈拍80回/分、呼吸20回/分、血圧108/58mmHg ・浅い呼吸。左肺下葉湿性ラ音聴取、動作時呼吸苦あり。 ・会話中喘鳴、咳嗽著明にあり。 ・咳嗽時左胸部痛軽度あり、膿性粘稠痰少量あり。 ・チアノーゼなし。 ・皮膚乾燥あり、発汗あり。 ・口臭あり。 ・IN/OUT：経口水分300mL、排尿朝1回 ・Ht値、電解質データ、BUN、クレアチニン（入院時検査データ参照）	● 原因は不明だが、肺炎の諸症状や高熱や頻脈、呼吸数の増加が認められている。 ● 肺胞におけるガス交換は、肺胞を通過する換気量の変動に影響を受ける。その結果、身体各所への酸素供給量が低下し、体力の消耗や日常生活行動の阻害が生じる。現在、チアノーゼは認められていないが、呼吸苦などから安静臥床によって痰が停滞したり、効果的な咳嗽が行われていないことから、低換気状態が考えられる。低換気状態を緩和するためにも膿性粘稠痰の喀出を促す必要がある。現在、PaO_2（動脈血酸素分圧）、$PaCO_2$（動脈血二酸化炭素分圧）は正常下限に、呼吸回数も20回/分（入院時20回/分）と正常範囲内で保たれている。しかし、今後炎症の悪化や有効な咳嗽ができず、喀痰喀出困難が起こることによって、さらに低換気状態が生じる可能性もあり、呼吸状態の観察が必須である。 ● 年齢や高齢に伴う肺機能の低下が考えられる。 ● 咳嗽は1回につき2kcalのエネルギーを消費する。その結果、不眠や体力消耗を起こすと考えられる。 # 粘稠痰の増加、高齢による消耗性疲労に伴う非効果的な咳嗽に関連した非効果的呼吸機能リスク状態

項　目	情　報	アセスメント
		●発熱や呼吸数の増加などによる水分喪失や代謝機能亢進などにより、激しい体力消耗が考えられる。現在、血液データ（Ht値、電解質、Bun、クレアチニン）は正常範囲にあるが、経口から水分摂取が少なく、発熱に伴う発汗や不感蒸泄、高齢による体内の水分貯蓄機能の低下などから脱水などの体液量の不足を引き起す可能性がある。
		＃　代謝機能亢進、水分摂取量の低下、高齢による水分貯蓄機能低下に関連した体液量不足リスク状態
食物	S： ・「何も食べたくないけど、水なら飲めそう」「味がわからない」「食欲がない」 O： ・全粥食の指示が出る。昼食未摂取、お茶のみコップ半分程度摂取。夕食3口全粥摂取、果物ミカン（缶詰）半分摂取、水分コップ1杯摂取。 ・身長151cm、体重48kg（入院前49kg） ・血液データ（TP、Alb：入院時血液データ参照）	●肺炎症状が認められ、発熱や呼吸数増加などによって消化機能が減退し、食欲低下が生じている。食欲低下は口腔内の粘稠度が増して不潔になりやすくなる。体重も入院前から－1kgで、食欲低下や体力消耗によるものと考える。 ●経口摂取量が少なく、水分摂取も約300mLと少ない。経口水分量が少ないと口腔内乾燥を生じ、体内の水分量も少ないことことから痰の粘稠度がさらに増し、喀痰喀出が困難になる可能性が大きい。 ●また、食事摂取量も少なく、TPもやや低値を示し、低栄養状態の傾向にあると考える。発熱や咳嗽などによる体力の消耗も激しいことから、傾向摂取状況および検査データの推移を観察する必要がある。
		＃　食欲低下に関連した栄養摂取消費バランス異常：必要量以下
排泄	S： ・「トイレ（尿）は、朝1回行っただけ」「トイレに行くのがおっくうで」「便が3日間出ていないけど、お腹はあまり張った感じはしない」 O： ・排尿は、朝自宅にてあるのみ、入院後自尿なし。 ・排便なし。腸蠕動音微弱。腹部膨満感軽度あり。	●発熱など肺炎症状の出現に伴い、数日前から食事摂取量が低下している。入院後も食事は食物繊維の少ない粥食であるが、食事摂取量は少なく、便の生成量も少ない。また、呼吸苦などによって必要以上の動作はなく、臥床安静で過ごしていることから、腸蠕動運動も低下している。さらに水分・食事摂取によって腸蠕動運動も促進されるが、食事摂取量が低下し、便生成量が少なく腸蠕動運動が低下するといった悪循環が生じ、3日間排便がない。腸蠕動の低下は便の腸内停滞時間の延長につながり、水分吸収が促進する。水分摂取も少なく、発熱などによる代謝亢進から体内の水分必要量とのバランスがとれていない。
		＃　食事摂取量の低下、水分摂取量の低下、活動量の低下に伴う腸蠕動の低下に関連した便秘
活動と休息	S： ・「動くと息苦しいから動きたくない」「トイレに行きたくない」「咳が出始めると眠れない」「歯磨きをしていない」「入浴していない」	●肺炎症状によって臥床安静にして過ごしている。発熱による代謝亢進から発汗が認められ、高齢ということから皮膚の代謝機能も低下して乾燥している。

項目	情報	アセスメント
	O： ・咳嗽時苦痛あり、夜間も眠れていない。 ・日中咳嗽が落ち着いているとき、うとうとしている。トイレ以外、臥床で過ごしている。 ・口臭あり。	● また、食欲低下によって口腔内の粘稠度が増し、不潔になりやすく口臭もある（空気・水分の項目を参照）皮膚や口腔内の清潔を保ち、二次感染を予防する必要がある。 ● 動作時、咳嗽・呼吸苦などから日常生活行動（清潔、入浴、更衣、排泄）における全面的介助が必要である。 # 症状に伴う臥床安静に関連したセルフケア不足シンドローム
孤独と社会的かかわり	・読書を好む。理解力はある。 ・老眼鏡を使用している。 ・1人暮らし。長女が市内に在住し、週に1回程度連絡をとっている。次女も県内に在住して長女と連絡をとり、母親をサポートしている。	● 読書を趣味とし、年齢相当以上の理解力はある。 ● 現在、1人暮らしではあるが、長女・次女ともにお互いに連絡をとりながら、母親のサポートをしている。退院後の日常生活へのサポートや日常生活指導などにおいて協力をえることが可能と考える。
生命、機能、安寧を脅かすもの	・辛抱強い性格。今回の入院前もほとんど徹夜に近い状態で、油絵の展示会への作品を完成させた。	● 性格上、体調が悪くても無理をする傾向が考えられる。高齢による体力低下や抵抗力低下などは必須であり、日々の体調を十分自己管理するように指導する必要がある。
正常であること	・年に1度定期健診は受けていた。 ・風邪程度の症状のときは、受診せずに自己判断で市販薬を内服していた。健康には自信がある。	● 定期健診はしているが、健康への自信から、風邪などの症状のときは自己判断して対応することが多い。受診による早期発見・早期治療によって症状も早期回復が期待される。一方、自己判断による治療の遅れは、今回の入院のように症状悪化をまねく危険性がある。
発達	・年齢78歳 ・無職。社交的、油絵を趣味にしている。	● 高齢であるが、日頃の日常生活では老眼鏡を使用し、読書を趣味にしている。理解力もあって日常生活は自立している。
健康逸脱	診断名：細菌性肺炎の疑い 現病歴・治療：入院時の経過参照 【入院時の検査所見】 ・胸部レントゲン所見：左肺下葉に病巣あり。 ・左肺野湿性ラ音聴取、左肺下葉air入り弱め 【治療】 ・ペニシリン系抗生剤＋生食100mL×2回（朝・夕） ・ソリタ-T3 500mL×1回→入院2日目よりソリタ-T3＋フィジオゾール3号500mLに変更 ・吸入：1日3回 ・SaO_2 95％以下のとき酸素療法（経鼻的）実施の指示あり。 ・検査：喀痰培養予定 S： 「呼吸が苦しい」「痰と咳が出て疲れて眠れない」「咳をすると左胸が少し痛い」	● 入院時胸部レントゲン所見、血液データからWBCの増加、CRP強陽性、血沈の亢進があり、炎症が明らかに認められている。抗生剤や輸液などの治療が開始になって体温39℃→38℃まで解熱し、やや治療の効果がみられている。 ● しかし、吸入開始後も呼吸苦は改善せず、必要以上の活動はしないで臥床安静で過ごし、効果的な咳嗽による喀痰喀出もみられない。レントゲン所見上、左肺下葉に炎症所見があり、肺雑音も聴取されていることから、肺の低換気状態の改善のためにも、体位ドレナージや効果的な咳嗽・喀痰喀出を促進する必要がある。現在、血液ガス分析状態は正常下限にある（詳細は水分・空気の項目を参照）が、非効果的な咳嗽や臥床安静が長期に及ぶと肺の低換気状態が改善せず、肺炎症状は悪化する可能性がある。水分不足も喀痰の粘稠度を増して喀痰喀出困難を引き起こしている。

項　目	情　報	アセスメント
	O： ・入院時：体温39.0℃、脈拍90回/分、呼吸20回/分、血圧110/56mmHg ・入院翌日：体温38.0℃、脈拍80回/分、呼吸20回/分、血圧108/58mmHg、浅い呼吸 ・炎症所見：WBC、CPR、赤沈（入院時血液データ参照） ・血液ガス分析：（入院時検査データ参照） ・腎機能：BUN、クレアチニン（入院時検査データ参照） ・IN/OUT：経口水分300mL、排尿朝1回	●また、発熱や呼吸苦などの症状に伴って代謝機能が亢進しているため、IN/OUTバランスが保たれていない。排尿も朝1回のみであり、脱水も考えられる。脱水は循環血液量の低下を引き起こし、腎機能にもダメージを与える。 ●効果的な咳嗽の方法や水分摂取の必要性を説明し、無理のない範囲で経口的に水分摂取を勧める必要がある。 ●食欲低下によって食事摂取量も少ない。発熱や呼吸苦などによって代謝亢進、体力消耗が考えられる。水分・食事摂取量が少ないことから、便秘になり悪循環になる。栄養状態や便秘の改善に向け、食事摂取方法を検討する必要がある。 ●治療内容（輸液量や内容）が変更になったが、経口摂取状況とIN/OUTバランスを観察する必要がある。 ●今回の入院の際、初期症状に対して自己判断にて対応し、日常生活上無理をしていた。高齢であり、1人暮らしであることから自己管理に向けて日常生活上の注意などを指導する必要がある。 #　非効果的な咳嗽、水分・食事摂取量の低下、日常生活上の自己管理の知識不足に関連した非効果的自己健康管理 ●気道の粘膜は、線毛運動によって粘液が流動している。気道粘膜は、痰の粘稠性のように線毛運動によって運ばれやすいような物理的性状を備えている。粘液線毛輸送系による粘液の流れにより、細菌やウイルスなどの吸入された異物、剥離した細胞、滲出液、露出液、細胞液などは粘液とともに気道から排除され、気道の清浄化が図られる。水分摂取量が少ないと気道の清浄化の機能が十分に行われず、肺炎症状が悪化し、合併症を引き起こす可能性がある。炎症が胸膜まで進行すると限局した部位に鋭い痛みを訴え、呼吸困難を起こす。Aさんは咳嗽時胸痛を訴えていることから、呼吸状態を十分観察し、合併症を予防する必要がある。 #　RC：胸膜炎

全体関連図

◎関連図の書き方の解説

ここでは、看護診断「# 非効果的呼吸機能リスク状態」と「# 非効果的自己健康管理」を導き出すプロセスを段階に分けて説明します。

❶非効果的呼吸機能リスク状態

この看護診断は、呼吸器系の疾患を抱えて咳嗽が効果的に行えない患者さんに対し、呼吸器系に顕在または潜在する問題への症状緩和や、悪化予防を図るために看護援助に用いるものです。

STEP 1 自覚症状や他覚的所見の視点から考える 図1

Aさんは、78歳と高齢であり、細菌性肺炎の疑いと診断されました。まず、肺炎の病態に焦点を当て、検査所見・諸症状から考えましょう（前述した「肺炎患者の情報収集のポイントとアセスメントの視点」を参考にしてみてください）。

入院時所見として胸部レントゲン、炎症所見としてWBC、CRP、赤沈などのデータを検討しましょう。血液データからWBCの増加・CRP強陽性、赤沈の亢進があります。胸部レントゲン所見

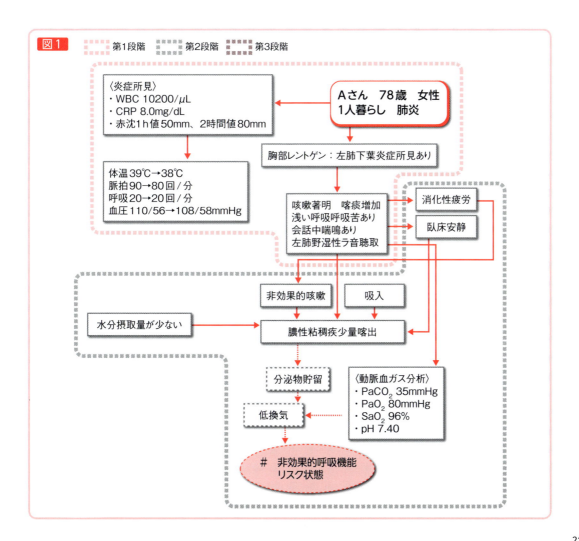

では、左肺下葉に炎症所見が認められています。この所見を裏づける症状として、呼吸集は正常下限範囲内にありますが、38〜39℃の発熱、頻脈が認められています。また、咳嗽著明、浅い呼吸、呼吸苦、会話中の喘鳴、左肺野湿性ラ音聴取といった肺炎症状が認められています。

以上のように、Step 1 では肺炎に伴う自覚症状および他覚的所見の視点から考えることが必要です。

STEP 2　顕在している問題、潜在している問題を考える　図1

次に肺炎の諸症状および現在の患者さんが置かれている状態から、顕在している問題・潜在している問題を考えていきます。

治療・処置として吸入を行っていますが、呼吸苦や消耗性疲労などから臥床安静による喀痰の停滞や効果的な咳嗽ができていないことから、十分な喀痰喀出が図れていない状態です。さらに、水分摂取量が少ないことから、痰の粘稠度を高めることになり、喀痰喀出困難を助長させる一要因になると考えられます。これらの状態から肺の低換気状態を引き起こすと考えられます。

肺胞における換気（ガス交換）の仕組みを考えてみましょう。組織で産生された二酸化炭素が血液によって肺に運ばれ、肺胞で大気中に放出されます。動脈血ガスの二酸化炭素分圧は、体内組織の二酸化炭素産生量と肺胞での換気による二酸化炭素の排出バランスできまります[1]。そこで、二酸化炭素分圧（$PaCO_2$）をみると正常下限範囲にありますが、喀痰喀出困難の状況が続き病態が悪化すると、低換気状態を起こすと考えられます。

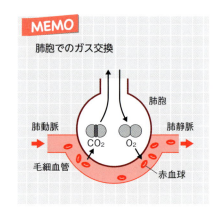

MEMO　肺胞でのガス交換

以上のことから、「#　非効果的呼吸機能リスク状態」の看護診断が導き出されました。

❷非効果的自己健康管理

この看護診断は、患者自身が自分の病気を理解し、治療や病気の自己管理に向けて日常生活に教育・指導内容を取り込んで行動変容ができるように看護援助するためのものです。

この看護診断を導くためには、個人の病気に対する理解度、自己管理能力、ライフスタイル、さらに自己管理をしていくうえでの心理的・社会的側面からの情報として、不安やサポート体制などの情報からアセスメントする必要があります。

STEP 1　状態悪化や問題を引き起こす要因に注目する　図2

このケースの場合、現在の肺炎症状を悪化させないために、身体的側面で顕在する情報から症状緩和や今後起こる可能性のある問題への看護援助・対応を考える必要があります。状態悪化や問題を引き起こす要因になる可能性がある情報に注目しましょう。

Step 1 では、呼吸状態の視点で情報の関連性を整理します。Aさんは、少量の膿性粘稠痰が喀出されるのみで、分泌物の貯留から低換気状態を引き起こすことが予測されます。そこで、肺炎症状による低換気状態を緩和するために、効果的な喀痰喀出を促す看護援助の必要性があると考えられます。

喀痰喀出を困難にしている原因をみてみましょう。その原因として、①安静臥床、②水分摂取量が少ない、③非効果的な咳嗽、があります。この①〜③の原因を取り除くことができれば、効果的な喀痰喀出を促すことができるでしょう。そのために、患者自身に病態の説明や、たとえば水分摂取の必要性を説明することが必要になります。

STEP 2　情報の関連性を整理する　図2

　Step 2 では、肺炎症状に伴う消化機能・栄養状態に焦点を当てて情報の関連性を整理します。肺炎症状に伴う発熱や呼吸数の増加によって消化機能が減退し、食欲低下、食事摂取量や水分摂取量が少ない状況にあります。

　次に、客観的な情報からの裏づけとしてTP（総蛋白）が基準値よりやや逸脱しており、栄養状態の低下が考えられます。さらに、食事や水分の摂取量が少ないことから生じる問題として、便生成量が少なくなり、便秘が引き起されることがあります。すなわち、食事や水分の摂取量が少ないことが原因になって、さらに問題が発生してきます。そこで、看護援助として、食事摂取内容や食事摂取の工夫など、Aさんに無理のない範囲で改善を図る動機づけとして、食事改善の必要性を理解してもらうことが大切です。

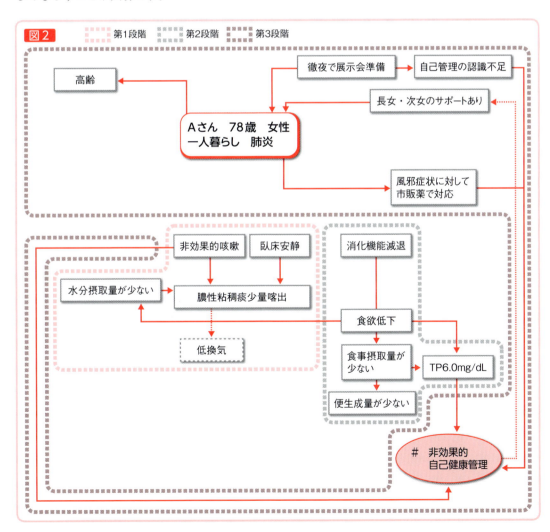

STEP 3 自己管理行動の改善を図る 図2

最後に心理・社会的側面から、退院後の生活に向けた自己管理について問題があるかを考えていきます。

Aさんは高齢ですが、これまで1人暮らしで自立した生活をしていて、日常生活行動をするうえで特別に支障はなかったように思われます。しかし、今回の現病歴の情報から、自己管理行動がとれていたといえるでしょうか。入院前に風邪症状に対する対応として、自己判断で市販薬を内服してそのまま放置し、展示会に向けて徹夜で準備するといった自己管理の方法論について認識が不足していたと予測されます。この自己管理行動の改善を図る必要があると思われます。

次に、高齢で1人暮らしであるということからサポート体制の情報が必要になります。Aさんの場合、長女・次女のサポートが可能であることが情報からわかりました。

Step 1～Step 3をとおして、現在実在する情報から顕在する問題や、今後起こる可能性のある潜在する問題を解決するために、患者自身に情報を提供し、自己管理行動の改善を図ることが必要と考えられ、「#　非効果的自己健康管理」が導き出されました。

◎間違いやすい点や条件が違う場合

今回は、高齢で細菌性肺炎の疑いと診断された患者さんの「#　非効果的呼吸機能リスク状態」と「#　非効果的自己健康管理」の2つの例をあげて看護診断のプロセスを解説しました。

患者さんの状況によって顕在する問題はさまざまであり、問題の優先度も異なってきます。たとえば、高齢者の肺炎では食事中の誤嚥による誤嚥性肺炎も多くみられます。今回の解説のなかでは、喀痰喀出を促すことや栄養状態の改善のための看護援助の例として、水分・食事摂取を促すことを解説のなかで触れています。一方、高齢者に多い誤嚥性肺炎では、治療の一貫として経口摂取は医師の指示があるまで中止になります。そのために情報の関連性を整理するうえでは、今回の関連図とは異なりますので、注意してください。

◎関連図を書くための工夫

関連図には、統一した書き方はなく、さまざまな方法があります。しかし、患者さんの身体的・心理的・社会的側面から情報を整理し、関連性を見いだしながら患者さんの全体像をとらえることは関連図を書くうえで必須条件だと思います。患者さんの全体像から顕在する問題、潜在する問題を導き出すパズルのようなものであり、関連図そのものが情報のアセスメントの手段になるのです。

看護基礎教育では、関連図を用いて教育・指導されている専門学校・短大・大学（以下、学校とする）は多いと思いますが、看護過程の展開における関連図を用いるステップはさまざまのように思います。たとえば、情報収集・アセスメントをしたあとで必要な情報や大切な情報を抜き出し、関連図を作成するといった方法を用いている学校もあるでしょう。

本学の成人期における実習では、患者選定後、事前学習の段階から関連図を作成しています。そこで本学での関連図の作成の方法をご紹介しましょう。

事前学習の段階では、患者さんの個人情報は不足しているため、疾患を中心とした病態関連図になります。病態関連図を作成することによって、実習開始前に病態を理解しておくようにします。

　次に、身体的・心理的・社会的側面から個人情報を収集し、事前学習で作成した病態関連図に情報を入れながら整理していきます。このように疾患を中心にした一般的な関連図から、個人情報を中心とした関連図へと2段階のステップを踏んで完成され、最終的に看護上の問題が導き出されます。また、この関連図が情報からのアセスメントの根拠にもなります。

　学生は、記入する情報量が多いため、関連図の書き方として、対象患者さんの性別や年齢、疾患名を中心に基本的な情報を書くことから始めるように指導しています。そして、情報を紙面の四方に広がるように書いていくと追加情報も記入しやすいと思います。

　以上、本学の成人期の関連図の作成の方法論をご紹介しました。とにかく、関連図は患者さんの全体像をとらえ、看護問題を書くための一手段です。「難しい」という声をよく耳にしますが、「パズル」と考えてチャレンジしてみてください。

●引用文献
1）黒田裕子、井上智子：呼吸機能障害をもつ人の看護、臨床看護学セミナー3、p.2〜36、メヂカルフレンド社、1997

●参考文献
1）リンダJ.カルペニート著、新道幸恵訳：看護診断ハンドブック、第10版、医学書院、2013
2）中谷龍王：肺炎の看護診断・治療、クリニカルスタディ、17（4）：11〜15、1996
3）滝澤始ほか監：病気がみえるvol.4　呼吸器、メディックメディア、2007

⑲関節リウマチ患者の関連図の書き方

◎関連図の書き方のポイント

　実習指導にかかわっていると、多くの学生さんから「実習は楽しいけれど（または楽しみだけれど）、実習記録が苦痛です」といった声を耳にします。その理由を問うと、「何からどう書いていいのかわからない」、「何度も修正して提出するけれど（教員から）OKが出ない」などの返答が返ってきます。

　みなさんは、実習記録を書くことが目的になっていませんか。実習記録は指導者や教員に見せるためではなく、自分が受け持っている患者さんを理解し、その人に必要な看護を実践するためのものです。

　なかでも関連図は、一つひとつの情報の意味や情報間の関連性を考えながら図式化するため、患者さんの全体像をつかみやすく、必要な看護を適切な時期に提供するための有効なツールだと思います。あまり難しく考えずに、いままで学習してきた知識と収集した大切な情報の一つひとつを、つなぎ合わせることから始めてください。

　関連図を書き始める前には、次の2点に気を付けてください。

❶病態を整理する

　まず、患者さんのもつ疾患について復習しましょう。みなさんは、人間の身体の構造や機能、疾患の成り立ちといった「解剖学」「生理学」「病理学」について多くの時間をかけ学んでいますが、実習での様子をみていると、その知識と受け持ち患者さんの状態が結びついていないと、感じることがしばしばあります。

　いま、目の前にいらっしゃる患者さんの苦痛を何とかしたいと思っても、患者さんの身体のなかでは、"いまどこに、どのようなことが起きており" "今後どのようなことが予測されるのか" がわからなければ、患者さん一人ひとりに合わせた援助には到達できません。

　たとえば、関節リウマチの場合、「何らかの自己免疫機序（免疫異常）を基礎にして発症する関節滑膜の炎症によって、慢性的に関節破壊が進む疾患」ですので、もちろん免疫のしくみや関節の解剖の学習が必要です。そして、関節リウマチの中心病変である関節破壊はどのようなメカニズムで起こり、一般的にどのような経過をたどるのかについての知識も必要になってきます。これら「自己免疫」「免疫異常」「滑膜の炎症」「関節破壊」などの用語は、関節リウマチの病態を理解するためのキーワードとなります。そして、このキーワードごとの学習を図式化してみることで、自分自身の疾患に関する理解度の確認にもなります。

　最後に、いくつかのミニ関連図をつなぎ合わせ、Aさんの情報を加えることで全体関連図に広げていくことが可能になります。

❷疾病回復過程のどの時期にあるのか判断する

　看護の対象である人間の健康レベルは、常に変化しており一定ではありません。そして、健康レベルの変化には、疾患それぞれの成り立ちや経過、その時期特有の観察点や治療、対象者の生活を踏まえた看護のポイントがあるため、受け持ち患者さんの状態が回復過程のどの時期にあるかについての判断が必要になります。

　たとえば、炎症性疾患である関節リウマチでは、多くは微熱、全身倦怠感、易疲労感、関節痛などの自覚から始まりますが、これらの症状はリウマチの疾患活動性が悪化すると強くなり、改善すると軽減します。逆に、関節の著しい変形や機能障害があっても疾患活動性が収まると運動時のみの疼痛になります。この疾患活動性が急性に起きた状態はリウマチ性の炎症が強いため、炎症を抑え、疼痛を軽減するとともに関節破壊を阻止するための治療が行われます。

　看護においては、異常の早期発見に努め、身体的、精神的苦痛の緩和をはかります。そして、急性期から脱し症状が鎮静化した回復期では、身体機能の回復をはかり、症状の再増悪に注意をはらいます。さらに慢性期は、症状の進行が落ち着き、寛解状態にある時期のため、治療の継続と日常生活の管理について、患者や家族に対する教育・支援が重要になります。とくに関節リウマチは、寛解と増悪を繰り返すため、患者の長期的な自己管理の意識が重要になってきます。

　このように、受け持ち患者さんの状態が、疾病回復過程のどの時期にあるかを見定めることは、患者さんの全体像をいち早くとらえることができ、いま必要な看護を見いだすことにつながるため重要な視点なのです。

◎事例紹介

❶患者紹介

【患　　者】Aさん、46歳、女性
【職　　業】飲食店（24時間営業・ファミリーレストラン）勤務。昨年の4月から、副店長として職員の接遇教育を担当している。
【家族構成】夫（50歳・会社員）　息子（20歳・大学生）
【診 断 名】関節リウマチ
【既 往 歴】なし
【主　　訴】持続する全身痛（特に両手関節、両膝関節）
【入　　院】3月26日

❷経過

▶入院までの経過

　1月下旬に37.0〜38.0℃の発熱、疲労感、咳や喉の痛みが出現したが、風邪だと思い市販の薬で様子をみていた。1週間ほどで風邪症状は治まったが、この頃より朝、目覚めたときの両手足のこわばり、動きの鈍さが出現し、両膝が痛み始めた。仕事を休むことができないため、無理をして出

勤をしていたが、身体の痛みはだんだんひどくなっていく感じだった。2月下旬より両手の第2関節と両膝関節が腫れて痛み、階段の上り下りがつらかった。

2日前（3月24日）より全身の痛みや倦怠感が強くなり、微熱（37.0〜37.3℃）が続き、夜もほとんど眠れなくなった。食欲はないが、少しでも食べるようにしていた。

本日（3月26日）、心配した夫に付き添われ大学病院を受診し、関節リウマチと診断され入院となった。

【外来での検査結果】

〈血液検査〉　WBC 8,400/μL、Hb 10.2g/dL、TP 7.0g/dL、CRP 10.8mg/dL、Alb 4.3g/dL、ESR 30mm/時、RF陽性、抗CCP抗体100U/mL以上

〈全身のX線撮影〉　手関節、膝関節の関節間隙狭小化、骨びらん、関節軟骨破壊像が認められた。

◎情報収集とアセスメント（3月26日入院初日）

入院時の情報をもとに情報の整理とアセスメントを行いました。データベースとして、松木光子の『生活統合体モデル』に基づいた生活行動様式の枠組みを用いました。

項目	情報	アセスメント
活動・休息	【入院前】 ・1月下旬に37.0〜38.0℃の発熱、疲労感、咳や喉の痛みがあったが、市販薬で対応した。1週間ほどで風邪症状は軽減した。 ・この頃より朝、目覚めたときの両手足のこわばり、動きの鈍さが出現し、両膝が痛み始めた。 ・2月下旬より両手の第2関節と両膝関節の腫脹、疼痛が出現し、階段の上り下りがつらかった。 ・2日前（3月24日）より全身痛と全身倦怠感が増強する。微熱（37.0〜37.3℃）続き、夜もほとんど眠れなくなった。 ・食欲はないが、少しでも食べて水分も取るようにしていた（1食に粥を茶碗で1杯程度） 【外来での検査】 〈一般状態〉体温37.3℃、脈拍72回/分、呼吸18回/分、血圧128/90mmHg、全身の痛みのため苦痛表情あり。両手関節、両膝関節に熱感、腫脹、疼痛があり、歩行できない状態である。（Steinbrockerの分類：StageⅡ、機能障害度分類 ClassⅢ） ・「身体中が痛い……」 ・涙を浮かべ、苦痛表情みられる 【入院時】 〈血液検査〉WBC 8,400/μL、Hb 10.2g/dL、TP 7.0g/dL、CRP 10.8mg/dL、ESR 30mm/時、RF陽性、抗CCP抗体100U/mL以上 〈全身のX線撮影〉手関節、膝関節の関節間隙狭小化、骨びらん、関節軟骨破壊像が認められた。	●関節リウマチは、原因不明の慢性の全身性炎症疾患で、何らかの遺伝的素因をもった者が、ウイルス感染やストレスなどの環境要因によって免疫異常を生じ、関節痛、腫脹、炎症をきたすと考えられている。Aさんの場合、2か月前に出現した風邪症状が誘因のひとつになったと考えられ、風邪症状の後、急激に手関節、膝関節痛などの身体症状が出現している。なかでも2月下旬より現れた、朝目覚めたときの手足のこわばり、動きの鈍さは、関節リウマチ特有の重要な症状である。 ●入院時の血液検査結果では、RF（リウマトイド因子）が陽性であり、CRP 10.8mg/dL、ESR 30mm/時、等の炎症反応が高値である。X線撮影における手関節、膝関節の関節間隙狭小化、骨びらん、関節軟骨破壊像が認められている。これらは、リウマチの疾患活動性の高さを示すものであり、両関節、両膝関節の強い疼痛と発熱、全身倦怠感による不眠といった安楽の変調を引き起こしている。 ●さらに、抗CCP抗体（抗環状シトルリン化ペプチド抗体）が100U/mL以上と高値であり、今後も関節破壊の進行が予測されるため、経過を追って訴えや症状観察が必要である。 ●まず、局部の安静を保ちながら、薬物治療を受けられるよう、体位の工夫や保温、室内環境などの調整が重要となる。また、炎症による活動期の痛みが強く（機能障害分類 ClassⅢ）日常生活行動への影響が大きいため、Aさんの訴えをもとに機能障害の程度の把握に努め、症状に合わせた援助を行っていく必要がある。

項目	情報	アセスメント
呼吸・循環・体温調節	【入院前】 ・2月下旬より、体温37.0～37.5℃で経過していた。 〈血液検査〉 WBC 8,400/μL、Hb 10.2g/dL、TP 7.0g/dL、CRP 10.8mg/dL、ESR 30mm/時、全身倦怠感あり 【入院時】 〈バイタルサイン〉 体温37.3℃、脈拍72回/分、呼吸18回/分、血圧128/90mmHg	●発熱は炎症に伴う最も一般的な症状で、その程度は炎症の強さと相関するが、関節リウマチにみられる発熱は、単独で中等度であることが多く、高熱時は重篤な関節外症状、感染症の合併などを考える必要がある。 ●Aさんの場合、入院時の血液検査結果において、CRP10.8mg/dL、ESR 30mm/時、炎症反応が高値を示しており、リウマチ性炎症により生じている発熱だと考えられる。 ●現在、37.0～37.5℃の発熱が（3日間）持続していることによる全身倦怠感があるため、今後も様子をみていく。 ●また、関節リウマチは、寒冷刺激などに強く反応を示し、状態を悪化させる可能性があるため、体温の変化の観察と同時に、保温や室内環境の整備に努める必要がある。
栄養・代謝	【入院前】 ・身長158cm、体重55kg（風邪をひく2か月前から比べると1kg減っている）、BMI22 ・2月24日より全身の痛みが強くなり、夜もほとんど眠れなくなった。 ・食欲はないが、少しでも食べるようにしていた（1食あたり粥を茶碗1杯程度） 〈外来での血液検査〉 WBC 8,400/mm3、Hb 10.2g/dL、TP 7.0g/dL、CRP 10.8mg/dL、ESR 30mm/時、Alb4.3g/dL 【入院後】 ふらつきなし	●関節リウマチは、リウマチ性の炎症の影響で、体内のタンパク質の分解が盛んになるため、新陳代謝が活発になり、通常より多くのエネルギーを必要とする。 ●Aさんの入院時の血液検査データはTP 7.0g/dL、Alb4.3g/dLと正常値範囲内であるが、微熱や全身の疼痛、倦怠感が持続しており、エネルギーの消費量に見合った適切な食事量を摂取できていないと考えられる。Aさん自身も食事の必要性を理解しており、食べようと努力しているが、今後、栄養状態低下が予測されるため観察が必要である。 ●また、関節リウマチの場合、慢性の炎症によって鉄が欠乏し貧血になりやすい。現在は軽度の貧血であり、他の身体症状もないため、食欲や栄養状態と合わせて観察をしていく。
排泄	【入院後】 ・両手関節、両膝関節に熱感、腫脹、疼痛あり。（機能障害度分類Class Ⅲ） ・身体が痛くて、トイレに行くのもつらいため、つい水分も控えてしまった。 ・痛いけど、何とかトイレは自分で行けます、絶対に行きます。 ・入院前排尿3回/日、排便1回/2～3日（2日前に排便あり）	●関節の炎症症状が強く、機能障害度分類Class Ⅲと日常生活動作時かなりの苦痛や制限が生じている。 ●排泄はトイレで行いたいという、強い欲求があるが、身体的負担の軽減や安全面を優先した対応が必要である。また、Aさんにも心理的負担を考慮したうえで、対応方法の理由を説明し、協力を得ることが重要である。 ●今後、症状進行の阻止と寛解を目的とした治療と並行して、Aさんの状態に合わせたリハビリテーションが開始されると予測される。関節破壊の程度、関節可動域、痛みや心理状態などを観察し、日常生活動作（ADL）の評価を実施し、ケアに活かしていく必要がある。
感覚・知覚・伝達	【入院前】 ・両手関節、両膝関節に熱感、腫脹、疼痛あり。 ・手関節、膝関節の関節間隙狭小化、骨びらん、関節軟骨破壊像が認められた。	●関節リウマチは全身性炎症疾患であり、その中心は関節にある。関節の症状は滑膜炎による症状と、関節破壊による器質的障害に分けられる。

項　目	情　報	アセスメント
	【入院時】 ・「身体中が痛い……」 ・涙を浮かべ、苦痛様表情みられる。	● Aさんは、外来でX線撮影により手関節、膝関節の関節間隙狭小化、骨びらん、関節軟骨破壊像が認められ急性増悪期にある。 ● 関節破壊による疼痛は、荷重、運動により増強されるといわれている。また、炎症による活動期の疼痛は、持続的で安静時にも痛むことが特徴である。痛みに対する感受性には個人差があるが、間断なく続く痛みが患者に与えるストレスは大きいと考えられる。安静にできる環境を整備するとともに、適切な疼痛緩和への援助が必要である。
自己像・ 自己実現	【入院前】 ・飲食店勤務。昨年の4月から、副店長として職員の接遇教育を担当している。 【入院後】 ・「やっとここまできたのに……」 ・「私が行かなければ、職場の人たちが困る」 ・「仕事はやめたくない」 ・「まさか、リウマチなんて……身体が変形して寝たきりになるのは嫌」	● Aさんは成人期にあり、社会や家庭においても重要な役割を担う時期である。 ● Aさんは、昨年から職場において管理職として働いてきた。全身の倦怠感や疼痛を感じながらも出勤していたことから、仕事に対する責任感が強い。また、仕事に対する発言からも現在の職場における自分の役割に対して充実感を感じていたことがわかる。 ● 今回の入院によって、自己像が脅かされる不安を感じている様子がうかがえる。Aさんの不安に耳を傾けながら、疾患に関する正しい知識を提供し、治療に取り組む意欲をもてるようなかかわりが必要となる。
健康認識・ 健康管理	【入院前】 ・46歳 ・飲食店の副店長 ・2か月ほど前に風邪をひき、体調を崩したが、無理をして出勤をしていた。 ・2月下旬より全身の痛みが強くなり、夜もほとんど眠れなくなった。 ・夫に付き添われ大学病院を受診し、関節リウマチにて入院となった 【入院後】 ・「もっと早く病院に行けばよかった……」 ・「まさか、リウマチなんて……身体が変形して寝たきりになるのは嫌」 ・「身体中が痛い……」 ・涙を浮かべ、苦痛様表情みられる。	● 入院時の主訴や検査データから、関節リウマチによる急性増悪をきたしている。 ● Aさんは、身体の不調を自覚していたにもかかわらず、「風邪症状の延長である」と自己判断し仕事を優先する行動をとっていた。受診が遅れたことについて後悔の発言が聞かれているが、疾患に関する知識が不足している。今後、治療を確実に行っていくためには、Aさんの関節リウマチに対する正しい理解が必要になる。まず、患部の安静と全身倦怠感を軽減できるようなケアの工夫を行いながら、効果的な治療を受けられるように援助するとともに、Aさんへの退院後の生活を視野に入れた説明、指導が必要である。
関係・役割	・家族構成：夫（50歳）と長男（20歳）の3人暮らし。 ・夫に付き添われ大学病院を受診した。 ・飲食店勤務（副店長）	● 関節リウマチは、一般的に慢性の経過をたどり、寛解と再発を繰り返すことが特徴であり、その治療も長期に渡る。治療の継続と日常生活の自己管理によって、疾病の経過を左右する。患者本人の疾患や治療に対する理解はもちろんのこと、生活をともにする家族や親近者の協力が重要になる。

＊今回は発症～急性増悪期（入院1日目）に焦点を当てたため、「性・生殖」「皮膚・粘膜の保全」の項目については記載していません。

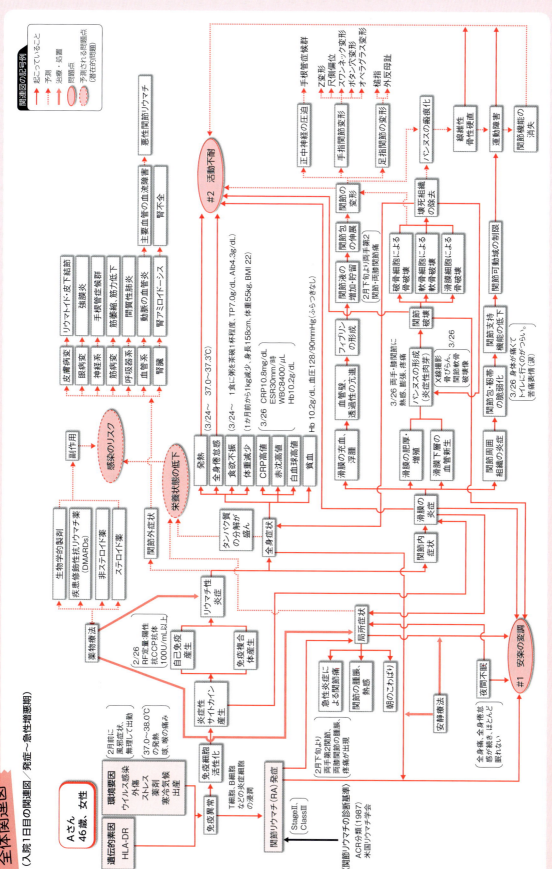

◎関連図の書き方の解説

STEP 1 ミニ関連図を作成する

　教科書や参考書には、その疾患についての発生機序、特徴的な病態、症状や検査・治療、一般的な経過、看護について詳しい解説があると思います。それらをよく読み、まず、患者さんのもつ疾患について調べることから始めましょう。

　今回は関節リウマチを例にして、「自己免疫」「免疫異常」「滑膜の炎症」「関節破壊」などの用語をキーワードとして取り上げましたが、自分でよくわからない用語や症状のメカニズムなど、学習したいキーワードはいくつあげても構いません。

　大切なことは、わからないことをそのままにしてしまわないことだと思います。以下「自己免疫（免疫異常）」と「滑膜の炎症」「関節破壊」のメカニズムについて、3つのミニ関連図を書き、簡単な解説を加えました。

①自己免疫（免疫異常）

　人間の身体には本来自分の身体を細菌やウイルスなどから守るしくみがあり、これを免疫機構といいます。この機構に異常をきたし、自分の身体や組織の一部を抗原と認識し攻撃するという病態を自己免疫疾患とよびます。

　関節リウマチをはじめとする膠原病では、いずれの疾患でも自己免疫とよばれる自己免疫異常が深く関与していると考えられています。関節リウマチの病態の中心にある自己免疫の異常については、まだ明らかにされていませんが、遺伝的素因（HLA-DR）をもった個人に、ウイルス感染やストレス、薬剤、外傷、紫外線などの環境要因が加わることによって、T細胞を中心とした自己免疫細胞が活性化され、免疫や炎症に関連するさまざまな細胞から炎症に関するサイトカインなどの化学物質が放出されます。その炎症性サイトカインに反応して、さらに滑膜細胞が異常に増殖、肥厚

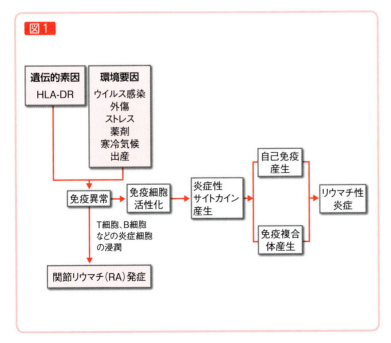

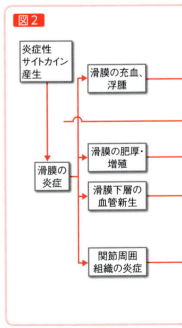

することで炎症が引き起こされることがわかっています。このメカニズムをミニ関連図にしたものが 図1 です。

②滑膜の炎症

滑膜に炎症が起こるきっかけとなる自己免疫（免疫異常）のしくみは、図1 を用いて述べました。では、炎症を起こした滑膜は、どのような経過をたどり関節破壊に至るのでしょうか。「滑膜の炎症」から「関節破壊」に至るまでの経過について、ミニ関連図に表したものが 図2 と 図3 です。

関節リウマチ（RA）の経過については、さまざまな分類がありますが、発症や進行の速度にばらつきがあり、症状の現れ方も個人差の大きい疾患です。そのため、発症した段階でどのタイプで経過するのかといった診断は難しい疾患とされています。

免疫異常によって炎症を起こした滑膜は、充血し浮腫が起きます。その結果、関節腔内の水分量が増加し関節腔内に貯留します。水分量が増すことで関節が腫脹して疼痛を感じるようになります。Aさんの場合は、すでに骨びらんが部分的に起こっており、急激な進行であることがわかります。

また、滑膜の炎症は、関節周囲の組織に広がり、関節周囲の筋肉の萎縮や関節包・靱帯の脆弱化とともに関節支持機能を低下させ、関節可動域の障害が起こります。関節軟骨、骨の破壊の進行とともに関節の変形、脱臼を起こし関節運動が障害され、最終的に運動機能、形態も失われます。

③骨破壊

炎症性サイトカインに反応して、滑膜下層では血管新生を起こしながら増殖を始め、さらに滑膜細胞が増殖・肥厚し、パンヌスが形成（炎症性肉芽）されます。そして、ここから分泌されたタンパク分解酵素によって軟骨が破壊され、また、パンヌスと骨に接した部分に出没する破骨細胞により、骨が破壊されていきます。Aさんの場合も増殖する滑膜がパンヌス（肉芽組織）を形成し、骨と軟骨組織を侵食された結果、軟骨の破壊に至っています。それを示す検査結果として、X線撮影

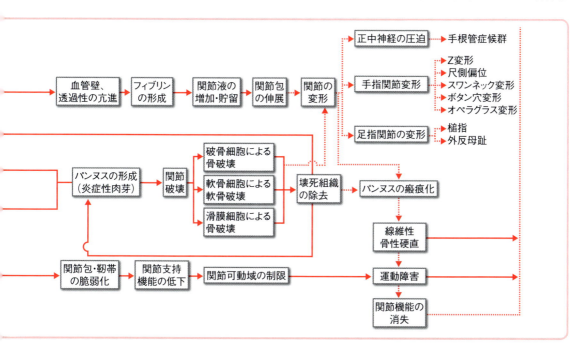

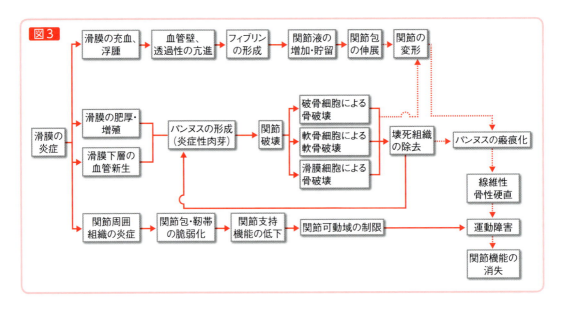
図3

像で膝関節の関節間隙の狭小化、骨びらんが確認されています。

さらに、細胞破壊による産物、壊死組織の除去のためにパンヌスが形成され、この肉芽が関節軟骨をおおうように増殖していくと、関節軟骨の破壊が進み関節軟骨周辺の骨組織を破壊していきます。その後、パンヌスの瘢痕化が起こるのですが、このパンヌスが新たな刺激となり、リウマチ性炎症の1つである全身症状をさらに悪化させるのです。この過程を繰り返すなかで、徐々に関節可動域の制限が進行し、関節は亜脱臼や変形を起こし、線維性骨性強直が起こり、関節機能の消失につながります。

STEP 2 患者さんの個別情報を加え、全体関連図を書く

さて、次は全体関連図の作成に取り組みます。まずは、ミニ関連図を机の上に並べ眺めてください。何を感じるでしょうか。そうです、患者さんが存在しませんね。ミニ関連図は患者さんのもつ病気（病態）を図に表したものでした。そのため、ミニ関連図を並べただけでは、病気の説明が並んでいるだけで、ただの病態図でしかありません。

次に、みなさんがすることは、患者さんの個別情報を加えることです。ただし、何でもかんでも患者さんの情報を加えればよいわけではありません。必要な情報を選択し、なぜその情報が必要だと思ったのかよく考えることです。そして、その理由が「つらいと言っている」や「痛そうだ」といった感覚だけでなく、そのつらさや痛さは、Aさんのもつ疾患のどのようなメカニズムから発生しているのか、病態とどのように関連しているのかを考えながら加えるようにしましょう。

そして、もう1つは、事例のAさんでいえば、関節リウマチの初期は局所症状として「関節痛」や「関節の腫脹」、全身症状として「倦怠感」や「発熱」が出現することを学習しました。ただし、どのように怠いのか、怠さのために何が起きているのかというように、患者さん一人ひとりの感じ方や状況は違うはずです。そういった個別性の情報を病態とつなぎ合わせて、関連図に記入するようにしてください。

STEP 3 関連図を他者に説明する

　さあ、関連図が出来上がりました。いまの患者さんの状態（全体像）をうまく表せていますか。せっかくの力作ですから、ぜひ周囲の友人や教員に見てもらい、意見、感想を聞いてください。

　そして、できれば関連図について他者に説明をしてみましょう。説明とは、用語と用語（情報と情報）の間には、どのような関連があると考えて線を結んだのか、なぜ矢印はこの向きなのか、Aさんの看護問題を見いだすまでには、収集した情報をどのように解釈し、Aさんのもつ疾患と関連づけたのか、今後は何が予測されるかなどです。

　説明に困る部分は、自分自身がよく理解できていないところだと思いますし、他者に説明することで自分の思考も整理され、次につながる効果的な学習方法であると思います。ぜひ友人同士で関連図を見せ合い、説明を聞き合いましょう。

◎おわりに

　今回の関連図においては、「発症時で、急性増悪」の状態に焦点を置いたため、身体的側面を中心に作成しました。そのため、具体的な治療方法やそれに伴うリスク、Aさんの病気に対する認識など、アセスメントでは少し触れましたが、関連図のなかには取り上げませんでした。

　関連図は1枚書いたら終わりではありません。患者さんの状態はどんどん変化していきますから、面倒がらずに、そのつど関連図に追加、修正を加えながら、患者さんの全体像をとらえる努力をしましょう。その努力は必ず患者さんの看護に活かされると信じて。

●参考文献
1）松浦美喜雄、浦田幸朋（編集）：JJNスペシャル78、実践リウマチ・膠原病ケア、医学書院、2006
2）松木光子（編集）：看護診断の実際―考え方とケーススタディ、改訂第2版、南江堂、1994
3）尾岸恵三子、足立悦子（編者）：関節リウマチのある患者の看護相談室、医歯薬出版、2003

⑳統合失調症患者の関連図の書き方

◎関連図の書き方のポイント

　統合失調症患者の関連図を書くためには、まず統合失調症の病態を正確に理解することから始めましょう。

　統合失調症[1]は、青年期に好発し、幻覚や妄想、自我障害などの陽性症状と感情鈍麻、自発性低下、社会的引きこもりなどの陰性症状および記憶、注意、実行機能などの認知機能に軽度の障害を示す疾患です。

　この疾患は、慢性の経過をたどりやすく、慢性期になると陰性症状がよくみられます。発症の原因はいまだ不明ですが、現在では、遺伝的要因や脳内の神経伝達物質の異常（ドーパミン仮説）、心理的・社会的ストレスなどの相互作用が影響することが明らかになっています。

　関連図は、対象の全体像をとらえ、情報間の関連性を整理しながら看護問題を導き出す1つの方法です。ここでは、対象の情報から関連図を書くときのポイントを説明します。

　まず、①対象の情報を一般的な病態と照らし合わせ、基準値や一般像から外れているものは何かを把握します。次に、②症状や病像が日常生活に与える影響やそれに対する対象の認識、反応を押さえます。そして、対象の諸症状や現在おかれている状況から、③存在する看護問題や予測される看護問題を導き出し、そのプロセスを矢印（→）でつないでいきます。

　関連図を作成する過程では、対象の家族背景や生活歴、性格特性や能力、現在に至るまでの経過などの情報を、「身体的側面」、「心理的側面」、「社会的側面」に分けて一つひとつ整理していくと、対象を総合的にとらえられ、全体像がイメージできると思います。

　では、統合失調症の事例をもとに、関連図の書き方を考えてみましょう。

◎事例紹介（入院3日目〜）

❶患者紹介

【患　　者】M氏、38歳、男性
【職　　業】無職
【診 断 名】統合失調症、低ナトリウム血症
【家族構成】両親と本人の3人暮らし。父親の年金収入で生活している。
【既 往 歴】18歳のときに交通事故で顔面切傷。ほかの既往疾患などはなし。
【生 育 歴】父親はサラリーマン、母親は主婦というごく一般的な家庭に育つ。小中学校時代は走ることが好きで、駅伝の選手として大会に出場したこともあった。成績は下位で、自

己主張もしない目立たない生徒であった。おとなしい性格だが、将来はマラソン選手になりたいと話していた。

一人っ子のため、両親から溺愛されて育った。ほしいものは何でも買い与えられ、とくに母親から怒られたことがない。

【現病歴】高校2年生の頃より、生活のリズムが乱れ初め、学校を休みがちになった。その頃より幻聴と「母に嘘をつかれている」という妄想が出現し発症した。高校卒業後、自衛隊に入隊するが、環境になじめず3か月で辞めてしまう。その後もアルバイトを転々とするが長続きはせず、自室にこもることが多くなった。

20歳を過ぎた頃からは、仕事もせず、親に依存した生活を送っていた。発症以来、地元の精神病院の外来に通院をし、薬物療法を受けていた。妄想に左右されて時折、母と口論し、暴力をふるうこともあった。自室にこもることが多く、食事は母親が部屋まで運び、本人は父親の留守中に居間に下りてくる程度であった。また、幻聴や被害妄想が強くなると、母の作った食事を取らず、カップラーメン類やスナック菓子を食べるという不規則な生活を送っていた。

発症後20年間に4回の精神科入院歴がある。いずれも任意入院である。

2～3年前頃より飲水量が増加し、家族が注意しても聞き入れず、1日に約3Lの水分をとるようになった。本人は「（以前入院していた）病院は厳しく、あまり水分を取らなかった患者さんが次々に倒れていったので、自分は水を飲まなくてはいけないと思うようになった」と話している。1年前頃より、さらに飲水量が増加し（6～8L/日）、顔面のむくみや腹部の膨満、全身浮腫が認められるようになった。

3日前の夜には、台所の水道蛇口に口をつけて飲水（蛇口飲水）している姿も見られたため、心配した家族とともに精神科外来を受診した。外来での採血の結果、ナトリウム値の低下を認めた。本人は入院治療を拒んだが、母親が付き添うことを条件に同意し、任意入院となった。

【主症状】多飲（6～8L/日）、自閉、被害妄想、自発性の低下
【入院形態】任意入院

❷ 入院後の経過

入院時の検査データは、ナトリウムが125mEq/Lであり、全身の浮腫が認められた。治療は行動療法が開始され、医師の指示で飲水量を設定し、1日に3回の体重測定と、行動制限が行われた。

行動範囲は、看護師や母親が付き添って1日2回、売店へ買い物に行く以外は病棟内になった。排泄やタバコを吸うためにデイルームに出てくる以外は、病室で横になっていることが多かった。

1日3回の体重測定では、4～5kgの体重増減が認められ、手洗い場にコップを持って行き、飲水する姿も見られた。

学生は、M氏の入院3日目から受け持つ。学生がM氏にあいさつすると、視線を合わせず軽く会釈をした。母親が「せっかく来てくれたんだから、お話したら」とM氏を促すと、「だるいから売店に行くとき、また」と言い、ベッドに横になった。

◎情報収集とアセスメント

M氏の情報収集には、ゴードンの機能的健康パターンを活用してデータベースを用い、整理した。

項　目	情　報	アセスメント
呼吸・循環・体温	S： ・「息が切れるんです」 ・「手が腫れています」 ・「顔が腫れてるのは蚊に刺されたんですかね」 O： ・体温36.2〜36.6℃、血圧135〜140/80〜90mmHg、脈拍120〜125回/分（週末の脈拍：75回/分）、呼吸数25〜30回/分 ・喫煙習慣あり、20本/日（20歳頃から喫煙している）。 ・タバコは自己管理できている。デイルームで喫煙をしている。喫煙時も他の患者とは話をせず、タバコを夢中で吸って病室に戻る。 ・手足がむくんでいる。眼瞼の腫脹もみられる。	● M氏の脈拍と呼吸数は、成人男性の一般的な呼吸数（12〜20回/分）、脈拍（60〜80回/分）と比べると、頻呼吸、頻脈である。そのため息切れや手指の浮腫が症状として現れ、M氏もそのことを自覚している。 ● これは、①水分の多飲による心負荷、②女子学生の測定に対する緊張やストレスによる交感神経の活動興奮、③抗精神病薬の服用による副作用などが要因となり、循環動態に影響を与えていることが考えられる。 ● このまま、飲水量のコントロールが図れず多飲水が続き、加えてさまざまなストレスが蓄積することで、心臓への負担は増加し、さらなる循環動態の変調をきたす可能性が考えられる。 ● M氏は喫煙習慣があり、現在は20本前後のタバコを計画的に喫煙できている。年齢的には生活習慣病の危険性も考えて、禁煙本数を見直すことも必要である。しかし、喫煙はM氏にとっての気分転換活動になっていることも考えられるため、現時点では無理な制限はせずに経過を観察していく。
栄養・代謝	S： ・「別に喉が渇くわけじゃないんですけど、家にいるときから2Lを3〜4本飲んでいたんです」 ・「お茶はさわやかになるからいい」「口が気持ち悪くて、だるいです」 ・「お茶を飲まないと口の中がネバネバしていられな」 ・「水分を取らないとよくならないような気がするんです」 ・「前の病院は厳しくて、あまり水分を取らなかった患者さんが次々に倒れていったので、自分は水を飲まなくてはいけないと思うようになった」 O： ・食事形態：常食、病室で母親と一緒に摂取。 ・摂取量は1/3〜1/2であり、食事摂取量が少なかった日は、夕方、コーヒー飲料やスナック菓子を間食している。 ・検査データ：総タンパク：7.8g/dL、アルブミン：4.4g/dL、Na：125mEq/L、K：4.3mEq/L、BS：150mg/dL ・身長：165cm、体重：64kg、BMI：23.5 ・体重の日内変動（±4〜5kg/日）がある。 ・飲水量は、把握できる範囲で1日に6〜8Lくらい。	● M氏は、1日に6〜8Lの水分を摂取しており、これは、慢性期の精神障害に特徴的な水分の過剰摂取の状態（多飲水）であると考えられる。 ● 体重は1日に4〜5kgの範囲で増減を繰り返し、血液検査データでは、電解質のナトリウム値が低値を示していた（基準値140mEq/L）。 ● さらに、「水分を飲まないとよくならないような気がする」と認識しており、自発的な飲水量の調節は困難な状態にあるといえる。多飲水が起こった原因の特定は難しいが、抗精神病薬の副作用である口渇による飲水行動も一因と考えられる。 ● また、以前入院した病院で、他の患者が倒れた姿を見たことがきっかけで、「水分を摂取しなくては自分もそうなる」と妄想的な解釈をしたことも影響していると考えられる。さらに入院、幻覚・妄想によるストレスが、飲水行動を促進していると考えられる。 ● 多飲水で問題となるのは、低ナトリウム血症である。M氏は現在、けいれん発作や意識消失などの水中毒症状が出現していないが、ナトリウム値が低値であることから、水中毒症状を起こす危険性がある。そのため、行動療法をサポートし、飲まずにはいられないM氏の気持ちに共感しながら、心理・教育的なアプローチをする必要がある。

項　目	情　報	アセスメント
		●また、多飲水にともない、食事摂取量も左右され、それを間食で補うという悪循環が生じている。M氏のBMIは23.5と正常範囲内であり、栄養状態の指標である総タンパクやアルブミン値も基準値内であるが、このまま不規則な食生活が続くと、栄養の偏りや多飲水にともなう栄養状態の変調へと移行する可能性もある。

看護問題　#1　抗精神病薬の副作用、飲水行動の妄想的解釈、入院によるストレスによる多飲に関連した体液量の過剰
　　　　　　　#2　抗精神病薬の副作用、幻覚・妄想状態による認知障害に関連した非効果的自己健康管理

項　目	情　報	アセスメント
認知・知覚	S： ・「お母さんは昔、浮気していた」「いまもKさんと浮気している」 ・「△党（政党）をやめてほしい」 ・「父親がきちんとすればよくなると思います。父親がきちんとやるべきことをやらないのがいけない」 ・「（母親）お前は人を10人も殺して悪いやつだ」 ・「ほかの人と話すと疲れます」「1人のほうがよいので」 ・「何で入院しているのかがわからない」 O： ・病室で1人のときは、ときどきにやにやと笑っていることがある。母親と一緒にデイルームにいるときは、他人と話すことはなく、タバコを吸ったりお茶を飲んだりしている。しかし、部屋で母親と2人のときは話をしている。 ・意識レベル：清明 ・生育歴：両親から溺愛されて育つ。ほしい物は何でも買い与えられた。とくに母親に怒られたことがない。	●統合失調症では、精神症状として妄想や幻覚が出現する。M氏の言動は、現実を正しく認識することができない妄想状態にあるといえる。とくに母親に対する妄想と依存が強く、母親に対して妄想を抱く反面、付き添いを強要するなどの依存的欲求が同時に存在している。 ●M氏の生育歴からは、母親との閉塞した親子関係や口唇愛期の発達が不十分であったことうかがえ、効果的な母子分離が図れなかったことが、母親への依存を形成していったと考えられる。 ●M氏の母親への依存は、対人関係を適切に維持することが出来ず、「1人のほうがよい」と訴えるなどの、社会性の障害を生じている。このままではさらに自閉傾向が促進される可能性もある。 ●そのため幻覚・妄想状態に対しては、M氏が少しずつ現実的な認識が出来るようなかかわりをする必要がある。また、M氏の自閉や社会的な孤立が促進されないような看護介入が必要である。 ●しかし、M氏が「他の人と話をするのは疲れる」や「1人のほうがよい」と話していることから、無理な対人接触はさらなるストレスを生じることも念頭に入れ、かかわる必要がある。

看護問題　#3　自発性・活動性の低下、自己の身だしなみへの無関心・無頓着に関連したセルフケア不足：清潔・整容

項　目	情　報	アセスメント
活動・運動	S： ・「朝、売店に行っています。お茶とコーラを買うんです」 ・「だるくて動きたくない」母親に会話を勧められると、「だるいから、売店に行くとき、また」と話す。 O： ・午後はベッドに横になることが多い。	●M氏は、売店に行く以外は「動きたくない」と話し、ベッド上で過ごすことが多い。これは、水分の過剰摂取に伴う倦怠感や、対人関係を築くことができないことによる自閉傾向により自発性が低下していることが要因と考えられる。このままの状態が続くと、陰性症状は悪化し、さらに多飲水を繰り返すという悪循環が生じる可能性がある。

項　目	情　報	アセスメント
	・足の爪が伸びていることを指摘すると、ベッドに横になり足を差し出す。 ・入浴は看護師の声かけで行っている。 ・目やにがついている。整髪せず、毛髪はベトベトしている。	●また、陰性症状の悪化は、対人関係の障害、母親への依存、孤独感を強めることにつながり、さらにそのストレスが飲水行動を促進する危険性がある。 ●また、対人接触が少なく、自閉傾向にあるM氏は、自分自身の身だしなみへも無関心となり、そのために整容、清潔行動が自立できていないことが考えられる。
看護問題	#4　母親への依存、自閉傾向により対人関係が築けないことに関連した社会的相互作用の障害 #5　母親への依存に関連した非効果的個人コーピング #6　幻覚・妄想による現実認識の低下に関連した思考過程の障害	

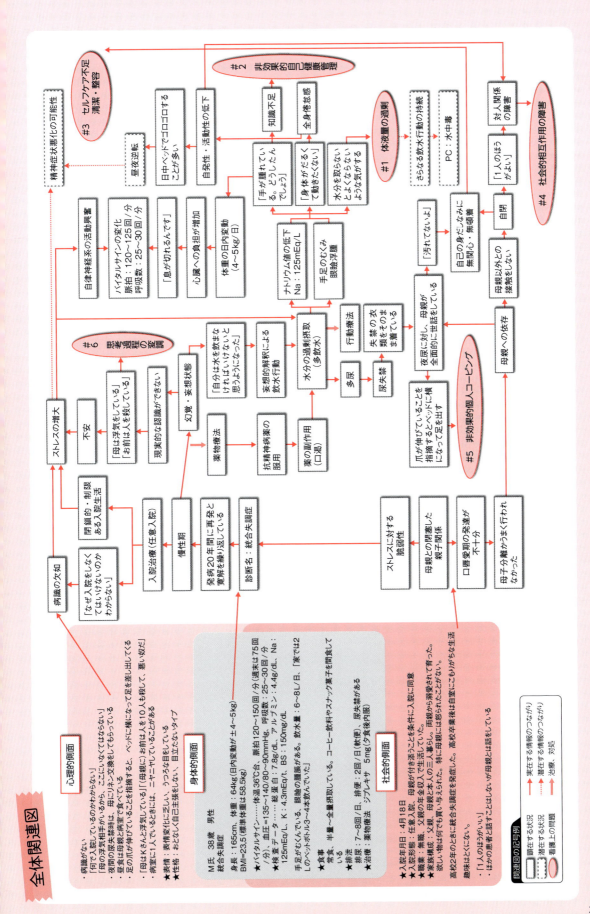

◎関連図を書き方の解説

●関連図を書く前の心構え

　一般的に統合失調症は、10代後半にから30代前半に発症することが多く、病因はいまだ不明の内因性疾患です。発症後は、症状が消長し、慢性化の傾向をたどりやすく、治療効果が上がって安定しても、再発を繰り返すものが少なくないといわれています。症状の強弱や消長は、単に病気の性質だけではなく、患者を取り巻く環境にかなり左右される[2]ことも報告されています。

　こうしたことから、統合失調症の患者をとらえるためには、病態や症状、治療に加え、生育歴、生活歴、家族の患者への対処状況なども含めた、さまざまな側面を総合的に判断することが必要です。そして、統合失調症は遺伝性要因や脳の代謝障害と社会的・心理的ストレスとの相互作用などが、発症に関連していると考えられるため、患者の身体的・心理的・社会的側面などからの情報を大切に、関連図を作成していきましょう。

　M氏は、統合失調症の診断を受けてから、再発と寛解を繰り返し20年が経過した慢性期の患者さんです。M氏の事例をもとに、関連図の書き方を一緒に考えてみましょう。

　今回は、M氏の看護問題である「＃1　体液量の過剰」と「＃4　社会的相互作用の障害」が導き出されたプロセスを説明します。

STEP 1　収集した情報を整理する

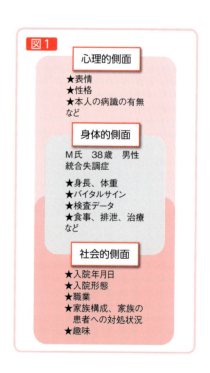

　収集した情報は、「身体的側面」「心理的側面」「社会的側面」のどの側面に相当するかを考えながら行う情報の整理をします 図1 。精神疾患の発症や症状の程度は、身体・心理・社会的な要因が複雑に関連しているため、このように情報を3側面で整理すると、患者の全体像がとらえやすくなります。また、この全体像を関連図中に図示することで、対象が身体的・心理的・社会的側面をもつ、1人の人間であることが明確になります。

　関連図の書き方にはさまざまな方法があり、1人の人間である対象を「人間の絵」で表現したり、「M氏」と端的に表現する方法も日常的に使われています。そのため、関連図の表現方法に関しては、どの方法を用いてもかまいません。対象をとらえやすく、活用しやすい関連図が作成できるように工夫してみてください。

STEP 2　対象を起点に図を展開する

　情報の整理ができ、関連図に対象が図示されたら、そこを起点にして関連図を広げていきます 図2 。まず、対象の疾患である「統合失調症」の病態に注目して、対象に生じている病態を明確にしていきます。ここでは、病期（急性期なのか/慢性期なのか）や現在の症状などをとらえること

が必要です。

　M氏は、統合失調症の慢性期にあり陰性症状が中心ですが、「幻覚・妄想状態」も持続していました。母親が付き添うことを条件に「任意入院」となりました。また治療は、「薬物療法」を中心に行っていました。

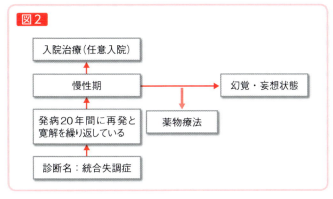

STEP 3　基準値から外れたものを把握する

　対象の病期や症状がとらえられたら、次に、基準値や一般像から外れている情報は何かを把握していきます。

　M氏は、「水分の過剰摂取」と「母親への依存」が生じていました。M氏の「水分の過剰摂取」の背景には、抗精神病薬の副作用による口渇や入院に伴うストレス、幻覚・妄想状態によるストレスなどが飲水行動を促進したと考えられます。また、「母親への依存」の関連要因は、幼少時の閉塞した母子関係や良好な口唇愛期の発達を図れなかったことなどがあげられます。つまりstpe 3では、「水分の過剰摂取が起こっている背景は何か」、また「母への依存傾向が形成されたのは何故か」を考えながら、身体・心理・社会的側面から情報を読み進め、その関連性を矢印でつなぐ作業になります　図3　図4　。

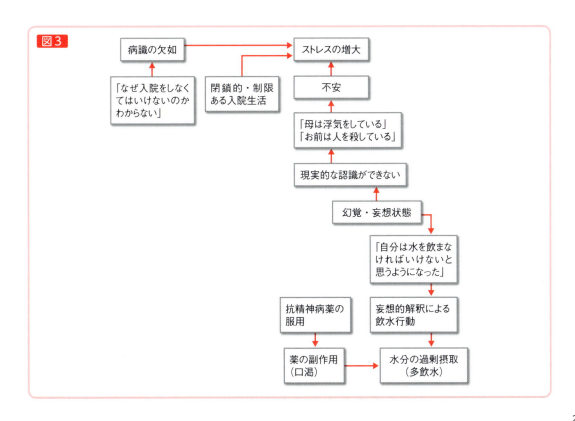

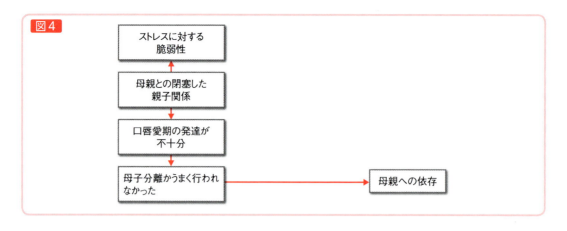

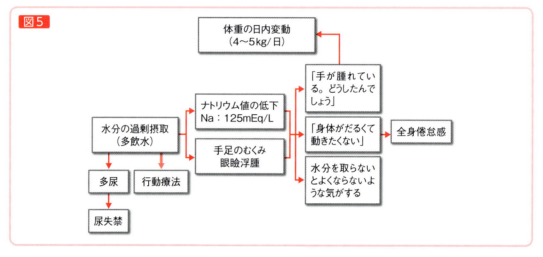

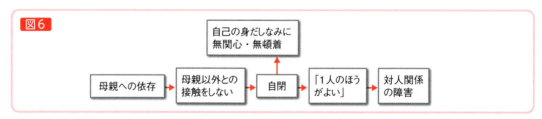

STEP 4　どんな問題が発生するかを考える

　次に、症状や病像が発生したことにより、どのような問題が生じているのかを考えます。この段階では、患者自身の症状や病像に対する感じ方や反応なども含めて考えていきます。M氏の場合では、「水分の過剰摂取」により、「浮腫」や「低ナトリウム血症」「失禁」などが発生し、「手が腫れている」「だるい」「水を取らないとよくならないような気がする」と話しています。また、「母親への依存」からは、「自閉」や「自己に対する無関心」などが生じ、「1人のほうがいい」と話しています 図5 図6 。

STEP 5　総まとめ

　以上の4つのステップを経て、患者さんの諸症状や現在置かれている状況から、存在する問題（顕

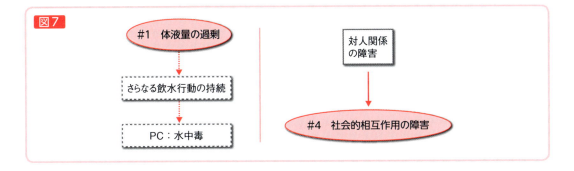

在的な問題）と予測される問題（潜在的な問題）を考えていきます。

　M氏は、抗精神病薬の副作用である口渇や病識欠如状態での入院生活、幻覚・妄想による不安感、飲水行動の妄想的解釈などにより水分の過剰摂取を起こしていました。

　人間は、水分を適切量摂取して排泄するという能力をもち、生理的許容範囲のなかで、無意識にこのバランスを保っています。しかし、M氏はこのバランスが保てず、浮腫、ナトリウム値の低下、失禁などが生じていました。さらにM氏は、「水分を取らないとよくならない気がする」と話しており、飲水制限を始めても、飲水行動の調節が図れない状態でした。このまま、過剰な飲水行動が持続することは、水中毒（水中毒の詳細は、次の項で具体的に述べます）へと移行し、意識消失やけいれん発作など生命をも脅かす病態をまねく危険性があります。以上のことから、看護問題として「#1　体液量の過剰」が導き出されました　図7　。

　また、M氏は幼少時からの閉塞した親子関係、口唇愛期の発達が不十分であったことで母子の分離が効果的に図れず、母親に対する依存が形成されたことが考えられます。母親への依存は、M氏が社会に接触することを抑制し、自閉傾向を促進するため、対人関係が築けないことにつながります。以上のことから看護問題として「#4　社会的相互作用の障害」が導き出されました　図7　。

● 看護問題の優先度の決定

　看護問題が導き出されたら、その問題の優先度を決定していきます。看護問題の優先度を決定する上では、まず患者の身体症状や生命に影響を及ぼす危険性のある問題を第一に考えなくてはなりません。そのため、M氏の事例では、「#1　体液量の過剰」がいちばん優先度の高い看護問題といえます。

◎学生が混乱しやすい点

　精神科領域では、原因不明の「精神障害に伴う多飲水」「水中毒」いう状態像が問題となることがあります。その発生頻度は意外に多く、学生が実習で受け持つこともあります。学生は、精神疾患そのものの病態に加えて、こうした状態像のある患者を受け持つと、対象の理解ができず、看護問題の把握に苦労することが多いようです。その原因には次の2点が考えられます。まず、統合失調症の病態と多飲水が結びつかないこと、次に、多飲水のメカニズムが不明であるために混乱してしまうことです。

　ここでは、多飲水のある患者の関連図を作成するうえで必要な知識を整理して、水中毒発生との

関連性について説明します。

●病的多飲水と水中毒の関係

精神科入院患者の多飲については、統一された用語の定義もなく、主に「多飲水」「病的多飲水」「水中毒」などが用いられています。中山ら[3]は、「病的多飲水は、検査所見の異常や臨床症状の有無にかかわらず、精神障害者において過剰な水分摂取がみられる病態」と定義し、スクリーニング基準を作成しました。その3大基準は、A．体重変化（1日に3kg以上の体重変化があれば陽性）、B．多飲水関連行動（12項目）、C．症状（①尿失禁、②嘔吐、③浮腫、④意識障害、⑤けいれん発作、⑥その他）です。

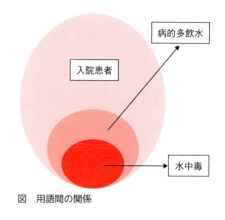

図　用語間の関係

また、「水中毒は、多量の飲水や抗利尿ホルモン分泌異常症候群（syndrome of inappropriate secretion of antidiuretic hormone：SIADH）などにより、細胞内の水分が過剰状態となり、低浸透圧血症、低ナトリウム血症をきたして生じる。重篤な場合は、脳浮腫によって頭蓋内圧が亢進し、種々の神経・精神症状を呈する。その症状は食欲不振や悪心・嘔吐などの消化器症状や多尿、尿失禁、頭痛、全身倦怠感などに始まり、見当識障害や意識障害、けいれん発作、昏睡などを呈し、時に生命の危険を伴う状態」[4)5)]です。

さらに、「精神科領域では心因性の多飲によって水中毒を生じ、けいれん発作、横紋筋融解症などが引き起こされるケースがあり、多飲傾向がある患者は注意を要する。抗精神病薬の長期服用が心因性多飲を誘発する」[6]という報告もあります。

ここでは、田巻ら[7]の定義に準拠し、入院患者の中で多飲傾向のあるものを「病的多飲水」、そのうちさらに、低ナトリウム血症などを示し重症化したものを「水中毒」ととらえて話を進めます。

精神病院入院患者の10～20％に「病的多飲水」がみられ、3～5％は「水中毒」という報告[8]もあります。「病的多飲水」のある者の診断カテゴリーでは、統合失調症や躁うつ病、人格障害、精神遅滞、神経性食思不振症などがあげられています。とくに、統合失調症の慢性期患者にこの状態像を示す者が多くみられますが、さまざまな精神症状と多飲水による身体症状との関連が複雑に絡み合っているため、学生の皆さんの理解を困難にしているようです。

◎学生が間違いやすい看護問題

M氏の多飲水にかかわる問題をみると、体重の日内変動は4～5kg、飲水量は6～8L/日、尿失禁と浮腫があり、前述の中山らの病的多飲水スクリーニングA、B、Cの3大基準を満たしています。そのため学生は、水中毒という病態が先に出現した結果、多飲水が引き起こされたと考えがちです。そして、水中毒⇒多飲水⇒低ナトリウム血症という矢印（→）で看護問題をとらえる傾向にあります。多くの学生の作成した看護問題リストには、「♯．水中毒に関連した体液量の過剰」「♯．水中毒に関連した体液量平衡異常：低ナトリウム血症　血中Na値125mEq/L↓」としてあげられています。現在、M氏に水中毒症状はみられていませんが、血中Na値125Eq/Lであり、「水中毒」

が潜在する状況になる可能性を視野に入れた看護介入が必要です。

●水中毒について

　水中毒の発症する主な原因は多飲水や水分排泄障害によりますが、妄想や不安焦燥などの精神症状の悪化とさまざまなストレスが多飲水に影響していることも見逃してはなりません。

　M氏の多飲水の動機も、「水分を取らなかった患者が次々倒れていったので、自分は水分を飲まなければいけないと思った」「水分を取らないとよくならない気がする」などという妄想に基づいています。妄想や不安焦燥感などの精神症状の悪化が、なぜ、病的多飲水につながるかについては、現在もまだ解明されていません。

　しかし、看護難易度評価を含めた病的多飲水患者の臨床特徴[9]は、「①病的多飲水患者には重症の精神障害者が多いが、さらに病的多飲水が重症な患者は閉鎖病棟に入院している場合が多い。②看護上は、不穏となりやすく暴力・暴言などの問題行動が多い、意思の疎通が悪い、被害的で規則を遵守することができない、結果として頻回に身体拘束あるいは保護室へ隔離しなければならない、不潔で排泄に介助を要する、身体症状が出現しやすい、などで、看護により多くの時間を要する看護困難な症例が多い」と報告されています。

　「水中毒」は放置すると、頭蓋内圧亢進症状や意識障害、けいれん発作、昏睡などを起こし死亡することもある状態ですから、適切な医学的介入と看護介入が必要な共同問題です。共同問題[11]とは、「看護師がその発現や状態の変化をモニタリングする生理的合併症」です。看護の守備範囲は、看護診断と共同問題の2つの問題を扱うこともよく理解していなければなりませんね。

●M氏へのつなげ方

　M氏は、統合失調症で発病後20年を経過しています。この間に、さまざまな抗精神病薬の副作用としての抗コリン作用による口渇が原因で、徐々に飲水行動が始まったのではないでしょうか。さらに、慢性期になり、感情鈍麻や自閉、意欲低下などの陰性症状により、20歳以降は、親の収入に依存した生活を送り続けていました。母親が浮気をしているという妄想に左右されながらも、母親への依存欲求は改善することもなく、付き添いを強要した形で入院生活を過ごしています。そして、他患者と意思の疎通をはかることはなく、自分の殻に閉じこもり孤立した生活を送っています。個室に入院しているため、隠れ飲水、蛇口飲水があってもその正確な量を看護師がチェックしにくいこともあります。さらに、母親以外と接触しないことは対人関係の障害となり、自閉につながっています。自閉や活動性の低下がさらに飲水を助長しているとも考えられます。

　このように、M氏の情報をていねいにアセスメントしていくと、統合失調症の「病的多飲水」が「#. 体液量の過剰」につながることが理解できたでしょう。これがさらに重症化すると「水中毒」につながり、生命に危険を及ぼすこともあります。

　したがって、「病的多飲水」のある患者に対して、電解質バランス（とくに血中ナトリウム値）、浮腫、尿失禁、食欲不振、下痢症状、倦怠感、頭痛、嘔吐、けいれん発作などの症状の有無について、共同問題として観察することの重要性が理解できると思います。

◎終わりに

　今回、統合失調症の事例について、①疾患の病態、症状、治療を正確に把握する、②基準値や一般像からはずれているデータはなにか、③精神症状が日常生活に及ぼす影響と対象の認識・反応はどうかという視点から現在生じている現象やその結果生じる問題を矢印で結びつけ、関連図で図式化する段階を解説しました。

　このようにある原因によって生じた問題、その問題から生じた新たな問題というように、看護援助の方向性が同じものをカテゴリー化していくことで看護問題リストが作成されること、そして、この作業を正確に行っていくアセスメント過程が看護過程の展開の最も重要な部分であることが理解できたでしょうか。

●引用・参考文献
1）野村総一郎他編：標準精神医学、第6版、第12章 統合失調症、p.287〜310、医学書院、2015
2）佐藤壹三他編：新版看護学全書 精神看護学2、p.148、メヂカルフレンド社、2011
3）中山温信他：病的多飲水患者の疫学と治療困難性－多施設におけるスクリーニング調査および「看護難易度調査表」による検討、精神医学、37（5）：467〜476、1995
4）榎田雅夫他：水中毒の診断と治療、精神科治療学、7（2）：93〜102、1992
5）川野雅資編：精神科Ⅱ－看護観察のキーポイントシリーズ、p.67〜72、中央法規出版、1992
6）日本精神科看護技術協会編：精神科看護用語辞典　新訂第1版、p.183〜184、メヂカルフレンド社、2000
7）田巻宏行他：病的多飲水患者のケアについて、日本精神科看護学会誌、41（1）：26〜45、1998
8）前掲誌7）
9）前掲誌3）
10）リンダJ．カルペニート著：柴山森二郎監訳：看護診断に基づく成人看護ケアプラン、第2版、p.7、医学書院、2002
11）萱間真美：水中毒患者の看護過程、精神科看護、56：31〜45、1996
12）川野雅資編：精神障害者のクリニカルケア－症状の特徴とケアプラン、水中毒、p.295〜305、メヂカルフレンド社、1998

練習問題

ここまで、さまざまな領域の疾患の関連図の書き方を解説してきました。事例と患者の情報を参考にしながら、あなたなりの関連図を書く前に、代表的な2つの事例の練習問題を用意しました。「事例紹介」と「情報収集とアセスメント」を読んでみて、全体関連図にある空欄に適切な語句を〈語句群〉のなかから選択し、関連図を完成させてください。

> **練習問題1** 直腸癌患者の事例
>
> 全体関連図にある空欄に適切な語句を〈語句群〉のなかから選択し、埋めていきましょう（模範解答はp.123参照）。

◎事例紹介

❶患者紹介

【患　　者】Kさん、60歳、女性
【疾 患 名】直腸癌
【既 往 歴】15年前から高血圧症で通院加療中
【職　　業】無職
【家族構成】1人暮らし（昨年夫と死別）。長男、次男は他県在住である。キーパーソンは長男である。5人の孫をとてもかわいがっている。
【趣　　味】短歌（短歌会役員）、旅行、カラオケ
【性　　格】社交的

❷経過

▶現在までの経過

　数か月前から時折便に血液が混じっていたが、痔出血と思い様子をみていた。1～2か月前から倦怠感が続き内科を受診したところ、貧血があることが指摘された。医師から精密検査を勧められ内科病棟へ入院となった。その後のレントゲン検査、CT検査で直腸腫瘍と診断され、手術目的で外科病棟へ転科転棟となった。

　注腸検査では直腸に狭窄像が認められ、大腸ファイバーによるバイオプシー検査で直腸癌と確定診断された。

　医師から本人と長男へは、肛門から4～5cm付近に全周性の癌があり、腹会陰式直腸切断術と人工肛門造設術が必要であることが説明された。

　医師から説明されたことに対してKさんは、「びっくりしたけど仕方ないよね。癌だって言われたから覚悟はしていたけどね」「手術なんて生まれて初めてだから怖いな。まな板の上の鯉みたい」「人工肛門って聞いたことはあるけど、自分で始末できるのかな。まったく想像できない。いやだな」「もう1人暮らしは無理かねえ」などの思いを話している。また、今回の入院に際して、「今度のことで息子に迷惑をかけている」と話している。

【血液検査データ】　Hb 12.2 g/dL、RBC 380万/μL、WBC 6,800/μL、Ht 38.2%、
TP 6.2 g/dL、Alb 4.0 g/dL
貧血は内科病棟での治療で改善している。

【肺機能データ】　VC（肺活量）2,200mL、%VC（%肺活量）70%、%FEV$_{1.0}$（1秒率）70%
肺機能は若干低いが自覚症状はない。

【今後の治療・処置・検査予定】　手術は3日後に予定されている。今後、CVカテーテル留置、経肛門的イレウス管留置・腸管洗浄、血液検査、骨盤部MRIなどの処置・検査が予定されている。

◎情報収集とアセスメント

項目	情報	アセスメント
健康認知－健康管理パターン	①15年前から高血圧症で内服治療を受けている。 ②他に大きな病気や怪我をしたことはない。 ③「手術なんて生まれて初めてだから怖いな。まな板の上の鯉みたい」 ④「びっくりしたけど仕方ないよね。癌だって言われたから覚悟はしていたけどね」	●高血圧症で薬物療法を受けているものの、他に健康上の問題はなく過ごしてきた。このため、直腸癌と診断され、手術が必要であるという説明を受けて対象は動揺していると考えられる。 ●「仕方ない」「覚悟はしている」という発言から、手術療法の必要性は理解していると思われる。しかし、初めて手術を受けるという未知の経験に対して恐怖を抱いている。 ●また、「まな板の上の鯉」という発言からは、手術に対しての消極的な姿勢が感じられる。これは危機的状況である手術を乗り切ろうとする、対象自身の心の準備が整っていないためと考えられる。 ●以上のことから、対象の恐怖や不安を受容するとともに、手術や検査に対する説明を十分に行い、手術に向けてのこころの準備が整うように支援する必要がある（♯1）。
栄養－代謝パターン	⑥身長155cm、体重50kg ⑦TPNによる栄養開始予定 ⑧Hb 12.2 g/dL、RBC 380万/μL、WBC 6,800/μL、Ht 38.2%、TP 6.2 g/dL、Alb 4.0 g/dL	●腫瘍部からの出血により貧血状態にあったが、内科病棟で輸血療法を受け改善された。 ●近日中にTPNによる栄養管理となるが、BMIおよびTP・ALPは基準値内にあり、栄養面での問題発生の可能性は低いと思われる。 ●経口摂取できないことで少なからず苦痛が生じると思われ、慰安的態度で接する必要があるが、現段階では栄養・代謝面で問題はないと判断する。
排泄パターン	⑨腹会陰式直腸切断術、人工肛門造設術予定 ⑩経肛門的イレウス管を留置し、手術まで毎日腸管洗浄予定	●手術によって腹部と旧肛門部に創が形成される。このため、創部の疼痛が発生する（♯3）。 ●疼痛は体動を困難にし、十分な換気を抑制し無気肺の発生要因ともなる。また、体動が少なくなると麻痺性イレウスの危険が高まる（♯8 CP②③）。 ●さらに、腹部と旧肛門部に形成される創が大きく（それぞれ約25cm、20cm）複数の部位にわたることや、腹部の創に隣接してストー

項　目	情　報	アセスメント
		マが造設されることなどから創部感染のリスクが高い。このため、無菌操作の遵守と確実な創部保護、ストーマケア時の汚染拡散防止などに配慮する必要がある（♯5）。 ● 術前に行われる経肛門的イレウス管の留置や腸管洗浄は、対象の羞恥心を増大させ自尊心に影響を及ぼすと考えられる。イレウス管の留置や腸管洗浄時の羞恥心に配慮して、自尊心を損なうことのないように支援する必要がある（♯2）。
活動−運動パターン	⑪VC（肺活量）：2,200mL、 　%VC（%肺活量）：70% 　%FEV$_{1.0}$（1秒率）：70% 　とくに自覚症状はない。 ⑫高血圧症　BP150〜80mmHg前後で経過。現在、内服薬を中止している。	● 麻酔は気管内挿管による全身麻酔が予定されている。気管内挿管の影響で、気道内の分泌物は増加すると思われる。しかし、対象の肺機能は基準値より低いことや創部痛による咳嗽抑制により、気道浄化が効果的に行われない可能性がある。このため、術前の呼吸機能訓練、排痰訓練などを行い手術に備える必要がある（♯4）。 ● 現在、内服を中止しているが、血圧は極端な高値ではない。しかし、麻酔や術後の精神的ストレスによって変動をきたす可能性が高く、血圧の上昇は術後出血の原因となる。このため、バイタルサインを継続的に観察し、異常時はすぐに対処できるように準備する必要がある（♯8 CP①）。
睡眠−休息パターン	⑬入院前は22：00、就寝6：00起床で、よく眠れていた。 ⑭入院後は不眠時に眠剤を服用しているが、熟睡感はない。	● 眠剤を服用しても熟睡感が得られないのは、生活環境の変化によるものだけではなく、病気や治療・将来に対する不安も考えられる。このため、睡眠のための病室環境を整えるとともに、訴えや思いを傾聴し不安の軽減に努めることが必要である（♯1）。
自己知覚−自己概念パターン	⑮「人工肛門って聞いたことはあるけど、自分で始末できるのかな。まったく想像できない。いやだな」	● 人工肛門に対する知識不足とセルフケアに対する不安感情があるものと推察される。 ● 人工肛門に対する知識不足は、術後のボディ・イメージの形成を妨げ、ストーマの自己管理行動を遅滞させるおそれがある。 ● このため、人工肛門に関する知識提供を行うとともに、術後回復期には十分なストーマケア訓練を実施し、ストーマトラブルを回避できる指導が必要である。社会復帰への自信が高まるよう支援する必要がある（♯7）。
役割−関係パターン	⑯短歌会の役員をしている。 ⑰夫と死別し1人暮らしである。 ⑱「もう1人暮らしは無理かねえ」 ⑲「今度のことで息子には迷惑をかけている」	● 対象は、社交的な性格で趣味も多い。しかし現在は病気になったことで、これまでのような生活ができなくなると考えている様子である。また、息子に対して恐縮するなど、自尊心が低下している状況と考えられる。 ● このため、治療や検査、ストーマケアなどに関して、意思決定に必要な情報を提供し、対象の自尊心を回復・維持できるよう支援する必要がある（♯2）。

全体関連図

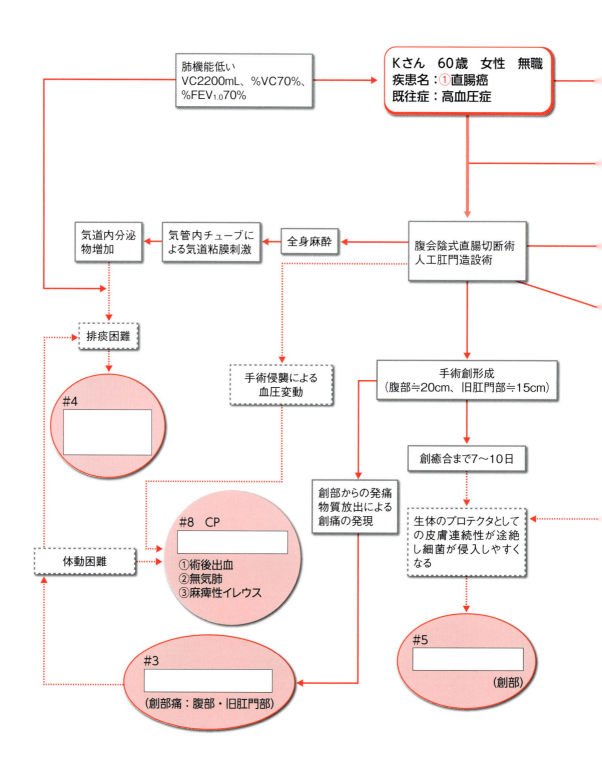

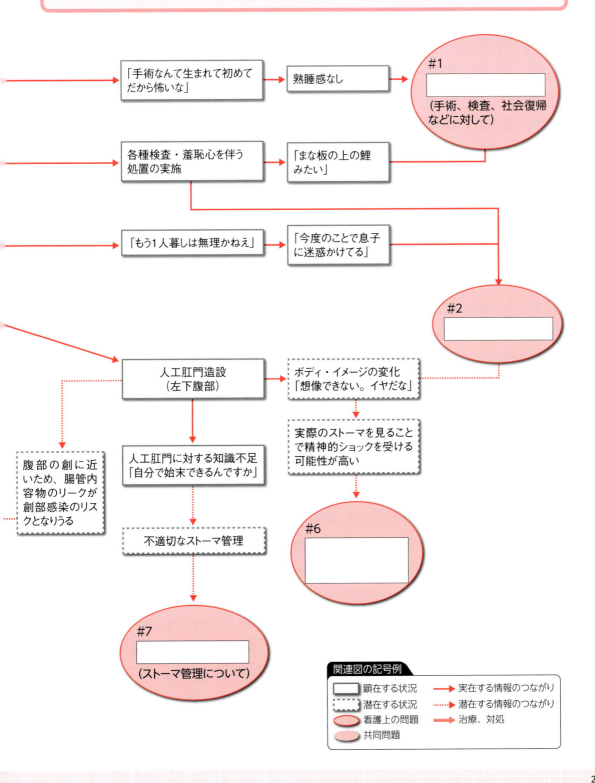

> **練習問題2** バセドウ病患者の事例
>
> 全体関連図にある空欄に適切な語句を〈語句群〉のなかから選択し、埋めていきましょう（模範解答はp.78参照）。

◎事例紹介

❶患者紹介

【患　　者】　Sさん、28歳、女性
【疾患名】　バセドウ病
【既往歴】　とくになし
【職　　業】　大手広告代理店の会社員（営業担当）。多忙で出張も多く、常に最終電車で帰宅する毎日。
【家族構成】　独身。都心のマンションで1人暮し。父親は中学生の頃胃癌で死亡。東北M県で母親と兄夫婦が暮している。S県に妹（既婚）1人、母親は脳梗塞の後遺症で、要介護度Ⅳの認定を受けて在宅で療養中。
【趣　　味】　とくになし。仕事中心の生活
【性　　格】　几帳面、せっかち、責任感が強く、頼まれると断れない。多くの仕事を抱えがち。人当たりはよい。
【嗜　　好】　喫煙30本／日、飲酒ビール少々／2日

❷経過

▶入院までの経過

　3年前から動悸、易疲労、下肢の浮腫、発汗、体重減少を自覚していたが放置していた。2年前の健康診断で、甲状腺の腫大、眼球突出、不整脈を指摘され受診。精密検査の結果、バセドウ病と診断される。チアマゾール（MMI）の内服を開始したが、2週間後に白血球の減少を認め、プロピルチオウラシル（PTU）に変更した。その後は副作用の出現はなかった。不整脈は心電図上で心房細動と診断され、プロプラノロールの内服で様子を観察していた。

　以降、2年間内服を治療を続けた。しかし、甲状腺機能はある程度まで下がったが正常域にならないことや今後の結婚や出産、仕事などのことを考え、医師に手術を勧められて手術目的で入院する。

▶入院時の状態

【自覚症状】　入院に四肢、連日遅くまで働いていたため疲労気味。動悸などの症状はないが、不眠傾向で熟睡感がない。
【身体所見】　身長155cm、体重42.5kg、血圧140/76mmHg、体温37.0℃、脈拍88回／分（リズム不整、結滞あり）、呼吸20回／分、びまん性甲状腺腫、眼球突出軽度、手指振戦なし、皮膚の浸潤あり。
【検査所見】　赤血球数380万／μL、ヘモグロビン（Hb）11.5b/dL、ヘマトクリット（Ht）35.0％、白血

球数4100/μL、T₃ 285ng/dL、T₄ 14.0ng/dL、FT₃ 0.8ng/dL、FT₄ 3.7ng/dL、TSH0.1 μU/dL以下

【心電図】 心房細動

【胸部レントゲン】 心肥大軽度、肺陰影なし

【血　　液】 AB型（＋）、HB抗原・抗体（－）、血清梅毒反応（－）

【疾患・入院・手術に対する受け止め方】

　　　　入院はしたくなかったし、手術もできれば避けたかった。しかし、2年間服薬しても緩解しないため、医師に手術を勧められた。「なかなか決心がつかず悩んだが、仕事が多忙で服薬を継続することや心身の安静を守ることができにくい状況もあり、決心した。頸部に傷跡が残ることが心配。医師から説明を受けているけど、やっぱり手術は怖い」という。

　　　　また、「できるだけ早く職場に復帰しないといろいろ大変……、いつ頃職場に復帰できるのだろうか」という。手術日はS県に住む妹が待機してくれるとのこと。

【医師の治療方針】 手術前1週間は、甲状腺機能の正常化を図るためにプロピルチオウラシルを内服、内服用ルゴール液を投与、心身の安静を図り、甲状腺亜全摘を全身麻酔で行う予定である。

◎情報収集とアセスメント

ここでは、ゴードンの機能的健康パターンの枠組みを使って分類します。

項　目	情　報	アセスメント
健康知覚－ 健康管理 パターン	S：手術はできるだけ避けたかった。説明を受けているけれど怖い。手術中や後のことを考えると、タバコは止めたほうがよいとわかっているが止められない。本数を少なくすることはできる。 O： ・プロピルチオウラシル服用100mg/日 ・内服用ルゴール液 ・赤血球数400万/μL、Hb11.5g、Ht35.0%、白血球数4100/μL、T₃ 285ng/dL、T₄ 14.0ng/dL、FT₃ 0.8ng/dL、FT₄ 3.7ng/dL、TSH 0.1μU/dL以下 ・心電図：心房細動 ・胸部レントゲン：心肥大軽度 ・血圧：140/76mmHg ・体温37.0℃、脈拍88回/分、呼吸数20/分、%VC80%、1秒率82% ・喫煙15本/日 ・全身麻酔で甲状腺亜全摘術予定	● 検査データでは、甲状腺機能が正常域に達していない。そのため、手術前の安静、腹訳などをきちんと守らせ、甲状腺機能の正常化を図らないと、術後の甲状腺クリーゼの発現や術中の出血が多くなる可能性が高い。 ● また、心房細動を合併しており、心拍出量の低下が手術侵襲によって増強し、術後の循環障害の可能性もある。甲状腺亜全摘術が予定されているが、その手術侵襲に伴う一般的な術後合併症には反回神経麻痺、上皮小体損傷による低Ca血症、後出血などのリスクもある。 ● さらに、呼吸機能は正常域であるが、喫煙が止められないため、術後は全身麻酔による気道内分泌物の増加が予測される。また、手術創が頸部にできることで、痛みのために効果的な喀痰喀出が行われない可能性が高い。したがって術前に禁煙を守らせるとともに排痰方法や呼吸法などの訓練をきちんと行っておく必要がある。また、患者の言葉からは手術に関する漠然とした不安があるようだ。 ● 不安が高じると術後の回復によい影響を与えないので、不安を解消しておく必要がある。

項　目	情　報	アセスメント
栄養―代謝パターン	S：入院食はおいしくない。 O：身長155cm、体重42.5kg、皮膚の浸潤あり、血清タンパク7.5b/dL（常食を約7分目程度摂取）	●病院食が嗜好に合わない様子だが、7分目ほど摂取しているし、検査値に異常もないことから、とくに問題はない。
排泄パターン	S：排尿は5～6回/日、排便3～4回/日（軟便～下痢）、気温の高いときは発汗あり。	●下痢気味なのは、甲状腺機能亢進による交感神経系の緊張によって腸蠕動が活発になっていることが考えられる。気温による影響で発汗もあることから、放置すると水分や栄養素の吸収が十分できなくなったり、電解質のアンバランスにもつながるので、悪化させないようにする。
活動―運動パターン	S：機能障害なし O：安静時脈拍80回/分（不整）、呼吸数16回/分、入院後は院内歩行可能、外来の喫煙室まで行って喫煙している。ベッドで安静にしていることが少ない。	●甲状腺機能の正常化を図るために安静を要するが、安静が十分に守られていない状態にある。
睡眠―休息パターン	S：入院後不眠傾向「消灯が早くて慣れなくて……」「手術のことや仕事のことを考えると眠れない」。動かないので疲れない。熟睡感がない。 O：食後の安静の指示あり。夜間の看護師の巡回時に目覚めていることが多い。睡眠薬は使いたくないと拒む。	●入院環境への不適応や手術に対する不安、仕事が気になるといった心理的ストレスのための不眠であると考えられる。 ●不眠は、エネルギーを消費し、甲状腺機能の亢進につながる。また、不眠が高じると心理的ストレスが増し、不安を促進するので睡眠を促進する方法を講じる必要がある。
認知―知覚パターン	S：「病気のことを考えると禁煙は必要とわかっているけれど、禁煙だけは守れなくて……。ストレス解消にもなるし」 O：コミュニケーション障害なし。疼痛なし。意識状態異常なし。看護師や医師の説明に対して理解良好だが禁煙は守れていない。喫煙15本/日	●喫煙は、末梢血管を収縮させて血圧の変動、心拍出量の低下など循環器系に悪影響を及ぼす。患者は心房細動、心肥大があることや喫煙による気道粘膜の刺激によって術後の循環障害や肺合併症のリスクが高いので禁煙を守らせる必要がある。しかし、患者はその必要性を理解しているようだが、行動が伴わず禁煙が守れていない状態。
自己知覚―自己像パターン	S：「創部の傷跡はいつまで目立つの？ そのまま残ったら嫌だな。襟元が開いた服が好きなのに着られなくなるな……。だから、手術はできるだけ避けたかったのに」	●傷跡が残ることに不安をもっている。患者の言葉から、傷跡への知識不足と考えられる。若い女性であり、頸部は隠すことが困難なため、当然の不安であり、重要な問題である。不安が解決できないと、術前後の心理的ストレスの増強や、ボディ・イメージの混乱を起こす可能性がある。傷跡に対する知識を与え、不安を軽減することが必要になる。
役割―関係パターン	S：「仕事が大事なときに入院しているのが残念、のんびりしていられない、早く退院したい。手術したら薬は飲まなくてよいのでしょう？」「仕事は大変だけど、頑張って周囲に認めてもらいたい」「今回の入院は、母親には心配かけたくないので知らせていない」 O：1人暮し	●患者にとって仕事は重要な位置を占め、入院による仕事の遅れを気にしている様子である。入院によって社会的役割が一時的にとれなくなり心理的葛藤があるようだが、これは一時的なものであり、とくに大きな問題にならないと考えられる。

項目	情報	アセスメント
コーピングーストレス耐性パターン	S：めったに仕事は休まない。仕事中心の生活とくに趣味はない。病気は職場でのストレスが原因だと思っている。几帳面でせっかち、頼まれると嫌と言えない性格。「ストレスがたまると眠ることで対処しているが、発散できずイライラすることがある。他人に愚痴を言うのもためらわれるし……。だからタバコは止められない」 O：1人暮し	●責任感が強く、他人に頼らない性格のようである。ストレスがたまっても1人で内にこもり、十分に発散できないようだ。発散できないときはタバコで紛らわしていることから、避難型の対処を行っていると言える。 ●心理的ストレスが高じると、症状の増強にもつながるので効果的な対処法を考える必要がある。

※性－生殖パターン、価値－信念パターンは省略

全体関連図

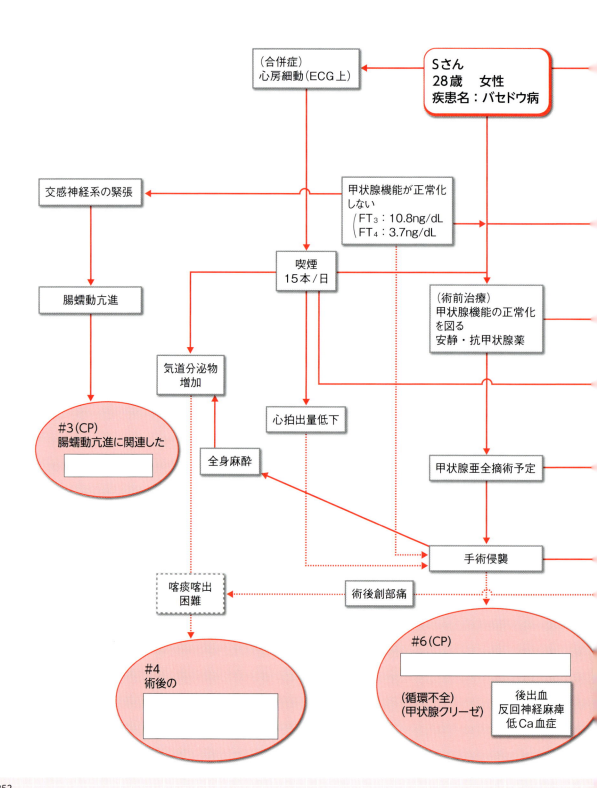

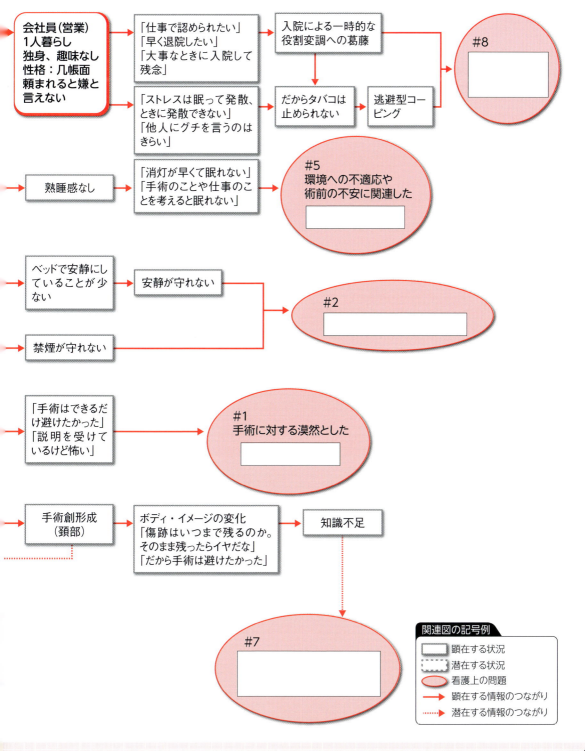

さくいん

あ行

アセスメント　9
アプガースコア　152
安楽障害　65、69
易感染性　194
因果関係　13
栄養摂取消費バランス異常：必要量以下　18、29、34、35、130、211
会陰切開部の治癒遅延の危険性　157
オレムのセルフケア理論　130

か行

解釈　11
ガス交換障害　18、21、22、28、32、33
家族機能障害　142、147、148
家族の不安　196
家族プロセス変調の可能性　160
活動耐性低下　41、44、46、109
活動耐性の低下　29、33、35、169
考えられる問題　72
看護と関連図　8
患者の姿を表現　100
感染リスク状態　125、126、130
関連因子　72、76、77、79、118、119、124、125、126
関連図作成の流れ　139
関連図とアセスメント　9
関連図の因果関係　59
関連図の作成目的　49
関連図の利用　71
関連図を作成する意義　48
関連とは　48
気分転換活動不足　18
基本的なルール　138
客観的情報　40、64、106、130、180、210
急性疼痛　125、126
強化因子　182
共同問題　72
苦痛によるストレス　197
グルーピングする作業　198
経過（期）　13
下痢　77

顕在的な問題　46、238
ゴードンの機能的健康パターン　40、108、117、149、232
呼吸機能検査　26
孤独感リスク状態　142、147、148

さ行

再転倒・脱臼の危険性　207
時期との関連　101、102
子宮復古　157
子宮復古不全の可能性　153、157
刺激因子　182、187、188
思考過程の障害　234
自己概念様式　30、174、181
自己管理困難　108、117
自己尊重状況的低下　125
実在型看護診断　140、147、148
実在型（問題焦点型）看護問題　188
疾病回復過程　221
社会的相互作用の障害　234、239
主観的情報　40、47、64、106、130、180、210
術後合併症リスク状態　74、77、125、126
消化管出血のリスク状態　115
常在条件　89、164、169、170
状態悪化の危険性　195
情報間の関連性　38
情報関連図　9、10、11、12
情報収集の5つのカギ　128
情報の関連性を整理　217
食欲不振　58
進行性変化　150、157、158
深部静脈血栓を起こす危険性　207
睡眠障害　75、77、166、169
睡眠パターン混乱　18、42、140、141、147
頭蓋内圧亢進　53、57、58、62、64、65、68、69、70、71、241
ストレスの可能性　196
生活統合体モデル　95、153、222
精神的混乱の危険性　205
生理的機能様式　174、181
セルフケア行動　16
セルフケア不足　18、29、33、35、42、70、130、131、212、233

セルフケア不足シンドローム	131、212	病態関連図	9、10、11、12、60、106、112、114、136、162、171、219
潜在的な問題	46、128、239	病態相互の関係図	8
全体関連図	10	病態中心の関連図	71
全体像	10、38、48	不安	30、35、77、147、169
創感染のリスク	169	部分関連図	9、10
相互依存様式	30、174、181、186、188	不眠	29、58
存在する問題	46	分析	11
		ヘンダーソン	84、92、169、172
		ヘンダーソンの基本的欲求	164

た行

体液量の過剰	233、236、239、240、241
退行性変化	157
対象の全体像	10、38、44、47、49、59、62、80、230
知識不足	40、75、77、108、117、122、125、140、141、147、213
腟・外陰部復古	157
転倒のリスク	53、57、58
統合	11

便秘	29、34、44、46、58
縫合不全のリスク	169
ボディ・イメージ混乱リスク状態	77
母乳栄養確立困難の可能性	153、158

ま行

マズローのニード階層論	46
マタニティ・ブルーを生じる可能性	154、158
慢性疼痛	140、142、147
未充足	84、85、86、87、165、166、167、170
ミニ関連図	220、226、227、228
問題志向型システム	8
問題の特定と予測	147
問題を取り上げる視点	103

な行

日常生活習慣	16
日常生活動作	16、17、18、29、41、42、46、109、111、223
妊娠高血圧症候群が再現する可能性	158
ノンコンプライアンス	75、77、81

や行

役割機能様式	30、174、181、186、188
役割遂行困難	169
矢印の向き	13、103
優先順位	35、46、72、80、119、147、148、172、187
予測される問題	46

は行

POS	8、9、14
発達段階課題	16
母親役割変化	158
判断	11
非効果的気道浄化	28、33、35、74、77、125
非効果的気道浄化リスク状態	74、77、125
非効果的コーピング	77、140、142、147、148
非効果的呼吸機能リスク状態	210、215、216、218
非効果的個人コーピング	234
非効果的自己健康管理	18、19、21、40、132、134、135、213、215、216、218、233
非効果的気道浄化リスク状態	74、77、125
非効果的母乳栄養のリスク状態	186、187
非効果的役割遂行	19、22、23、24
皮膚統合障害の危険性	205
皮膚統合性の障害	34
ヒュー・ジョーンズ（Fletcher-Hugh-Jones）分類	26

ら行

ライフサイクル	150
リスク型看護診断	140、147
リスク型（潜在）看護問題	188
ロイ適応看護モデル	28、51、60、175、180、188

関連図の書き方をマスターしよう

編著者	蔵谷 範子（くらたに のりこ）
発行所	株式会社サイオ出版
	〒101-0054
	東京都千代田区神田錦町 3-6 錦町スクウェアビル7階
	TEL 03-3518-9434
	https://www.scio-pub.co.jp/
発売所	丸善出版株式会社
	〒101-0051
	東京都千代田区神田神保町 2-17
	TEL 03-3512-3256
	https://www.maruzen-publishing.co.jp/
カバーデザイン	Anjelico
DTP	マウスワークス
本文イラスト	マウスワークス
印刷・製本	株式会社朝陽会

2015年11月25日　第1版第1刷発行　　ISBN 978-4-907176-48-8　　ⒸNoriko Kuratani
2025年 2 月25日　第1版第6刷発行
●ショメイ：カンレンズノカキカタヲマスターシヨウ
乱丁本、落丁本はお取り替えします。

本書の無断転載、複製、頒布、公衆送信、翻訳、翻案などを禁じます。本書に掲載する著者物の複製権、翻訳権、上映権、譲渡権、公衆送信権、通信可能化権は、株式会社サイオ出版が管理します。本書を代行業者など第三者に依頼し、スキャニングやデジタル化することは、個人や家庭内利用であっても、著作権上、認められておりません。

JCOPY　<（社）出版者著作権管理機構 委託出版物>
本書の無断複写は著作権法上での例外を除き禁じられています。複写される場合は、そのつど事前に、（社）出版者著作権管理機構（電話 03-5244-5088、FAX 03-5244-5089、e-mail: info@jcopy.or.jp）の許諾を得てください。